SE SOIGNER ET GUÉRIR PAR LES COULEURS

JEAN-MICHEL WEISS
MAURICE CHAVELLI

SE SOIGNER ET GUÉRIR PAR LES COULEURS

Préface de Christian Charrière

L'Âge du Verseau

ÉDITIONS DU ROCHER

Jean-Paul Bertrand
Éditeur

Les auteurs de cet ouvrage assurent l'animation de stages d'initiation ainsi que des formations en colorthérapie et dans le domaine des chakras et corps subtils.

Vous pouvez obtenir tous les renseignements correspondants (programmes, dates, lieu...) en écrivant à l'une des adresses suivantes :

Jean-Michel Weiss
50, rue Sébastien-Mercier
75015 Paris

Maurice Chavelli
aux bons soins
des Éditions du Rocher

ISBN 2-268-01578-5

PRÉFACE

LA CITÉ interdite connaissait, raconte le père Huc, dans son *Voyage dans la Tartarie et le Tibet* deux fonctions mandarinales des plus singulières : l'inspecteur des Ténèbres et le gouverneur des Couleurs.

Le premier, toujours vêtu de noir et faisant retentir ses socques sur le pavé des cours, déambulait la nuit, à travers le palais impérial en frappant sur une conque de bois, pour rythmer le temps et chasser les démons qui pullulent dans le voisinage des monarques.

Du second, à qui Wang-Weï dédia l'un de ses plus gracieux poèmes, *Le Gouverneur des Couleurs chez l'empereur Jaune,* on ne sait que ceci : il arborait la couleur du jour, celle qui reflétait l'état intérieur de son maître et, à travers lui, les intentions célestes, le rayon du Tao. Ainsi n'était-il pas seulement un emblème mais aussi une mystérieuse fenêtre par laquelle les grands luminaires du ciel invisible – les archétypes – pouvaient agir sur le monde.

Pour l'ancienne Chine l'idée d'un ciel antérieur ou ciel des causes où se tramaient l'ensemble des manifestations du monde sensible s'imposait. Toutes les racines de la réalité se trouvaient dans une dimension parallèle prohibée au regard ordinaire mais qui, pour peu que l'homme se préoccupe de sa

fleur d'or – « Quand l'eau se mêle au feu, c'est alors que la fleur d'or apparaît », nous dit Lu-Tsou – se dévoilait sous son œil ébloui.
Sans doute faut-il imputer à ce ciel antérieur la rencontre récente de l'inspecteur des Ténèbres et du gouverneur des Couleurs, ou au moins de leurs avatars modernes. Contrôleur de la Nuit et explorateur de l'Obscur, j'ai consacré une grande partie de ma vie à l'interprétation des rêves, à la compréhension du monde intérieur de l'homme. Inspecteur des Ténèbres en effet, je vais à travers l'Europe embrumée, prononçant des conférences et animant des stages, scrutant la géographie des âmes et tâchant d'y apercevoir cette force nouvelle en ascension dont le surgissement inattendu explique bien des tourments du monde actuel.
Certes, je ne frappe pas sur une conque de bois mais, toujours vêtu de noir, je parcours les allées – les ruelles – du ténébreux inconscient en prononçant de fortes paroles pour éloigner ces démons dangereux, à la bouche venimeuse, que sont la peur, le sentiment d'indignité ou la pulsion de mort. Dans les ténèbres humaines est caché le dragon, cet éternel ennemi, cet envers du divin, gardien du seuil qu'il nous faut, pour entrer dans le sanctuaire, auparavant ramener à la lumière afin de l'examiner et toujours le saisir au collet quand il agit sur nous.
Donc, par une délicieuse soirée du mois de mai 1990, à Neuchâtel, sur la rive enchantée d'un lac où, pareils à des pénitents blancs, les mouettes stationnaient dans une attitude contemplative, je m'apprêtais, au terme d'un stage où j'avais inspecté les ténèbres helvétiques, à monter, dans mon véhicule quand, des marches de son hôtel de marbre, l'employé de la réception me héla.

– Vous allez à Paris?

Sur ma réponse affirmative, il fondit sur moi et me mit entre les mains un paquet. Ceci, m'expliqua-t-il, avait été trouvé dans la chambre de mon prédécesseur. Mon prédécesseur?

– Oui, l'animateur du stage précédent, poursuivit-il, « le monsieur des couleurs »...

J'étais réticent : j'avoue ne pas aimer qu'on me confie un paquet au dernier moment, surtout quand se dresse devant moi un obstacle aussi impressionnant que la douane suisse.

J'osai ouvrir l'emballage sous l'œil réprobateur du réceptionniste dont je croyais voir palpiter les branchies sur le cou écailleux.

– Bonté divine, qu'est-ce donc que cela? ne pus-je m'empêcher de murmurer. J'avais devant moi, sous forme d'une infinité de filtres, toutes les couleurs de la création. Combien étaient-elles 666 ou 999? On aurait dit un trésor, des gemmes arrachées à la caverne d'Ali Baba. Toutes les teintes, les pollens que Dieu avait inventés, scintillaient au creux de mes mains frissonnantes.

C'est de cette manière, – en rapportant à son propriétaire ces mille sous-produits du blanc, ces variations diffractées de l'immaculé – que l'inspecteur des Ténèbres rencontra le gouverneur des Couleurs, Jean-Michel Weiss dont le nom – soulignons-le pour les non-germanophones – désigne sans ambages l'appartenance au syndicat du blanc. De sa thérapie particulière qui consiste, par la projection pulsée de rayons colorés, à rééquilibrer l'homme lorsqu'il est dans le chaos, j'ai eu l'occasion de prendre la mesure en une circonstance angoissante de ma vie.

Je devais, afin de promouvoir le Bureau des Rêves auquel j'appartiens, cette espèce de ministère de l'Intérieur que je promène à travers l'Europe assoupie, passer dans une émission célèbre de TF1, émission aujourd'hui disparue, qu'une star du spectacle animait tous les mardis soir. Or, plus se rapprochait la date infernale de ma comparution devant les caméras – ces yeux d'un juge terrible – plus mon trouble grandissait.

C'est que je savais bien, en regardant les émissions de cet animateur ironique, qu'il ne caressait les grandes questions que pour mieux les étrangler, n'invitant les spécialistes que pour les tourner en ridicule ou les faire se dévorer entre eux.

En outre, dans un article datant de quelques années et publié par le *Quotidien de Paris*, je l'avais pris à partie en raison de certains tableaux vivants, de fresques débiles et fort déshabillées qu'il présentait sur le petit écran les soirs d'été... J'avais donc tout à redouter de mon passage sur son plateau : n'allait-il pas en tirer vengeance et m'humilier, en dirigeant contre moi la meute d'un public dont il savait garnir ses tribunes?

Pareille à une eau malsaine qui sort des égouts, l'angoisse

montait pour devenir, le jour précédent l'émission, si forte que j'entendais presque s'entrechoquer mes quenottes et que j'étais devenu incapable de former la moindre phrase. Je courus donc chez le Gouverneur des Couleurs. Avec le compteur Geiger situé à l'extrémité de ses doigts il mesura l'état de mes vibrations, en déduisit les couleurs qui allaient me régénérer puis dirigea, sur différents points de mon corps, les rayons mouvants de son appareil. J'en fus remonté à bloc, revivifié et comme remis en force.

Le lendemain, sur le plateau, je fus tout simplement marmoréen : le poignard de l'animateur ne trouva nulle faille où s'introduire. Grâce au Gouverneur des Couleurs, j'avais su tirer mon épingle du jeu.

Désormais, quand je dois entrer en scène, je fonce chez ce magicien, découvrant à chaque fois l'importance de cette enveloppe fluidique qui entoure notre corps physique, forme subtile où Jean-Michel agit et dont le désordre crée la maladie, cette suprême parole, ce verbe déchirant de l'âme.

La maladie, a écrit Miloscz c'est la confession par le corps.

En opérant sur le plan invisible des causes, le Gouverneur des Couleurs déracine le mal et son tuf immatériel : il les empêche de passer dans la manifestation.

La médecine classique travaille sur la conséquence, sur le symptôme. Jean-Michel Weiss et Maurice Chavelli ainsi que les thérapeutes qui collaborent avec eux, selon des méthodes qu'ils ont minutieusement mises au point, remontent aux origines, jusqu'à la lézarde secrète d'où l'enténébration a découlé... Voilà pourquoi cette médecine on ne peut plus douce sera celle du Verseau, quand l'homme, demain, aura pris conscience qu'avant d'être un corps physique, il est d'abord un être invisible, une puissance spirituelle venue s'incarner sur terre comme le pied rentre dans la chaussure et le doigt dans l'anneau.

Christian Charrière *

* Écrivain, journaliste auteur de *Le Maître d'âme, Le Baptême de l'ombre, Les Vergers du Ciel,* etc.

AVERTISSEMENT

POURQUOI ce livre? Pourquoi l'avoir écrit à deux alors que nous semblons si différents. En fait notre opposition n'est que de surface, le relief qu'elle génère ne doit pas gêner la vision et la compréhension du message que nous voulons transmettre. La différence de nos deux approches, de nos deux styles, cache en fait une grande complémentarité, et ce livre est le fruit de nombreuses années d'une collaboration fertile, d'une rencontre exceptionnelle.

Celle-ci eut lieu à Aix-en-Provence où j'animais un séminaire sur les couleurs, lors d'une réunion organisée par « Les ateliers du Verseau ».

Au cours d'un exposé, j'observai dans l'assistance, l'expression attentive d'un visage en partie masqué par une barbe. À la fin de la conférence, le personnage barbu vint à moi, précisant qu'il avait apprécié mon discours et que les couleurs l'intéressaient. Il ajouta qu'il souhaitait m'aider dans ma démarche en mettant à ma disposition ses connaissances en électronique et en informatique. Un peu sceptique quant aux conséquences pratiques de cette proposition, je n'en laissai pas moins mon adresse à ce singulier interlocuteur. Lorsqu'il me remit sa carte, j'appris qu'il s'appelait Maurice Chavelli et qu'il enseignait l'électronique dans une école de la SNCF à Marseille.

À quelques jours de là, de retour à Paris, j'avais oublié cette rencontre, lorsque Maurice m'informa de sa visite. Profitant d'un déplacement pour des raisons professionnelles, il souhaitait me rencontrer. De fait, il venait renouveler sa proposition de m'aider à réaliser mes projets.
Je me souviens qu'à l'époque, il m'arrivait de rêver et d'imaginer des instruments plus performants dans la génération et le contrôle de l'émission de rayonnements colorés pulsés. Je disposais alors d'un générateur de couleurs, un prototype, comme c'est le cas de la plupart des premières versions d'appareils, encombrant et difficile à déplacer. Je souhaitais pouvoir insérer l'ensemble projecteur/commande/alimentation dans un attaché-case en y apportant certains perfectionnements.
C'était le ciel qui, répondant à mes souhaits, m'envoyait cet homme. Sa rencontre m'offrait l'occasion de mettre à l'épreuve tout à la fois sa compétence et sa bonne volonté. À ma demande, il établit un cahier des charges qui devrait aboutir à la réalisation d'un appareil répondant à mes exigences... Deux mois plus tard, mon rêve avait pris forme et Maurice me présentait un prototype conforme à mes souhaits.

Cette collaboration m'apprit aussi tout l'intérêt que cet homme portait aux médecines dites « alternatives ». Il y avait déjà consacré beaucoup de temps. Sa générosité et son enthousiasme m'ont amené à lui proposer de prendre part à une démarche devenue la nôtre.

Les personnes qui participaient à nos stages, se trouvaient démunies d'un point de vue pratique. Afin d'être en mesure de répondre à une demande de plus en plus pressante, nous avons peu à peu élaboré des dispositifs simples et d'emploi facile. Notre livre s'inscrit essentiellement dans cette démarche. Nous n'en avons pas négligé pour autant l'aspect théorique, résultat d'années de recherches et d'expérimentations pour lesquelles bien des personnes nous ont apporté leur soutien, leur sympathie, le fruit de leurs expériences.

Cet ouvrage s'adresse d'abord au néophyte qui désire découvrir ce vaste domaine. Il a aussi pour objectif de fournir le maximum d'informations sur la colorthérapie aux praticiens qui ont l'intention d'élargir ou de réorienter leur pratique.

« voici le signe de l'alliance que je place entre moi et vous [...] Je place mon arc dans la nuée et ce sera le signe de l'alliance entre moi et la terre. » Genèse 9.12-13 (La Bible Osty, Éd. Seuil, 1973) :

L'homme Arc-en-Ciel

L'apparition de l'homme sur la terre a donné lieu à bien des hypothèses, périodiquement remises en question...

En désaccord avec l'Ancien Testament, nos savants nous parlent d'une hérédité qui ferait de la gent simiesque notre cousine...

Les dernières observations de nos physiciens indiquent sur le scénario suivant : à l'issue du *Fiat Lux*, la terre incandescente évolue interminablement dans l'infini de la nuit cosmique. En se refroidissant au cours d'une gestation qui dure des millions d'années, elle libère dans l'espace des milliards de tonnes de vapeurs brûlantes. Celles-ci, en se condensant, se transforment en pluies diluviennes. Les eaux qui s'accumulent dans les cuvettes terrestres constituent peu à peu les océans.

En ruisselant, les pluies entraînent avec elles les cendres dont elles dissolvent les sels et les minéraux qu'elles recèlent. Dans le ciel, le fantastique potentiel électrique accumulé par ce déchaînement entretient un perpétuel orage cosmique. Le déferlement des éclairs sur les océans crée les premiers acides aminés [1] au sein de la « soupe » originelle.

Ceux-ci constituent le ferment qui génère les premières cellules végétales capables de synthétiser leurs aliments en captant l'énergie solaire. La photosynthèse est née en même temps que la couleur verte qui colore le monde végétal.

Dans les océans, le plancton absorbe le gaz carbonique foisonnant en régurgitant l'oxygène, s'élève vers la surface des eaux et forme peu à peu l'atmosphère terrestre, retenue à la périphérie par les forces terrestres gravitationnelles.

Puis, les premières formes de vie élémentaire émergent des eaux marines et se répandent à la surface des terres. Leurs cadavres constituent – sur des centaines de millions d'années – l'humus d'où vont naître des formes de vie de plus en plus organisées : végétales, animales et, pour couronner le tout, humaines...

La pellicule de vie entourant la planète, tout à la fois, sépare et relie la terre et le cosmos.

La Genèse et la mémoire des peuples nous parlent d'un déluge suivi d'une aube nouvelle et radieuse symbolisée par l'Arc-en-Ciel. Ses couleurs révèlent à l'homme le secret merveilleux de la lumière et le jeu des forces vibratoires qui l'animent. Ainsi l'homme devient le couronnement de l'enfantement de la Vie.

Le feu qui couve en ses entrailles – rouge –, attisé par le soufflet de ses poumons, anime la pompe cardiaque – vert – qui fait circuler les fluides dans son organisme pour permettre l'émergence d'une réflexion – bleu – qui se perd dans l'infini du miroir céleste.

---

1. Vers 1950, l'Américain S.L. Miller (Chicago) introduisit dans un ballon un mélange de méthane, d'eau, d'hydrogène et le soumit pendant plusieurs semaines à l'action des décharges électriques – celles-ci représentent les éclairs des tempêtes que le volcanisme de la terre primitive doit provoquer. L'analyse des composés ainsi formés devait mettre en évidence, entre autres produits organiques, des acides aminés. À la même époque, le professeur Melvin Calvin (prix Nobel de chimie en 1961) offrait un mélange analogue au rayonnement émis par un cyclotron stimulant le rayonnement qui baignait la terre à ses origines; il obtenait également des acides aminés, des sucres et des corps gras, ces expériences menaient rapidement à l'isolement de substances aussi importantes que l'adénine, guanine, ribose, désoxyribose et même ATP : tous éléments du code génétique et des acides nucléiques qui caractérisent la vie. *Cahiers de l'Encyclopédie du Monde actuel* (Éd. Rencontre, Lausanne).

L'homme, encore aveugle de la somptueuse robe Arc-en-Ciel dont la Vie l'a paré, se trouve pris dans la dualité mouvante des forces originelles qui l'habitent : Rouge et Bleu, chaleur et froid, lumière et ombre, bien et mal, Yin et Yang, droite et gauche...

Le voile qui occulte son esprit, en lui masquant le sens de sa présence entre ces deux extrêmes, entretient en lui une tension, tout à la fois source de vie et de souffrance. Déchirure en son âme encore dans les limbes, mais fantastique accouchement qui s'entretient et se poursuit en chacun de nous.

Homme, paré de la robe multicolore qui orchestre chaque instant de ta vie, ton regard, tantôt tourné vers l'espace, tantôt ramené vers le sol, ne perçoit pas encore la couronne pourpre qui, en te coiffant, fera de ton esprit le spectateur de l'oscillation qui entretient et rythme l'horloge de la Vie.

Homme Arc-en-Ciel, relais entre ciel et terre, laisse passer en toi les forces d'alliance du Tao, en apparente opposition mais en réalité confondues comme le couple originel, nostalgique d'une unité qu'il recherche en chaque opposé, mémoire d'un Éden à retrouver...

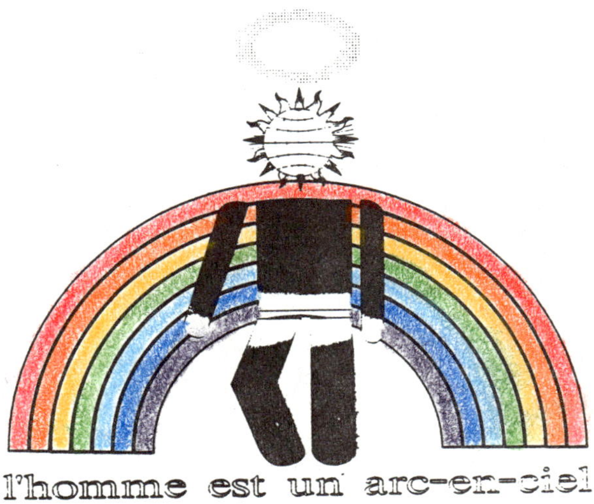

INTRODUCTION

UN PEU D'HISTOIRE

ON A RETROUVÉ les traces de la thérapie [1] par les vibrations colorées tant en Amérique précolombienne, qu'en Perse où se pratiquait le culte de la lumière, connu sous le nom d'Ahura Mazda, en Égypte, en Chine impériale, en Inde et au Tibet avec la médecine ayurvédique.

En Égypte, au temps d'Héliopolis – temple de la lumière dédié au soleil – les prêtres soignaient à l'aide de pierres précieuses utilisées comme des lentilles filtrant la lumière solaire. En Chine, où s'est élaborée la médecine énergétique basée sur les cycles et la théorie des cinq éléments, l'observation de la couleur de la peau des patients servait de base au diagnostic [2].

---

1. *Cf.* Faber BIRREN, *Color Psychology and Color Therapy*, Citadel Press, 1961.

2. *Cf.* Doctor AMBER, *Color Therapy*, Aurora Press, 1983.

C'est la Chine, sans doute, avant la période sumérienne et la mise en couleurs des étages des ziggourats [1] qui a donné les premières formes de symbolismes colorés, associés aux besoins nouveaux des hommes, instituant leurs premières communautés.

Paulette et Maurice Déribéré
in *Les couleurs visibles et non visibles*,
Éditions du Rocher, 1984.

Le grand roi Salomon connaissait lui aussi le secret des couleurs [2]. C'est vraisemblablement de Perse où l'on célébrait le culte d'Ahura Mazda qu'il a été transmis au peuple d'Israël, alors captif.

Cette thérapie a toujours cours en Inde, chez les Parsis, où la tradition s'est transmise par des médecins venus de Perse. Ceux-ci se servent aujourd'hui encore de pierres précieuses qui associent les effets des structures propres aux cristaux à ceux de leurs vibrations colorées [3].

Les civilisations ont eu recours de tout temps aux couleurs tant dans leurs rituels qu'en façonnant leur environnement. Les habits sacerdotaux utilisent leur aspect magique selon les effets qu'ils sont censés générer. Les vitraux des cathédrales, par les vibrations colorées qu'ils transmettent, déconnectent les croyants de leurs préoccupations ordinaires afin de les emmener vers des plans plus élevés [4].

L'héraldique apparaît en Europe au douzième siècle. Elle nous transmet le message d'une symbolique où couleurs et formes se combinent en une infinité de variantes à travers lesquelles les familles s'identifient et se reconnaissent entre elles.

Si les peintres de la Renaissance ont exploité les sensations suscitées par les couleurs, les écrivains et les philosophes se sont passionnés à décrypter leur mystère.

La polémique déclenchée par Goethe à l'encontre des théories de Newton en témoigne. Son ouvrage, *Le Traité des couleurs* publié en 1810, l'oppose avec véhémence à ce dernier. Il résume son *Traité* dans un aphorisme :

---

1. Temple en forme de pyramide à étages.

2. *Cf.* D. Ghadiali, *Spectro Chrome Metry Encyclopedia*, Spectro Aurore Institute, 1933.

3. *Cf.* Doctor Bhattacharyya, The Science of Cosmic Ray Therapy.

4. *Cf.* Hadès, *Symboles et Divination par les couleurs.*

La lumière, gouverne le Physique et l'Esprit, l'Éthique. Ce sont les suprêmes énergies indivisibles qui se puissent penser.

En 1816, Schopenhauer donne raison aux théories de son compatriote contre Newton tout en les contestant sur certains points... Nous retrouvons là un débat similaire à celui de la définition de la lumière, débat toujours ouvert...

En ce qui concerne les applications des vibrations colorées à la médecine, l'un des ouvrages les plus anciens est celui du docteur Babitt : *Principe de la lumière et des couleurs*, paru en 1878 à New York. Mais des précurseurs comme Paracelse (1493-1541) connaissaient déjà l'influence des couleurs sur la santé [1]. En France, le docteur Foveau de Courmelles publie en 1890 l'ouvrage *Chromothérapie.* En 1940, Hector Mellin, qui se définit comme radiesthésiste chromologue, édite, à compte d'auteur, un ouvrage en trois volumes : *Secret des couleurs.* Il établit son diagnostic par radiesthésie et associe dans son ouvrage les couleurs, les pierres précieuses, les parfums et les signes astrologiques.

LES TRAVAUX RÉCENTS

C'est au docteur Dinshah Ghadiali que l'on doit les bases de la color thérapie contemporaine. Ce chercheur, médecin, chimiste, physicien et métaphysicien, précise qu'il ne soignait que par les couleurs des maladies comme la tuberculose, la sclérose en plaques, le cancer, la syphilis, le diabète, la cataracte, etc. Un ouvrage de près de mille deux cents pages en trois volumes, publié en 1933 à Malaga dans le New Jersey : *Spectro Chrome Metry Encyclopedia* indique les traitements de trois cent seize maladies par des combinaisons de lumières colorées.

Selon Ghadiali, l'organisme humain se comporte comme un prisme vivant qui, dissociant la lumière en ses composantes fondamentales, puise dans celle-ci les énergies nécessaires à son équilibre. Il savait, bien avant le professeur Pinel, tirer parti des cycles, théorie que la chronobiologie devait par la

1. *Cf.* Heinz SCHIEGL *Color Therapy*, Baver, 1988.

suite confirmer. C'est en intervenant à ces instants préférentiels que l'organisme réagit avec le plus d'efficacité. La chronobiologie a donné lieu à de nombreuses études qui nous permettent de bien connaître les différents effets des médicaments selon leur période d'administration :

Les cellules d'un organisme n'agissent pas de la même manière le matin ou le soir et même d'une heure à l'autre. Ainsi un médicament avalé sera absorbé, transformé et passera dans les cellules de façon différente selon le moment de la prise dans la journée. Les cellules de l'organisme qui reçoivent ces médicaments, dites « cellules cibles », ont, quel que soit le tissu ou l'organe auquel elles appartiennent, des rythmes chronobiologiques ultradiens [1] de réceptivité aux molécules médicamenteuses. Ce phénomène est la conséquence de rythmes chronobiologiques, axés essentiellement sur le rythme circadien [2] [...] L'étude de la variation des effets des médicaments sur l'organisme s'appelle la chronopharmacologie, connaissance qui permet évidemment d'obtenir de meilleurs résultats thérapeutiques qu'en indiquant les prises de médicaments « au petit bonheur la chance [3] ».

Docteur Marc Schowb,
La Chronobiologie,
Éditions François Bourin, 1991.

Rappelons à ce sujet l'importance d'une communication faite lors du dernier congrès de chronobiologie à Nice au cours duquel un chercheur a décrit le fait suivant : on administre à des souris de même souche, divisées en deux lots, le même produit mais à des moments différents. Les souris du premier groupe témoignent d'un surplus de vie alors que les autres meurent rapidement...(*France-Inter*, avril 1989).

La médecine officielle de l'époque ignorait tout de la chronobiologie. Pour Ghadiali le cycle fondamental était lié, et on peut voir ici l'influence de la culture indienne, à un phénomène d'ordre respiratoire bien connu des adeptes du yoga : le contrôle de la respiration par l'organisme favorise alternativement l'une puis l'autre narine de façon à harmoniser la cir-

1. Cycle inférieur à 24 heures.

2. Qui varie toutes les 24 heures (du latin *circadien*, autour d'une journée).

3. Des recherches postérieures ont déterminé un cycle de 90 minutes pour les phases du sommeil, il est à noter que ce cycle se poursuit à l'état de veille par l'apparition régulière d'un état de « rêverie ».

culation des énergies subtiles. Ce cycle est selon lui d'environ 90 minutes [3]... Ses recherches l'ont amené à départager les maladies en deux types : celles dues à un excès de bleu qu'il a nommées *ultragreen*, c'est-à-dire au-delà du vert dans le spectre coloré, et les autres à dominante rouge, dites *infragreen.* Les premières expriment des maladies de type tumoral, les secondes sont plutôt de nature inflammatoire.

On peut penser que ses théories dérangeaient puisque Ghadiali a connu des attaques et des procès tant de la part du corps médical que de la toute puissante *Food and Drug Administration...* Ses appareils ont été confisqués et son laboratoire incendié.

Le regretté bioélectronicien Louis-Claude Vincent [1] abonde dans le même sens dans ses recherches sur les caractéristiques électromagnétiques des eaux de boisson. Il signale en particulier les effets cancérigènes des eaux domestiques qui, du fait de leur stérilisation par le chlore ou l'ozone, sont trop alcalines par excès de bleu. Ingénieur hydrologue, Vincent définissait la nature de l'eau à l'aide de trois paramètres :

– La richesse de l'eau en protons d'hydrogène mesurée par le pH. On sait ainsi si elle est acide ou basique. Si le pH est inférieur à 7, la solution est acide; s'il est supérieur elle est alcaline. Ex. : l'eau distillée Ph = 7.

– La richesse en électrons disponibles pour les réactions chimico-biologiques indiquées par le Rh2 – potentiel d'oxydoréduction.

– La salinité ou viscosité de l'eau, Ro, mesurée grâce à la résistivité qui donne des informations sur l'équilibre des minéraux.

Des analyses d'une eau minérale exposée à des rayonnements de couleurs rouge et bleue ont démontré des modifications significatives de leurs pH, Rh et Ro.

Une Américaine, Yvonne Martine [2], de Gary dans l'Indiana, dit avoir rajeuni de vingt-cinq ans en « respirant » un certain rose. D'autres personnes ont bénéficié de sa technique en suivant son enseignement.

---

1. *Cf. La Bioélectronique Vincent*, Rougeon, Éditions La Source D'or, 1979.
2. Linda CLARK *Colortherapy*, Pocket Books, 1975.

Les effets des vibrations colorées sont une réalité qui, contrairement à l'opinion communément admise, ne dépendent pas de la perception visuelle des couleurs. Les animaux, les plantes, réagissent aux stimuli colorés. Ainsi nous a-t-il été possible d'accélérer ou de ralentir la croissance de graines de blé mises à germer et exposées régulièrement à des rayonnements colorés. Des expériences menées par des chercheurs de l'INRA [1] et du CNRS ont également confirmé les effets stimulants de la lumière rouge et bleue sur le développement des plantes.
L'éclairage d'appoint, le plus riche en radiations rouges et bleues, permet un rythme de croissance accéléré, une floraison précoce, un plus grand nombre de fruits – jusqu'à deux fois. Prenons pour preuve le témoignage de Jules Romain, qui pensait que les couleurs agissaient au-delà de la perception visuelle. Il publia chez Gallimard un ouvrage intitulé : *La Vision extra-rétinienne et le sens paroptique.*

Yvonne Duplessis en apporte elle aussi la confirmation dans un excellent ouvrage collectif très documenté et scientifiquement étayé : *Les Couleurs visibles et non visibles*, Éditions du Rocher, publié en 1984.

Lors d'une émission télévisée sur les couleurs, à laquelle nous participions, des aveugles de naissance ont démontré leur sensibilité dermique aux vibrations colorées. Celles-ci étaient décrites en des termes évoquant les sensations tactiles : les couleurs étaient perçues, chaudes ou froides, lisses ou rugueuses, humides ou sèches, etc. Certains ressentaient même des saveurs : acides, sucrées, amères...

Si les effets de la lumière bleue utilisée en milieu hospitalier pour soigner la jaunisse [2] des nouveau-nés sont bien connus, il faut signaler les recherches entreprises dans le service de cardiologie de l'hôpital Ambroise-Paré de Boulogne-sur-Seine, sous la direction du professeur Bourdarias. C'est sur l'initiative de deux peintres, Robert et Marion Einbeck, que cette investigation, très largement sponsorisée, a pu se faire, ainsi qu'en témoigne une plaquette intitulée modeste-

1. Recherche accomplie à la station de bioclimatologie de l'Institut national de la Recherche agronomique.

2. La couleur bleue, antagoniste et complémentaire du jaune en excès dans la jaunisse.

ment « Nous sommes les premiers »... Il s'agissait de vérifier et définir l'incidence des lumières rouge, verte et bleue sur le rythme cardiaque.

En conclusion, ces rayonnements ont indiscutablement une influence. Pour résumer, le rouge d'abord stimule mais déprime ensuite, le vert équilibre, dans le sens de la régulation du rythme, alors que le bleu apaise nettement. Toutefois, ces effets peuvent varier selon l'ordre dans lequel les couleurs sont administrées. Ainsi le vert tend à augmenter la fréquence s'il succède à une exposition de lumière bleue, apaisante. Le bleu recharge l'organisme par la détente qu'il procure mais au-delà d'un certain seuil il déprime.

D'autres thérapeutes et d'autres chercheurs confirment la valeur thérapeutique des rayonnements colorés.

Le docteur Agrapart, de Melun, poursuit une recherche basée sur l'énergétique chinoise qu'il a baptisée « chromatothérapie ». Les rayonnements colorés sont administrés par l'intermédiaire d'un conducteur de lumière relié à une source lumineuse éclairant des filtres colorés.

Le docteur Dominique Bourdin qui utilise notre appareil (voir chapitre XI), générateur de lumières colorées, depuis plus de sept ans base ses traitements sur les réponses de l'organisme manifestées par le pouls [1].

Un médecin de Fréjus, le docteur Camus, soigne en utilisant des lunettes comportant des filtres colorés fabriqués à l'aide de pigments naturels.

Des ostéopathes, comme le professeur Gérard Montet, gagnent un temps précieux dans leurs traitements en utilisant les propriétés apaisantes des couleurs administrées séquentiellement dans l'agencement de celles de l'arc-en-ciel : rouge, orange, jaune, vert, cyan, indigo, bleu.

Alain Weiss, ostéopathe et colorthérapeute, en collaboration avec des médecins, combine avec succès les projections colorées aux interventions ostéopathiques fluidiques.

Boris de Bardo traite les perturbations de l'iris à l'aide d'un générateur d'impulsions colorées par l'intermédiaire d'une fibre optique.

---

1. Transmission de l'onde pulsative artérielle engendrée par chaque contraction cardiaque. La qualité et l'amplitude du pouls peuvent être appréciées par la palpation des artères périphériques, habituellement l'artère radiale (au poignet), en exerçant avec le doigt une pression plus ou moins forte.
(Professeur André Domart et docteur Jacques Bourneuf.)

Les « témoignages » en fin d'ouvrage résument les travaux de chercheurs qui œuvrent dans le même sens...

DES COULEURS ET DES SONS

Si les couleurs sont des énergies puissantes, les sons ont des effets tout aussi profonds. Des pionniers comme les docteurs Tomatis et Bérard ont axé leurs recherches et leurs traitements sur l'utilisation des sons. Il existe une correspondance entre couleurs et sons.

Lors d'une rencontre avec le docteur Tomatis qui soigne, entre autres, des enfants en difficulté, celui-ci nous indiquait que les couleurs constituaient un élément de son diagnostic : « Il suffit, dit-il, de mettre à disposition de l'enfant des feutres ou des crayons de couleurs, du papier, pour s'apercevoir qu'il dessine et s'extériorise d'autant mieux que l'on ne prétend rien lui imposer... On constate alors que certains enfants se servent exclusivement de couleurs chaudes, rouge, orange, jaune, alors que d'autres s'expriment à l'aide de couleurs froides : vert, bleu, violet.
Les premiers montrent un comportement extraverti et très actif à tendance paranoïaque, alors que les seconds, intériorisés, indiquent une dominante schizophrène. Aux premiers manquent la distance et le recul qu'apporte la réflexion ; aux seconds, qui vivent dans un univers imaginaire, manquent le mouvement et l'action qui suivent la décision.

Le traitement par la musicothérapie a abouti lorsque ces enfants, tout à fait spontanément et sans modèle aucun, dessinent l'arc-en-ciel. Une pièce immense aux murs couverts de ces dessins en témoigne. Cela signifie que l'enfant a alors retrouvé son équilibre, son organisme puisant dans la lumière les énergies à dominante bleue de réflexion/structure et celles à dominante chaude qui extériorisent dans l'action. On peut y voir aussi, en rappel de l'arc-en-ciel apparu après le Déluge, à un niveau plus profond et hautement symbolique, la réconciliation de la créature et du Créateur...

Le docteur Dominique Bourdin, déjà cité, a mis au point un appareil de traitement par les sons. Le patient établit lui-même son audiogramme en ajustant son écoute à une gamme de fréquences sonores à l'aide de boutons gradués. Il en résulte un graphique qui montre les perturbations de l'écoute en rapport avec des troubles tout à fait significatifs, d'ordre physiologique ou psychologique. En référence à une courbe idéale, il apparaît que certaines fréquences sonores ne sont pas perçues alors que d'autres le sont exagérément. Le traitement consiste en séances d'écoute de musique alternée droite/gauche où les fréquences mal perçues sont amplifiées et les autres atténuées.

La pratique démontre la relation entre le son et l'organisme : les graves concernent le bas du corps alors que les aigus sont en résonance avec le haut [1].

L'importance du son dans l'arsenal thérapeutique a été mise en évidence lors d'expériences observées sous microscope. Le chercheur Fabien Maman a présenté des photographies de cellules tumorales de l'utérus explosant littéralement sous l'impact d'émissions sonores.

Lors d'expériences réalisées *in vitro* consistant à soumettre des cellules cancéreuses à l'impact de certains sons, celles-ci ont explosé dans un laps de temps variant entre 9 et 21 minutes, selon l'état des cellules.

C'est l'effet des fréquences qui provoque la destruction cellulaire, le son exerçant une pression allant du centre vers la périphérie.

Le cytoplasme gonfle sous la pression accumulée des fréquences et sa membrane explose. Ensuite ce sera autour de la structure chimique du noyau de se désagréger, se terminant par l'éclatement. Cet effet ne s'observe pas sur des cellules saines.

Les cellules HLA – cancer de l'utérus – sont en suspension sur la lame du microscope et soumises à la gamme de *do* à *si* jouée sur un xylophone à une puissance de 30 décibels, à 30 centimètres des cellules.

La même expérience a été faite avec le même instrument de musique, en plaçant cette fois les cellules sur la plaque sensible d'un générateur Kirlian. Dans le champ magnétique des cellules nous avons observé des formes et des couleurs en relation avec la fréquence émise. Les clairvoyants les voient, l'électrophotographie Kirlian les enregistre. La forme dépend de l'enveloppe spectrale du son, la couleur, de sa fréquence. Il y a donc des similitudes de formes quand le stimulus est de même nature – même instrument de musique.

Dans une pièce où une voix, un instrument produirait la même note pendant dix minutes, on créera une « cristallisation renforcée », une sorte de forme/couleur/pensée générée par le son.

1. *Cf.* M.-L. Aucher, *L'Homme sonore*, Éditions Épi, 1983.

Dans la revue *Courrier de l'Unesco* de décembre 1969, un peintre suisse, Hans Jenny, démontre à travers une série de photographies spectaculaires les modifications des formes suscitées par les vibrations sonores. En voici un extrait :

Pour étudier les effets vibratoires dans l'espace on a commencé par utiliser des gouttes de mercure qui, animées de mouvements oscillatoires, se mouvaient selon des schémas réguliers. On voyait apparaître des systèmes ordonnés en séries arithmétiques de 3, 4, 5, 6, 7, etc.

Il a été possible de démontrer l'effet « cymatique [1] » dans le domaine de l'infiniment petit... On est ainsi conduit à observer non seulement les caractéristiques rythmiques et vibratoires des phénomènes cellulaires, mais aussi à étudier l'influence des vibrations et leurs effets sur les tissus sains et les tissus malades, ainsi que sur les cellules normales et les cellules dégénérées. La nature même des phénomènes carcinomateux leur donne une place de choix dans ce domaine de recherche...

Il en découle qu'associés aux vibrations colorées les sons ont un effet non seulement cumulatif mais synergique. Un ouvrage du peintre (Hans Jenny *Cymatics, Vibrational Effects*, Basilius Press, 1974) est entièrement consacré à l'illustration des effets des vibrations sur des matériaux divers. En notant l'impact des vibrations sonores sur un métal de la densité du mercure, on peut se poser la question de leur effet sur des cellules vivantes dont on sait qu'elles sont conscientes [2].

UNE EXPÉRIENCE DÉTERMINANTE

Il est tout à fait possible et légitime de croire une chose, mais la conviction profonde ne peut surgir que d'un passage par le vécu. Voici l'expérience qui a déterminé J.-M. Weiss à se consacrer à cette recherche ancestrale et pourtant très actuelle des effets des rayonnements colorés :

---

1. Cymatique : effet des vibrations sur la forme.
2. *Cf.* SATPREM, *Le Mental des cellules.*

C'était au début de l'été 1980, le professeur Pinel spécialiste en chronobiologie [1], appelle son assistant biologiste et lui expose ma requête :

– En collaboration avec des médecins acupuncteurs, Jean-Michel Weiss a pu démontrer des modifications significatives du pouls lorsque l'on soumet un organisme humain à des rayonnements colorés.

– Peut-être...

– Il pense pouvoir obtenir la confirmation de ce fait par une approche plus scientifique, en particulier par le moyen des analyses de sang que nous pratiquons afin de déterminer les « instants favorables »... Aussi, je vous propose de procéder à une série d'expériences consistant en prélèvements puis analyses de sang avant puis aussitôt après exposition de volontaires à des émissions colorées avec le matériel de Jean-Michel Weiss.

Le biologiste me fixe, manifestement déconcerté par ma démarche. Il me reçoit dans son bureau et ne peut s'empêcher d'éclater de rire lorsque je lui présente mon matériel.

– Si vous croyez agir sur la formule sanguine avec ce matériel, alors je ne risque rien en me proposant comme cobaye !

– Je ne prétends rien, je suis là pour vérifier ce qui pour l'instant n'est que présomption.

Rendez-vous pris, nous nous retrouvons quelques jours plus tard cinq volontaires dont le biologiste et moi, assisté de madame K. T., radiesthésiste, dont j'avais pu apprécier les compétences lors de précédentes expériences réalisées chez le docteur A. Rivière, auriculo-médecin. Le rôle de K. T. consiste à déterminer pour chacun le programme de couleurs à appliquer, en fonction de la question :

Les rayonnements colorés ont-ils une influence sur la formule sanguine au point de la modifier de façon sensible?

1. La chronobiologie est « la science des rythmes biologiques qui touchent les processus vitaux d'un organisme vivant, du plus petit au plus grand, de la cellule au corps entier. » (Docteur Marc Schwob, *La Chronobiologie*, Éditions François Bourin). C'est aussi, pour le professeur Pinel, une technique d'analyse sanguine basée sur la quantification des leucocytes (globules blancs) produits par l'organisme afin d'en déterminer les rythmes biologiques. Voir article récent : « Comment mettre à profit nos rythmes biologiques », (*Science et avenir*, novembre 1991).

Nous nous soumettons au préalable à des prélèvements de sang : une goutte par doigt, prélevée de dix minutes en dix minutes et cela sept fois de suite. Les analyses qui suivent permettent de déterminer nos cycles [1]. Les examens révèlent des cycles normaux pour le biologiste et moi, mais perturbés et diminués par rapport à la normale chez les trois autres participants. Ces références établies, le biologiste propose de se soumettre à l'expérience... Celle-ci consiste en projections colorées lumineuses au niveau du plexus solaire.

Tandis que nous procédons à l'expérience, le visage du biologiste, au bout d'une dizaine de secondes d'exposition, témoigne d'une perturbation profonde, au point que nous proposons d'interrompre la scéance. Mais il nous fait signe de poursuivre...

La projection terminée, la laborantine procède aussitôt aux prélèvements puis aux analyses. Elle revient manifestement troublée lorsqu'elle tend sa fiche au biologiste. Il la décrypte et la relit plusieurs fois : le rapport des lymphocytes et des polynucléaires, auparavant équilibré, est apparu complètement inversé, et cela dans la minute qui a suivi l'exposition...

C'est ensuite mon tour puis celui des trois derniers volontaires. Le professeur, qui nous a rejoints, se montre extrêmement surpris des résultats, d'autant plus qu'il découvre que mon cycle, auparavant normal, est tombé progressivement à soixante puis à quarante-cinq, enfin à trente minutes en trois expositions :

– Encore une projection et nous ne pourrons plus rien pour vous, car vous êtes en état leucémique, précise le professeur, de plus l'analyse révèle que vous êtes atteint d'une polynucléose [2] !

Pour les autres participants, le cycle indicateur de leur état de santé, auparavant négatif, est redevenu pratiquement nor-

---

1. Ceux-ci correspondent à la production des globules blancs, agents de défense de l'organisme, que ce dernier génère de façon permanente, mais avec des variations significatives que le tracé d'une courbe met en évidence. L'intervalle entre deux sommets de la courbe – en cloche dite de Gauss – correspond à ce que le professeur définit comme « instants favorables », c'est-à-dire ceux où l'administration d'un traitement allopathique ou homéopathique a le maximum d'impact. Le cycle d'une personne en bonne santé est de 84 minutes.

2. L'Augmentation anormale du nombre des polynucléaires du sang, signe d'infection bactérienne.

mal. Certains facteurs – dits facteurs K – cancérigènes, révélés au cours du premier examen, ont même disparu... Quant à moi, ce qui pouvait n'être qu'une conséquence psychologique du traitement s'est trouvé confirmé par les faits. Pratiquant régulièrement le jogging, je me suis trouvé incapable, durant plusieurs semaines, de parcourir plus de cent mètres. L'aspect positif de l'expérience était la guérison des trois personnes aux cycles perturbés. Il en ressort que ce qui peut déséquilibrer peut vraisemblablement aussi guérir... Cette expérience nous a décidés à nous investir davantage encore dans une recherche plus que millénaire... ce dont témoignent de nombreuses publications de sources variées.

Que le lecteur ne soit pas effrayé par l'expérience que nous venons de décrire. Elle a été réalisée avec un matériel sophistiqué et en adoptant une procédure très précise. Il est impossible d'obtenir des réactions de ce type avec la méthode que nous préconisons dans cet ouvrage (utilisation de filtres colorés). Nous avons d'ailleurs hésité à l'évoquer. Mais il nous a semblé utile d'exposer les possibilités de cette thérapie actuellement peu connue.

Nous vivons dans une civilisation qui accorde plus d'importance au quantitatif qu'au qualitatif. Un médicament est censé avoir des effets d'autant plus importants que le nombre de comprimés absorbés est élevé. Dans l'approche énergétique évoquée dans cet ouvrage c'est le qualitatif qui est privilégié. Les puissances mises en jeu peuvent sembler dérisoires par rapport à leurs effets. Il faut se défaire de la vision quantitative pour comprendre de tels phénomènes. Une autre manière d'exprimer cela : il y a dans tout système un niveau de puissance et un niveau de commande. Par exemple lorsque nous éclairons une pièce en actionnant un interrupteur, l'énergie en jeu (commande) est faible par rapport à celle (puissance) qui est consommée par les lampes. Nous vous proposons de trouver ces interrupteurs au niveau du corps, qui peuvent réactiver certains circuits et rétablir la paix et l'harmonie que chaque être humain est en droit de vivre.

2. 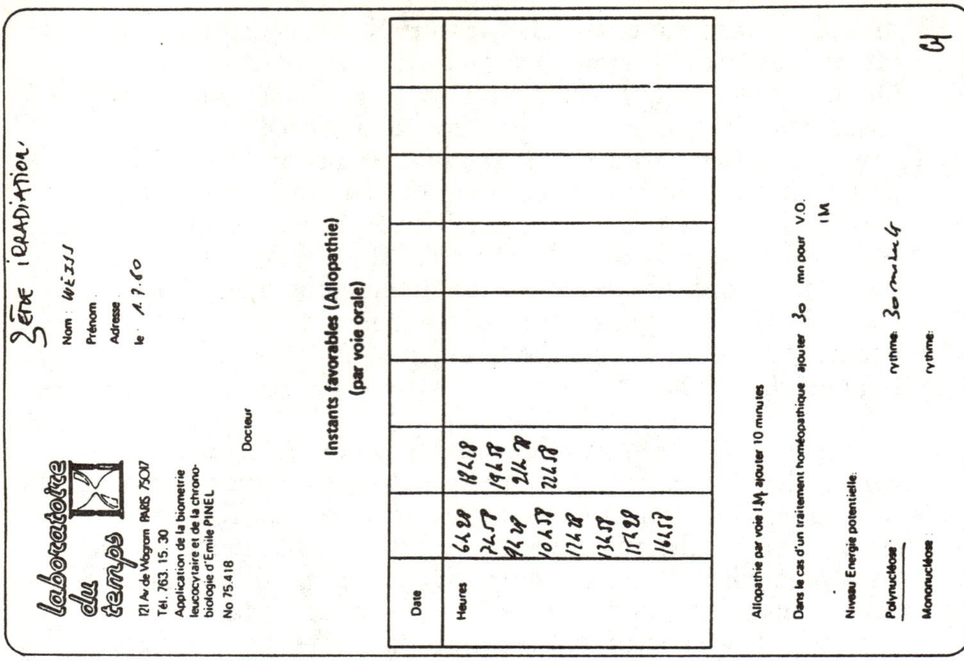

laboratoire du temps
121 Av de Wagram PARIS 75017
Tél. 763. 15. 30
Application de la biometrie leucocytaire et de la chronobiologie d'Emile PINEL
No 75.418

3ème irradiation
Nom : WEISS
Prénom
Adresse
le 1.7.80

Docteur

Instants favorables (Allopathie)
(par voie orale)

Date									
Heures	6 h 28 7 h 58 9 h 28 10 h 58 12 h 28 13 h 58 15 h 28 16 h 58	18 h 28 19 h 58 21 h 28 22 h 58							

Allopathie par voie I.M. ajouter 10 minutes
Dans le cas d'un traitement homéopathique ajouter 30 mn pour V.O.
IM
Niveau Energie potentielle :
Polynucléose : rythme : 30 minutes
Mononucléose : rythme :

1. 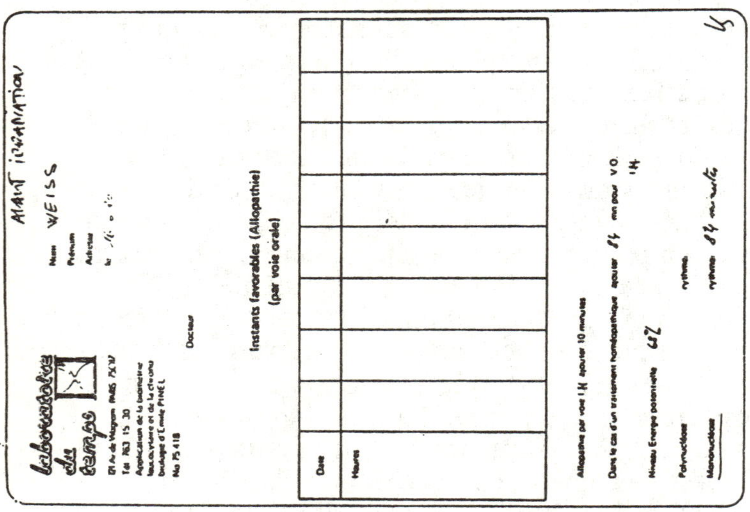

laboratoire du temps
121 Av de Wagram PARIS 75017
Tél 763 15 30
Application de la biometrie leucocytaire et de la chronobiologie d'Emile PINEL
No 75.418

Avant irradiation
Nom WEISS
Prénom
Adresse
le

Docteur

Instants favorables (Allopathie)
(par voie orale)

Date									
Heures									

Allopathie par voie I.M. ajouter 10 minutes
Dans le cas d'un traitement homéopathique ajouter 84 mn pour V.O.
IM
Niveau Energie potentielle 482
Polynucléose rythme :
Mononucléose rythme : 84 minutes

1. Avant irradiation : la durée du cycle est normale, 84 minutes.
2. Après trois expositions successives : le cycle est tombé à 30 minutes. Il est trois fois plus rapide que la normale. Les « instants favorables » passent successivement de 6 h 28 + 30 min = 7 h 58, etc.

Première partie

INITIATION

CHAPITRE I Premières expériences de sensibilisation aux couleurs

CHAPITRE II Théorie des couleurs

CHAPITRE III Les corps subtils

CHAPITRE IV Principe d'action des couleurs

CET OUVRAGE a été conçu de façon à permettre au lecteur une initiation progressive. L'introduction nous rappelle l'historique de la médecine des couleurs. Cette activité thérapeutique dont les origines se perdent dans la nuit des temps reparaît au moment où l'homme s'interroge sur le sens de son existence. En redécouvrant le lien qui le relie à tout ce qui vit, il réalise aussi peu à peu qu'il est un Tout cohérent et sensible. La solution des problèmes qui l'ont conduit à l'impasse où il se trouve réside plus dans le « qualitatif » que dans le « quantitatif ». Si en regardant un arc-en-ciel, les couleurs inconsciemment vous parlent et vous fascinent, découvrez dans l'introduction de cet ouvrage, la puissance catalytique des couleurs qui permet de modifier leur formule sanguine en l'espace de quelques minutes.

Après avoir fait l'expérience des sensations qu'elles suscitent en vous à l'aide du jeu de filtres joint, apprivoisez-les en vous familiarisant avec leur langage et la façon dont on les génère. Découvrez ensuite, à l'image des poupées russes, le merveilleux agencement des corps subtils dont l'équilibre conditionne votre santé. Il vous permettra de comprendre ensuite comment un rayon coloré rétablit l'harmonie alors qu'il ne traverse pas les vêtements. Le niveau suivant vous permettra d'en faire l'expérience...

Chapitre I

PREMIERS EXERCICES DE SENSIBILISATION AUX COULEURS

La pratique démontre la réaction particulière de chacun à la gamme des couleurs, exprimant ainsi l'unicité de chaque être. Un calcul rapide [1] indique qu'il faut réunir une population de 10^{24} individus, c'est-à-dire plus que la population de la terre au cours de son histoire, pour retrouver deux réactions identiques aux douze couleurs de base qui forment le cercle chromatique. Étant donné les différences de réaction de chacun d'entre nous aux couleurs, il ne peut être appliqué de

1. Si N est le nombre de couleurs et C les choix possibles, le nombre de possibilités est de C à la puissance N.
Exemple 1 : 12 couleurs, et pour chaque couleur 3 choix : +, –, =, dans ce cas N = 12 et C = 3, $C^N = 3^{12} = 531\,441$

Exemple 2 : 12 couleurs de 1 à 12 et de 12 à 1, N = 24 et C = 3 = > $C^N = 3^{24} = 282\,429\,536\,481$

Exemple 3 : 12 couleurs 1 à 12 et de 12 à 1 et notation de 1 à 10 par couleur, N = 24 et C^{10} = > $C^N = 10^{24}$.

recette identique pour deux personnes souffrant de la même pathologie.

Le jeu de filtres joint constitue l'outil de base idéal pour se familiariser, mémoriser, ressentir chacune des douze couleurs. Elles ont été soigneusement sélectionnées [1] de façon à constituer un enchaînement harmonieux reliant les six couleurs primaires : additives et soustractives.

Il importe de prendre conscience, à travers les exercices décrits ci-après, du caractère unique de chaque être et de sa valeur en tant qu'émergence de vie. La nature crée sans se répéter... à l'infini.

PRÉPARATION DES FILTRES

Le jeu des quinze filtres colorés joint, en relation avec la planche « le prisme humain » suffit pour soigner et s'initier à la pratique. Il est préférable de les conserver dans l'ordre où ils sont présentés, de façon à pouvoir les numéroter de 1 à 12, ceci afin de les identifier plus facilement.

Si l'on désire s'en servir de façon durable, il est souhaitable de les protéger en les plaçant entre deux lames de verre ou mieux de plexiglas incolore. Les border ensuite à l'aide d'une bande adhésive blanche, noire ou grise. La superposition plexiglas/filtre/plexiglas constitue ainsi une protection.

Numéroter, à l'aide d'un feutre indélébile ou de chiffres transfert, chacun des filtres classés dans l'ordre :

Écarlate 1	Turquoise 7
Rouge 2	Cyan 8
Orange 3	Indigo 9
Jaune 4	Bleu 10
Citron 5	Pourpre 11
Vert 6	Magenta 12

Nous évoquons, au chapitre V, un dispositif constitué de bandes colorées, inclus dans une forme transparente, que nous

1. Ce sont les nuances utilisées par le docteur Ghadiali pour ses traitements.

appelons « Modulaur ». Vous pouvez réaliser vous-même ce montage. Il s'agit d'un double jeu de bandes colorées constitué l'un, de l'ensemble des douze filtres, l'autre des sept couleurs de l'arc-en-ciel. La juxtapositon de ces couleurs, dans l'ordre, a des effets particulièrement rapides sur la régulation des énergies.

En prévision de cette possibilité, découpez dans chacun des filtres deux bandes de 5 millimètres de largeur. Placez-les côte à côte dans l'ordre de 1 à 12.

Faites-en autant pour les sept filtres 2, 3, 4, 6, 7, 9 et 10.

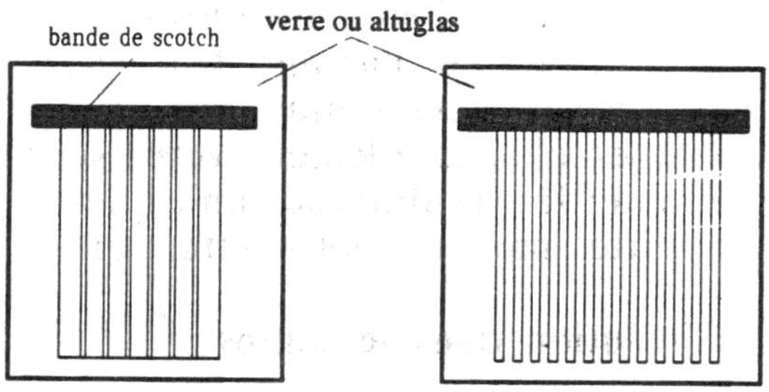

Fixez les filtres sur une bande d'adhésif double face pour éviter qu'ils ne se déplacent en cours de montage. Placez-les ensuite entre deux feuilles d'altuglas et bordez-les.

exercice 1

Les couleurs dans l'ordre : chacun réagit différemment aux couleurs

Le premier exercice constitue à la fois un bilan de l'affinité de chacun avec les couleurs et un minitraitement du fait de l'harmonisation qu'engendrent les couleurs sur le plan vibratoire.

Installez-vous confortablement devant une surface blanche, que ce soit une feuille de papier ou un mur blanc correctement éclairé.

Étalez devant vous les douze filtres, dans l'ordre de 1 à 12. Prenez le filtre n° 1 (écarlate), et positionnez-le devant un œil,

l'autre étant clos. Regardez la zone éclairée à travers le filtre. Elle apparaît rouge sombre.
Que ressentez-vous?

Notez dans le tableau ci-dessous, dont vous aurez fait des photocopies, l'effet ressenti : en marquant du signe + une couleur ressentie de façon positive, du signe – celle qui perturbe, et = celle qui laisse indifférent.
Poursuivez avec chacun des filtres dans l'ordre, 2, 3, 4, jusqu'à 12 en continuant de noter vos réactions, très spontanément, sans réfléchir.

En fin de course, faites l'opération inverse, soit de 12 à 1 en notant les sensations sans chercher à retrouver les indications enregistrées lors du premier passage. C'est lors de la transition entre deux tons que ces sensations sont les plus nettes. Afin de développer plus rapidement votre sensibilité, il est souhaitable de noter les résultats sur un cahier. L'inconscient enregistre, de cette manière, votre intention de l'accroître.

Observez l'évolution dans le temps

		1	2	3	4	5	6	7	8	9	10	11	12
aller	+												
	=												
	-												
retour	+												
	=												
	-												

Observations

Si l'exercice a été bien effectué, vous aurez fait au moins trois observations :

1. Des contradictions apparentes entre les passages de 1 à 12 et de 12 à 1. Ainsi une couleur est ressentie négative lors du premier passage et positive au retour, ou l'inverse.
2. Les teintes paraissent différentes d'un passage à l'autre, selon que l'on évolue des couleurs chaudes : rouge, orange,

etc., aux couleurs froides : vert, turquoise, etc.
Ainsi, le vert n° 6, couleur charnière, paraît bleuté lors de la progression de 1 à 12, et très nettement plus jaune et plus « chaud » de 12 à 1.

3. Si plusieurs personnes font le même exercice en même temps, l'expérience ne montre jamais deux séries identiques. La probabilité d'y parvenir est d'1 sur 3^{24}, c'est-à-dire qu'il faudrait réunir une population de plus 282 milliards d'individus pour retrouver deux séries identiques!

EXPLICATIONS

1. Selon les observations du docteur Ghadiali, l'organisme, lorsqu'il n'est pas perturbé par des permutations trop rapides de couleurs, entre en résonance avec celles dont il a besoin.

La théorie du professeur Max Lüscher va dans le même sens. Il indique que le sujet, classant les cartes colorées par ordre de préférence, choisit pour la première, la couleur dont il a besoin. Lors de l'exercice, une personne peut avoir ressenti la couleur rouge 2 de façon positive à la progression de 1 à ⇒ 12 et n'avoir plus besoin de celle-ci lors du passage de 12 à ⇐ 1. L'organisme ressent alors négativement une couleur précédemment appréciée.

L'organisme puise sélectivement les couleurs qui lui conviennent.

2. L'organisme fonctionne essentiellement comme un système sensible aux différences : une couleur n'est pas perçue en tant que telle, mais par rapport à une autre ou à son environnement. Ainsi la couleur citron 5, comportant un peu de vert, paraît plus froide que la couleur jaune 4, à la progression 1 à 12; en revanche la même teinte est perçue plus chaude par référence au vert 6 plus froid, et ainsi de suite.

Les peintres tirent parti de cette loi en utilisant la proximité d'une couleur complémentaire (voir chap. II) pour valoriser une couleur. Par ailleurs, lorsque l'on fixe par exemple, la couleur turquoise 7, l'organisme, au bout d'un certain laps de temps, crée la couleur orangé. Par addition, celle-ci va modifier le vert 6 en le saturant de jaune.

Une couleur est perçue par référence à son environnement.

3. Un être exprime à la fois ses besoins du moment et son tempérament à travers les couleurs qu'il choisit.

   Ses besoins peuvent varier d'un moment à l'autre, mais il conserve une certaine cohérence dans ses choix et ceux-ci définissent son tempérament : besoin d'action et extraversion s'il opte pour les couleurs chaudes, réflexion, recul et introversion pour les couleurs froides. En fait il s'agit la plupart du temps d'un compromis. Lorsque l'être est en bonne santé il « oscille », dans ses choix conscients et inconscients, entre les rouges et les bleus, à la façon du fil-de-fériste. L'équilibre est un processus dynamique. L'organisme, schématiquement, réagit successivement à toutes les couleurs du spectre : chaudes et dynamiques au réveil, plus froides pour le préparer progressivement au repos et au sommeil.

   L'équilibre est rompu par une couleur en excès. Aussi n'est-il pas souhaitable de « s'enfermer » dans une couleur exclusive...

   Le choix de notre environnement coloré exprime notre tempérament.

Voici, ci-dessous, les résultats de cet exercice effectué en début de stage par un groupe de dix-neuf personnes.

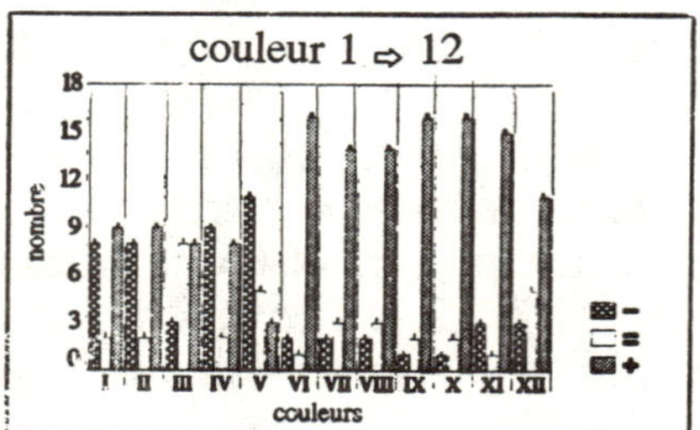

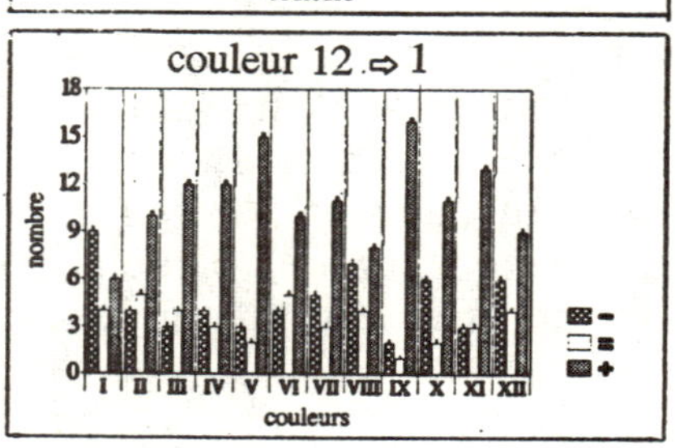

La dominante des couleurs froides s'explique : c'était l'été et il faisait très chaud. La différence qui apparaît entre les couleurs à l'aller et au retour témoigne de la modification énergétique qu'entraîne la succession des couleurs dans les ordonnées.

exercice 2

Fixez la surface blanche d'un mur à travers chacun des filtres en vous efforçant de déterminer les zones de l'organisme qui entrent en résonance avec chacune des couleurs. Quels effets entraînent-elles ? Notez-les.

exercice 3

Déplacez chacun des filtres devant les différents plexus : coronal, frontal, laryngé, cardiaque, solaire, ombilical, sacré. Efforcez-vous d'en ressentir les résonances vibratoires.

exercice 4

1. Comment mémoriser les couleurs

Prenez un filtre, placez-le devant les yeux en observant et en enregistrant sa couleur durant le temps qu'il faut pour la mémoriser. Fermez alors les yeux.
Si vous perdez la mémoire de la couleur, rouvrez-les, observez, fermez les yeux jusqu'à ce que vous puissiez en disposer comme vous le désirez.
Écartez maintenant le filtre, fermez les yeux en vous remémorant la couleur observée. Elle est là bien présente ; les yeux toujours clos, imaginez cette couleur au niveau du front. Quelle sensation provoque-t-elle ?
Entraînez-vous maintenant à déplacer l'image mémorisée au niveau de chaque plexus en notant au passage l'effet provoqué. Ceci constitue un excellent entraînement à la visualisation des couleurs développée au chapitre VI.

2. Comment mémoriser les couleurs complémentaires

Fixez un mur blanc à travers chacun des filtres durant une minute.

Écartez ensuite rapidement le filtre tout en observant la couleur qui apparaît alors. Il s'agit de la couleur complémentaire de la première.
Par exemple dans le cas du filtre n° 2 observé, c'est la couleur n° 8 (cyan) qui apparaît. Si elle n'apparaît pas, c'est qu'il y a un problème en rapport avec la couleur observée : l'organisme ne peut créer la couleur complémentaire d'une vibration colorée qui lui fait défaut. Cette précieuse observation permet à des médecins colorthérapeutes de déduire le traitement qui va suivre.

exercice 5

Deux couleurs complémentaires s'exaltent réciproquement

Choisissez deux filtres de couleurs complémentaires et déplacez-les alternativement devant les yeux. Par exemple : rouge n° 2 et cyan n° 8, en faisant varier les durées respectives de scrutation : 10 secondes rouge, 1 seconde cyan, puis rouge 10 secondes, et cyan 1 seconde, etc.

Puis inversez les rapports.

Faites le même exercice avec vert n° 6 et magenta n° 12. Que ressentez-vous?

Prenez la planche de l'hexagramme en couleurs. Observez-la au travers des différents filtres et notez les différences.

Ces exercices, répétés systématiquement, constituent tout à la fois un traitement et un entraînement au développement de la sensibilité.

exercice 6

1. Les couleurs dans le désordre

L'ordre des couleurs, présenté lors des exercices précédents suit une progression harmonieuse qui correspond à celle du cercle chromatique, résultant de la combinaison des trois couleurs primaires rouge, vert, bleu (voir chap. II). Rappelons que le principe de la combinaison de ces trois couleurs, tel qu'il est utilisé pour les écrans de télévision suffit non seulement à reconstituer la lumière, mais aussi toutes les couleurs. Un moniteur informatique peut en générer ainsi plus de seize millions.

Disposons, de façon équidistante, ces trois couleurs de base sur un cercle. En combinant progressivement leurs tonalités – en couleurs lumière –, on obtient une succession de teintes qui forment un ensemble harmonieux autant pour la vue, que pour l'esprit... Les couleurs de l'arc-en-ciel, aux propriétés réharmonisantes, en sont la confirmation.

Afin d'apprécier le sentiment d'équilibre qui en découle, nous vous proposons de faire maintenant l'exercice contrasté de la visualisation des couleurs présentées de façon aléatoire.

Étalez les filtres à la manière d'un jeu de cartes, après les avoir brassés. Refaites point par point l'exercice n° 1, mais avec un temps de scrutation de trois secondes au lieu des dix précédemment. Les couleurs vont se présenter de façon aléatoire.

2. Le ressenti

Exprimez et notez ce que vous ressentez. Les expériences conduites en séminaires indiquent une sensation de malaise chez la plupart des participants au point que certains en sont perturbés. Ne faites pas cet exercice si vous vous trouvez en phase dépressive.

Ces observations ne sont pas seulement d'ordre subjectif mais se manifestent également physiologiquement, notamment par des modifications sensibles du pouls. Cela montre qu'une couleur n'est pas perçue en tant que telle, mais par rapport à son environnement.

Chacun réagit aux couleurs selon sa nature, son tempérament. Il se « situe » côté « chaud » ou « froid » du spectre. Ces exemples démontrent que s'il existe un principe d'action des rayonnements colorés, le traitement pour un même trouble varie d'une personne à l'autre.

exercice 7

1. Des couleurs et des sons...

Un chercheur d'origine argentine, mathématicien et physicien, le professeur Tomas Zébério, a mis au point des traitements associant l'audition de séquences musicales à la visualisation de tissus colorés. Le patient écoute des partitions musicales, en s'efforçant de les imaginer, traversant l'étoffe colorée, posée au niveau d'un plexus.

Ce thérapeute, et il n'est pas le seul, pense que la pollution électromagnétique de la planète, amplifiée d'un facteur 10^{40}, depuis son exploitation industrielle, serait responsable du développement de maladies telles que le cancer, observé de plus en plus fréquemment chez des nouveau-nés.

Le parasite par les vibrations électromagnétiques, proches des énergies qui nous animent, est l'une des causes des blocages observés en consultation.

Le professeur Le Ruz de Rennes anime depuis des années un groupe de recherche sur les perturbations de la formule sanguine résultant de l'emploi d'appareillages électromagnétiques mal conçus ou mal protégés. Il s'occupe aussi des conséquences des champs électriques intenses générés par les lignes à haute tension.

Le groupe dont il fait partie intervient auprès des fabricants de matériel électroménager les incitant à modifier leurs appareils de façon à en limiter les nuisances, celles des fours à micro-ondes en particulier. Il poursuit, entre autres, une investigation sur les morts brutales de porcs, constatées dans une porcherie à Chateaubourg en Bretagne, depuis l'installation de lignes à haute tension à proximité de l'élevage.

Une biologiste, M. F. Tesson confirme les nuisances provoquées par les fours à micro-ondes. Elle démontre, clichés photographiques à l'appui, les effets destructeurs de ce type d'appareil sur les aliments.

La solution, selon le professeur Zébério, plutôt qu'un retour à la chandelle et au confort tout relatif des cavernes, serait d'entraîner l'organisme et les corps subtils à vibrer au-delà de ces fréquences... C'est la raison qui nous amène à vous proposer l'expérience consistant à associer sons et couleurs, en un seul exercice, en émettant successivement les trois sons associés respectivement aux trois couleurs :

A	U	M[1]
Rouge	Vert	Bleu

Nous avons fait vérifier par plusieurs géobiologues l'intérêt de cette pratique lors de conférences et de séminaires. En mesurant le niveau de rayonnement des salles où nous intervenions, avant l'émission des trois sons combinés aux couleurs, ils ont pu détecter des ondes nocives dues à des failles, des cours d'eau souterrains, des roches radioactives[2]...

Après l'exercice, ces émissions nocives avaient pratiquement disparu de la salle.

2. La pratique

Choisissez un endroit calme et mettez-vous en position de lotus ou en tailleur. Expirez et inspirez à fond plusieurs fois de suite.

Après une dernière inspiration émettez le son A, bouche largement ouverte, sur un mode grave en portant toute votre attention sur le sacrum et en visualisant à ce niveau la couleur rouge n° 2.

Procédez ensuite de même en vous concentrant sur la couleur verte n° 6, au niveau du plexus cardiaque, en émettant le son OU, bouche à demi close.

Continuez en portant votre attention sur la partie comprise entre la gorge et le sommet du crâne, en y associant le son MMM... bouche close et en visualisant la couleur bleue n° 10. Le son émis est dit « bourdonnement de l'abeille ».

Recommencez le cycle trois fois de suite et terminez par l'émission des trois sons, associés aux couleurs, en une seule expiration. Observez un silence de trois à cinq minutes en vous intériorisant afin de prendre conscience des effets de cet exercice.

---

1. Signification dans : Spalding, *La Vie des Maîtres*, Éditions Robert Laffont, 1946.

2. Pour plus d'informations sur ce sujet le lecteur peut consulter *La Médecine de l'habitat* de Jacques La Maya aux Éditions Dangles.

3. Le ressenti

Lors de cette expérience efforcez-vous de percevoir l'orientation des vibrations. Avec un peu d'entraînement on les perçoit se développant du plexus sacré vers le sol.

L'émission du son OU, associé à la couleur verte, amène une sensation vibratoire se propageant horizontalement alors que le son MMM... est ressenti, orienté vers le ciel.

Au bout de quelques séances il est intéressant d'amplifier le bénéfice de cet exercice en imaginant en pensée un faisceau de couleur rouge projeté le plus loin possible, à l'intérieur de la terre, vers le feu central. En faire autant de la couleur verte mais en imaginant un rayon issu du cœur, faisant le tour de la planète et nous reliant à toutes les formes de vie, à commencer par nos frères humains...

Terminez par le bleu s'élevant, partant de la gorge, vers le grand cosmos.

Réservez-vous un moment de silence afin de bénéficier complètement de cette expérience qui, vous reliant au sol et au cosmos, assure une meilleure circulation des énergies dans l'organisme. L'expérience montre que certains patients souffrant de maux divers, en particulier de constipation et de problèmes au niveau des organes génitaux, sont « sans racines, coupés » du sol et des énergies terrestres. Cela peut s'observer chez certains sujets vivant une pratique spirituelle qui, en refusant leur incarnation, rejettent la couleur rouge [1].

Cette couleur, associée dans leur esprit à la violence, au feu, au sang ou au danger, est la couleur qui correspond à l'enracinement. Elle est indispensable au développement spirituel, car elle permet à l'homme, selon Matteo Tavera [2] d'accomplir sa « mission sacrée ». Cet ingénieur agronome a démontré que si l'on coupe un arbre des énergies cosmiques, en reliant chacune de ses branches à la terre par un fil de cuivre, il dépérit et meurt rapidement. L'inverse, en ce qui concerne son enracinement est d'autant plus évident.

Il en est de même de l'homme du fait de sa vie artificielle.

---

1. Cette constatation découle d'observations relevées tant en stage qu'en thérapie.

2. Matteo TAVERA, *La Mission Sacrée*, Nature et progrès, 1969.

Il s'est isolé à la fois des énergies célestes par les constructions en béton armé qui l'enferment dans une cage de « Faraday » et des énergies terrestres par l'utilisation de matériaux synthétiques.

À l'instar de l'arbre, selon cet ingénieur, l'Homme est un relais entre les énergies d'en haut et celles d'en bas. Lorsqu'il assume ce rôle, il vit heureux et sans maladies...

L'expérience proposée plus haut rétablit progressivement les connexions. Le sentiment de bien-être qui suit sa pratique régulière en témoigne.

Une variante de l'exercice consiste à inverser l'ordre rouge, vert, bleu. En commençant par bleu suivi du vert puis du rouge, les vibrations cosmiques nous relient aux radiations telluriques en nous ancrant à la terre, ce qui contribue à nous assurer un point d'appui...

exercice 8

1. Vision des couleurs générées par l'organisme à partir d'un phosphène...

Cet exercice consiste à créer une trace lumineuse, appelée « phosphène » sur le cerveau. Son intérêt est la démonstration physique de la relation entre l'organisme et les couleurs qu'il génère [1].

Le phosphène apparaît lorsque après avoir fixé du regard une lampe opaline durant une trentaine de secondes, on ferme les yeux. La pratique indiquera la distance correcte en fonction de la dimension du phosphène que l'on désire créer. La fixation de la source lumineuse entraîne l'apparition d'une teinte bleue qui recouvre peu à peu la surface de l'ampoule, ce qui donne l'impression que la lampe s'obscurcit. Puis, une teinte rosée apparaît et progressivement se colore en vert. Au-delà de ce laps de temps, la lumière reprend sa coloration blanche originelle. Au bout des trente premières secondes de fixation, c'est-à-dire dans la période où la phase rose du

1. *Cf.* Docteur Lefébure, *Le Phosphénisme en pédagogie*, 1957, Éditions du Centre du Phosphénisme, Paris.

cophosphène apparaît, on éteint la lampe et on observe ce qui se passe, les yeux fermés.

2. La pratique

Procurez-vous une lampe de 100 ou 150 watts, en forme de globe, de préférence halogène [1], à cause de la qualité de la lumière émise.

Placez-la dans une douille appropriée. Installez-vous confortablement dans un fauteuil ou assis en tailleur, tout en vous relaxant. Fixez la source, durant une minute environ, en évitant de cligner des yeux, de façon à ne pas créer des superpositions de phosphènes.

Éteignez et détendez-vous totalement en plaçant les paumes des mains sur les yeux afin d'obtenir un obscurcissement aussi complet que possible. Évitez d'appuyez sur les globes oculaires.

Les yeux toujours clos, vous voyez ensuite apparaître un disque lumineux qui change progressivement de couleur, spectacle fascinant pour ceux qui le découvrent. Notez ces couleurs et comparez l'ordre dans lequel elles apparaissent au fil des jours. Cet ordre n'est pas sans signification...

Respiration « colorée »

Nous pouvons développer notre sensibilité aux vibrations colorées en associant la visualisation colorée à la respiration, ce qui nous permet de nous ressourcer tout en accédant de plus en plus rapidement à notre « moi » profond.

La visualisation d'une couleur déclenche les mêmes effets que si elle était projetée concrètement. Par ailleurs, l'évocation des couleurs dans l'ordre de l'arc-en-ciel entraîne un effet apaisant et rééquilibrant.

Partant de ces principes, vous allez associer les couleurs au

1. Cette source lumineuse offre un spectre complet d'une lumière riche en radiations bleues, ce qui n'est pas le cas des lampes ordinaires. Ne pas confondre avec certaines lampes sensées économiser le courant et qui ne sont en fait que des lampes à décharge. Les ampoules halogènes comportent très clairement le mot *halogène* imprimé sur le verre. Il est souhaitable de l'effacer en le grattant à l'aide de papier de verre pour éviter l'effet de la rémanence. L'enveloppe de verre, si possible dépoli, entourant la source halogène arrête les UV qui pourraient nous être à la longue néfastes.

mécanisme respiratoire en imaginant que, progressivement, tout le corps prend les couleurs de l'arc-en-ciel : bleu au sommet et rouge au bas du corps.
Imaginez votre corps partagé en sept aires correspondant aux sept couleurs de l'arc-en-ciel et que derrière chacune d'elles se trouve une lampe dont vous pouvez faire varier l'intensité. Servez-vous du jeu de filtres pour mémoriser les couleurs. Imaginez que vous éclairez successivement chacune des plages colorées de telle façon que tout l'organisme prend les couleurs du spectre, tel qu'il figure sur la planche du « prisme humain ». Durant tout l'exercice, l'appel respiratoire se fait à partir du plexus sacré.

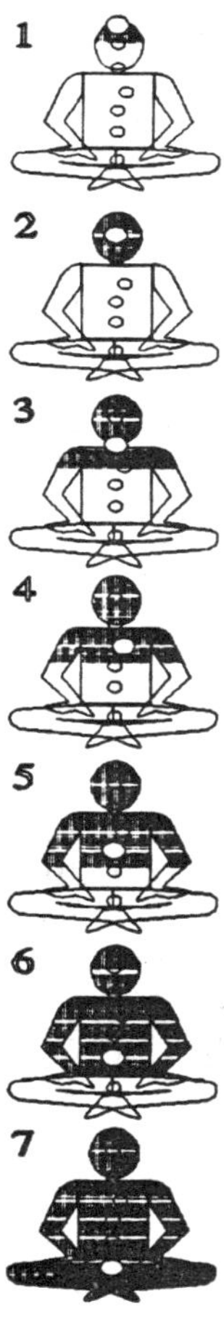

Pratique :
Les yeux fermés, assis en tailleur, expirez et inspirez à fond lentement plusieurs fois. Laissez le silence s'installer progressivement, l'attention fixée uniquement sur votre respiration.
Simultanément pensez que l'intérieur du crâne jusqu'au niveau des yeux – plexus coronal et glande pinéale – se colore en bleu n° 10 du jeu de filtres (fig. 1). À l'expiration, vous intensifiez le bleu, comme si vous augmentiez la luminosité de la lampe placée derrière le filtre.
Lorsque vous maîtrisez bien cette phase, inspirez en imaginant que l'espace situé entre les yeux et le haut de la gorge – plexus pituitaire – se colore en bleu n° 9 qui se fond progressivement dans le bleu n° 10 (fig. 2).
Procédez de même pour le plexus laryngé et le filtre turquoise n° 7 (fig. 3), le plexus cardiaque et le vert n° 6 (fig. 4). Vous en faites successivement autant du jaune n° 4 en rapport avec le plexus solaire (fig. 5), de l'orange n° 3 en rapport avec le plexus ombilical (fig. 6) et du rouge n° 2, en rapport avec le plexus sacré (fig. 7).

Vous êtes maintenant en mesure d'imaginer votre corps tout entier comme une matière translucide aux couleurs de l'arc-en-ciel. À chaque expiration, la luminosité des couleurs s'amplifie et, progressivement, c'est le corps tout entier qui s'illumine et se transforme en lumière blanche.
Terminez, surtout si l'exercice est pratiqué le soir, en imaginant que l'éclairement des couleurs diminue progressivement. L'image de votre corps se fond ainsi dans le « grand bleu » sombre du Cosmos... L'apaisement induit par cet exercice est le prélude à un sommeil réparateur.
Il demandera plusieurs séances pour être maîtrisé. Mais si vous persévérez, il deviendra de plus en plus facile et l'enchaînement du processus se fera tout naturellement.
Faites ensuite l'expérience inverse, qui consiste à respirer et visualiser d'abord la couleur rouge au niveau du plexus sacré, l'orange à hauteur de l'ombilic, etc. en terminant par les bleus au sommet du crâne. Les effets sont-ils les mêmes?
Évitez ce processus si vous devez ensuite faire face à une situation active.
Vous tirerez les bienfaits suivants de ces exercices :
– réharmonisation de l'organisme,
– faculté de concentration accrue,
– augmentation de votre sensibilité aux vibrations subtiles avec l'ouverture et le développement de la perception digitale...

exercice 9

Installez-vous confortablement. Prenez deux morceaux de feutrine ou de carton, l'un rouge l'autre, bleu. Posez-les devant vous. Observez-les quelques minutes en déterminant les sensations suscitées par ces deux couleurs et en vous efforçant de trouver pour chacune un qualificatif. Par exemple, vous pouvez ressentir le rouge lourd et le bleu léger. L'un vous paraîtra proche, l'autre plus éloigné, l'un mobile et l'autre fixe, l'un sucré, l'autre salé, etc.

Notez ces remarques dans un tableau. Dans notre exemple :

Rouge	Bleu
lourd	léger
rapproché	éloigné
mobile	fixe
sucré	salé

Procédez de la même manière mais en intercalant le vert entre le rouge et le bleu. Notez vos résultats dans un tableau à trois colonnes cette fois.

Faites le même exercice avec le jaune et le cyan, puis le vert et le magenta... Vous pouvez ainsi passer en revue les douze couleurs de base en évaluant les couples de couleurs complémentaires et symétriques (voir chap. II).

Cet exercice important doit être répété souvent. Il a pour objectif de rendre les couleurs plus concrètes. En thérapie il est essentiel de « vivre » les couleurs pour déterminer facilement, à partir d'une simple palpation, la couleur dominante.

Chapitre II

LA THÉORIE DES COULEURS

Au commencement Dieu créa le ciel et la terre. Or la terre était un chaos, et il y avait des ténèbres au-dessus de l'Abîme, et l'esprit de Dieu planait au-dessus des eaux. Dieu dit : « Que la lumière soit ! » et la lumière fut. Dieu vit que la lumière était bonne, et Dieu sépara la lumière des ténèbres. Dieu appela la lumière « jour », et les ténèbres, il les appela « nuit ». Il y eut un soir, il y eut un matin : premier jour. (Genèse 1. 1-5) Bible Osty, Éditions du Seuil, 1973.

Dans le précédent chapitre vous avez pris contact avec les couleurs grâce à un certain nombre d'expériences. Il y a été question de certaines notions qu'il est maintenant nécessaire d'approfondir et de préciser. Le présent chapitre a pour objectif de présenter les conceptions scientifiques, passées et actuelles, concernant la lumière et les couleurs.

Nous développons en particulier les notions indispensables de couleurs primaires et couleurs complémentaires. Ne négligez pas ce chapitre, même s'il vous semble *a priori* trop technique, les éléments que vous y trouverez sont indispensables pour une bonne compréhension de la suite de l'ouvrage.

LA LUMIÈRE ET LE FEU

La terre est immergée dans la lumière du soleil depuis qu'elle existe. Sans cette lumière la vie n'aurait pas pu apparaître. De tous nos sens, la vision est celui par lequel nous parviennent le plus d'informations. Lorsque la nuit tombe, les couleurs s'estompent progressivement puis disparaissent pour ne laisser qu'un paysage terne et froid. Les hommes alors s'endorment ou continuent leur activité en utilisant de pâles substituts du soleil.

On sait aujourd'hui que le soleil n'est ni une boule de feu, ni un disque d'or. Mais pour les anciens il représentait vraiment une énigme! Il était adoré comme une divinité dans la majorité des civilisations. Est-ce vraiment différent aujourd'hui? Les « beaux jours » sont ceux qui sont baignés de lumière, le bronzage donne lieu à de troublants rituels.

Pour les Grecs, la lumière est étroitement associée au feu, un des quatre éléments traditionnels. Celui-ci est tantôt externe, tantôt interne, parfois les deux.

Pour les atomistes (Démocrite, Épicure, Lucrèce) [1] ce feu se décompose en une multitude de micro-objets ayant des propriétés spécifiques : couleur, odeur... Les particules qui causent la vision...

> [...] se détachent de la surface même des corps [...] s'élancent dans l'air en conservant leurs formes [...] entrent en nous [...] en reproduisant les objets extérieurs [...] sous des grandeurs proportionnellement réduites [...] Ces simulacres [...] s'élancent dans toutes les directions mais comme les yeux sont les seuls à les voir, c'est où nous portons nos regards que les objets les arrêtent de leur forme et de leur couleur [...] cette image émise

1. Philosophes grecs qui considéraient que la matière est constituée d'éléments simples, indivisibles et homogènes. Ces atomes se combinent en créant en premier les quatre éléments : feu, terre, air et eau. Ces éléments s'assemblent ensuite pour former tous les corps.

pousse l'air interposé entre elle et les yeux [...] l'air chassé baigne nos pupilles et s'en va. Plus la colonne d'air agitée devant nous est longue et plus l'objet paraît éloigné.

Lucrèce cité par Bernard Maitte
dans *La Lumière*,
Éditions Seuil, Collection « Points, » 1981.

L'École pythagoricienne préfère, quant à elle, la théorie du feu visuel : c'est l'œil qui est le siège d'une émission qui permet la vision ! Euclide, lui-même, aime cette théorie qui convient à merveille à sa géométrie plutôt habitée par des lignes droites. Des rayons visuels rectilignes partent ainsi de l'œil pour se poser sur les objets. Les approches mixtes font résulter la vision de l'interaction du feu interne et du feu externe. Si les particules du feu externe sont plus grosses que celles du feu interne, ces dernières sont absorbées et on ne voit que du noir !

Pour obtenir du blanc il suffit d'avoir les proportions inverses. Les différentes couleurs découlent alors de judicieux dosages.

LES SOURCES DE LA SCIENCE MODERNE

Nous trouvons des noms célèbres sur le trajet de cette mystérieuse et impalpable lumière : Roger Bacon, Léonard de Vinci, Galilée, Johann Kepler, René Descartes. Arrêtons-nous un instant sur l'œuvre de ce dernier.

Descartes veut tout expliquer avec les notions d'étendu et de mouvement, pourquoi pas ? L'espace est plein, incompressible et homogène. Le mouvement est essentiellement dirigé en ligne droite mais provoque des « tourbillons ». La matière subtile est ainsi pressée, et comme le milieu est incompressible, cette pression est transmise instantanément. Elle se communique aux yeux, passe dans le cerveau *via* les humeurs de l'œil et le nerf optique, et aboutit à l'âme. Voici donc l'explication du phénomène lumineux : c'est une pression ! N'essayez pas de discuter avec le bonhomme :

[...] et les démonstrations de tout ceci sont si certaines qu'encore que l'expérience nous semblerait faire voir le contraire, nous serions néanmoins obligés d'ajouter plus de foi à notre raison qu'à nos sens.

René Descartes,
Principe de philosophie,
Librairie philosophique J. Vrin, 1984.

Un autre monument de la pensée : Isaac Newton, le père de la gravitation universelle. Celui-ci pense que la lumière est un phénomène corpusculaire, mais il reste prudent en ce qui concerne sa composition :

Nous sommes certains que la lumière est une substance, mais il est difficile de déterminer ce qu'est cette « substance ». Les diverses couleurs sont supportées par des corpuscules différents qui, au passage dans les corpuscules du verre d'un prisme, subissent des forces de grandeur variable, ce qui explique l'apparition du « spectre des couleurs », les couleurs ne sont pas nouvellement créées, mais seulement rendues visibles par leur séparation; car si elles sont de nouveau complètement mélangées et fondues ensemble, elles composeront la couleur qu'elles avaient avant la séparation.

Cité par Einstein et Infled dans *L'Évolution des idées en physique,* Éditions Payot.

Il trouve un écho plus favorable chez les philosophes de son époque :

Cet homme est venu. Newton, avec le seul secours du prisme, a démontré aux yeux que la lumière est un amas de rayons colorés, qui, tout ensemble, donnent la couleur blanche. Un seul rayon est divisé par lui en sept rayons, qui viennent se placer sur un linge ou sur un papier blanc dans leur ordre, l'un au-dessus de l'autre [...] chacun de ces rayons, tamisé ensuite par cent autres prismes, ne changera jamais la couleur qu'il porte, de même qu'un or épuré ne change plus dans les creusets.

Voltaire,
Lettres philosophiques,
Éditions Gallimard, 1985.

Seul Huygens, fidèle cartésien, ose porter ombrage à l'autorité du maître : pour lui la lumière est une vibration qui se propage! Alors, qui faut-il croire?

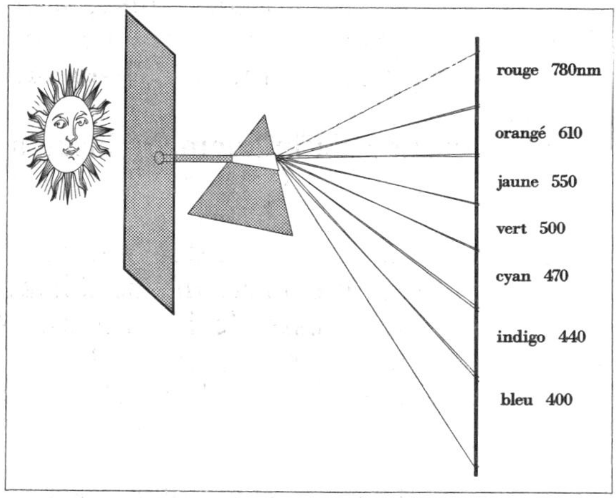

LE PARADOXE APPARAÎT

Mais voici qu'entre dans le débat un Anglais : Thomas Young. Cet érudit, qui a même essayé ses talents sur la pierre de Rosette avant Champollion, remet en question la théorie corpusculaire par une expérience désormais célèbre de la lumière, un écran, deux trous dans cet écran. La lumière, au passage par les trous se transforme en deux faisceaux divergents, qui, à un certain niveau, se superposent.
Or on peut voir apparaître, au sein de la superposition, des franges alternativement claires et sombres : on peut obtenir de l'obscurité en ajoutant deux lumières !

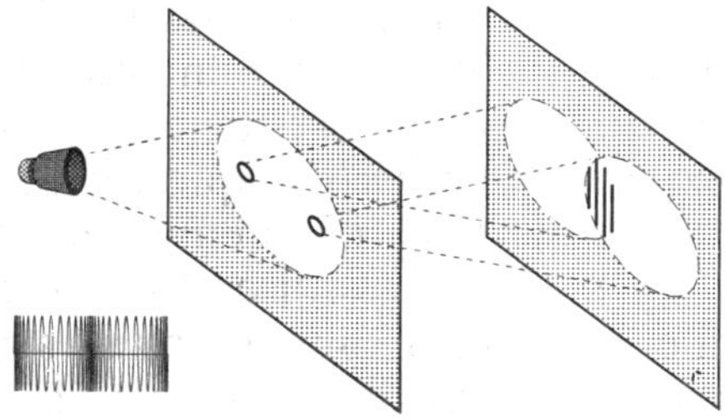

Le pavé est dans la mare, mais la théorie ondulatoire n'arrive pas à tout résoudre. Elle est incapable de détrôner définitivement la version corpusculaire. Jusqu'à ce qu'arrive un certain Augustin Fresnel qui va s'attaquer au problème avec passion et persévérance et établir celle-ci sur des bases mathématiques solides.

L'affaire semble classée définitivement jusqu'à ce qu'un certain Plank, au début de ce siècle, commence à parler de quanta. Le concept, repris par Einstein, relance le débat : les anciens corpuscules, chers à Newton, deviennent les photons. Ce sont de petites portions d'énergie qui se déplacent à travers l'espace vide avec la vitesse de la lumière. Alors? La lumière est-elle ondulatoire ou corpusculaire? Laissons répondre Einstein et Infeld dans *L'Évolution des idées en physique :*

> Il y a des phénomènes qui peuvent être expliqués par la théorie des quanta, mais non par la théorie ondulatoire [...] Il y a, d'autre part, des phénomènes qui peuvent être expliqués par la théorie ondulatoire, mais non par celle des quanta [...] Il y a enfin des phénomènes [...] qui peuvent être également bien expliqués par l'une ou l'autre des théories [...] Il ne paraît pas probable qu'on puisse faire une description cohérente des phénomènes de la lumière en employant uniquement l'un des deux langages possibles.

Ondes ou corpuscules? La question reste donc posée. Cette lumière qui éclaire nos jours et dispense la vie sur la terre demeure une énigme et un sujet de longues et tortueuses discussions pour les physiciens. Il ne suffit pas de remplacer la problématique « ou » par « et » pour tout arranger, car alors il devient délicat de se faire une représentation du phénomène lumineux. Une vibration se propage sans transport d'éléments physiques, mais juste par déplacement d'énergie, comme le son par exemple qui se contente de faire vibrer l'air, cette vibration se transmettant de proche en proche. Il est également facile d'imaginer le mouvement de particules dans l'espace, cette expérience nous est quotidienne. Mais comment se représenter les deux en même temps?

Il paraît qu'il n'y a rien à comprendre, c'est du moins ce que nous conseille Richard Feynman dans son ouvrage *La Nature de la physique* (Éditions du Seuil, 1980), faut-il croire les prix Nobel?

LES SEPT COULEURS

Revenons à Newton et à son prisme. Si vous projetez une lumière blanche à travers un prisme vous obtenez à la sortie une palette de couleurs. On dit que la lumière blanche a été décomposée. Mais comment se produit ce phénomène? D'après la théorie ondulatoire chaque couleur possède sa propre vitesse vibratoire. Le passage dans le verre du prisme produit un ralentissement de cette vibration et dissocie les couleurs. La couleur rouge qui a la vibration la plus lente est très peu rétractée [1] alors que le violet, qui a la vibration la plus rapide l'est beaucoup plus.

Un phénomène analogue se produit lorsque la lumière solaire subit une dispersion dans les gouttelettes d'eau en suspension dans l'air et forme un arc-en-ciel. Il est communément admis que ce dernier comporte sept couleurs : rouge, orange, jaune, vert, bleu, indigo, violet, toujours présentes dans cet ordre.

Mais comment se produit cet arc-en-ciel? Nous retrouvons le phénomène de réfraction rencontré dans le prisme. Mais il se produit également une réflexion de la lumière dans les gouttes d'eau.

Maintenant vous savez que la réflexion n'est pas la même selon la couleur, vous pouvez ainsi comprendre le schéma suivant dans lequel, pour simplifier, nous n'avons représenté que deux rayons : un rouge et un violet.

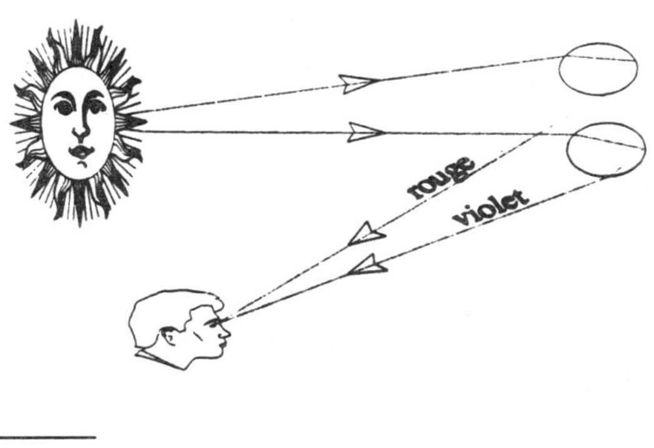

1. La réfraction est l'angle subi par un rayon lumineux au passage dans un milieu différent dans lequel la vitesse de propagation est autre.

Si nous observons de plus près le « spectre » issu d'un prisme, nous pouvons trouver une infinité de couleurs et rien ne nous oblige vraiment à en trouver sept, si ce n'est la structure de notre pensée et de notre langage.

Les sujets qui parlent d'autres langues classent les couleurs de bien d'autres manières [...] Le sujet qui parle le chona divise le spectre en trois grandes catégories [...] Le sujet qui parle le bassa divise le spectre de façon radicalement différente : en deux catégories seulement.

Gleason,
Introduction à la linguistique,
Éditions Larousse, 1969.

Il semble toutefois que certaines recherches sur la perception visuelle des bébés remettent en cause cette position : la catégorisation des couleurs intervient à partir du quatrième mois, alors que les performances linguistiques sont alors ridiculement limitées !

Newton explique mal le phénomène avec ses corpuscules. La théorie ondulatoire, qui considère la lumière comme une vibration électromagnétique, est plus séduisante. Nous serons amenés assez fréquemment à évoquer les notions de fréquence et de longueur d'onde, et il n'est peut-être pas inutile d'apporter quelques compléments pour les lecteurs qui ne sont pas familiarisés avec ces notions.

Un phénomène vibratoire est caractérisé par un certain rythme, c'est-à-dire la répétition régulière dans le temps d'un même état. La fréquence se définit par le nombre de fois que le phénomène se reproduit pendant une seconde. Par exemple, le courant du secteur a une fréquence de 50 hertz (du nom de l'inventeur des ondes dites « hertziennes »), c'est donc un phénomène vibratoire qui passe par le même état cinquante fois par seconde.

Les sons sont également des phénomènes vibratoires dont la plage s'étend de quelques hertz pour les sons les plus bas, à environ 15 000 hertz pour les plus élevés, cette limite dépendant essentiellement de l'oreille réceptrice.

La notion de longueur d'onde est directement liée à celle de fréquence. Lorsqu'il y a émission dans l'espace d'une énergie vibratoire, celle-ci décrit une onde, comme celle obtenue à la surface d'un étang calme lorsque nous y lançons une pierre. La longueur de cette onde est la distance entre deux sommets de vaguelettes. Il est évident que plus il y a de vaguelettes, plus la fréquence est élevée, et plus la longueur d'onde est raccourci. On dit que la fréquence est inversement proportionnelle à la longueur d'onde.

Voici une illustration qui permet de visualiser simplement ces notions :

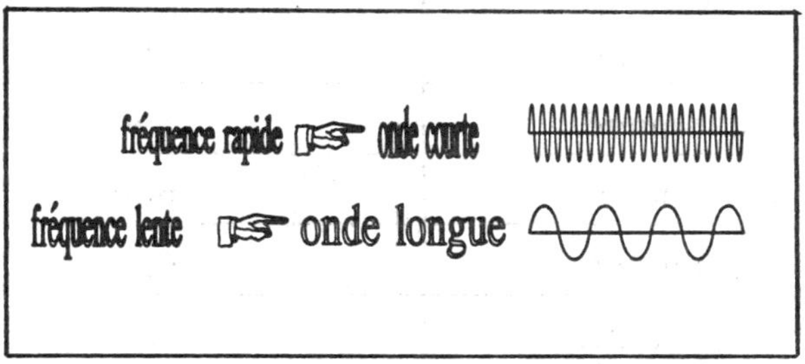

Dans la théorie ondulatoire la lumière est appréhendée comme une onde se propageant à une certaine vitesse (300 000 kilomètres par seconde dans le vide !), et une certaine fréquence. Le spectre obtenu par le prisme est appelé « spectre continu » car il est constitué d'une progression de vibrations dont les longueurs d'onde s'étalent de 400 nanomètres pour le bleu outremer sombre, à 780 nanomètres pour le rouge extrême.

Vous pouvez constater que la longueur d'onde de ces vibrations est très courte puisqu'un nanomètre est un milliardième de mètre ! Il vous est maintenant facile d'en déduire que les fréquences correspondantes sont très élevées et correspondent à des vibrations très rapides.

Voici un tableau qui indique les longueurs d'onde des couleurs du spectre :

Couleur	**longueur d'onde (en nm)**
bleu outremer sombre	400
bleu outremer	420
bleu moyen	470
bleu-vert	500
vert moyen	530
vert-jaune	560
jaune moyen	580
jaune orangé	590
orangé moyen	600
rouge moyen	650
rouge extrême	780

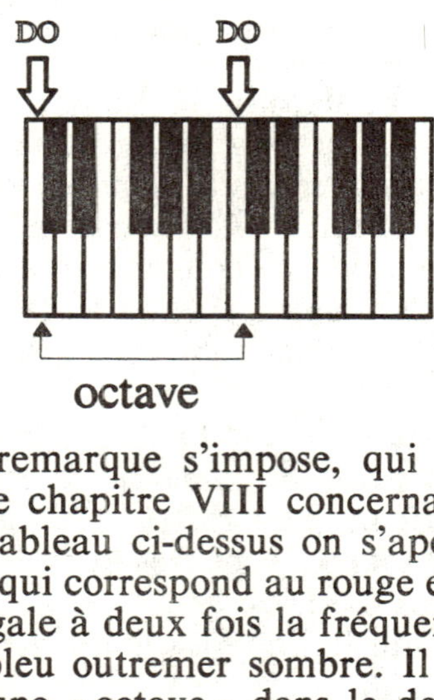

Une première remarque s'impose, qui prendra un relief particulier dans le chapitre VIII concernant l'hexagramme. En observant le tableau ci-dessus on s'aperçoit qu'on passe d'une fréquence f qui correspond au rouge extrême, à une fréquence presque égale à deux fois la fréquence f de départ en arrivant dans le bleu outremer sombre. Il s'agit donc de ce que l'on appelle une « octave » dans le domaine des phénomènes vibratoires, tout comme on parcourt une octave sur le plan sonore en partant d'un *do* et en émettant toutes les notes jusqu'au *do* suivant.

Une deuxième remarque : l'octave représentée par le spectre des couleurs n'occupe qu'une petite place dans l'échelle des phénomènes vibratoires.

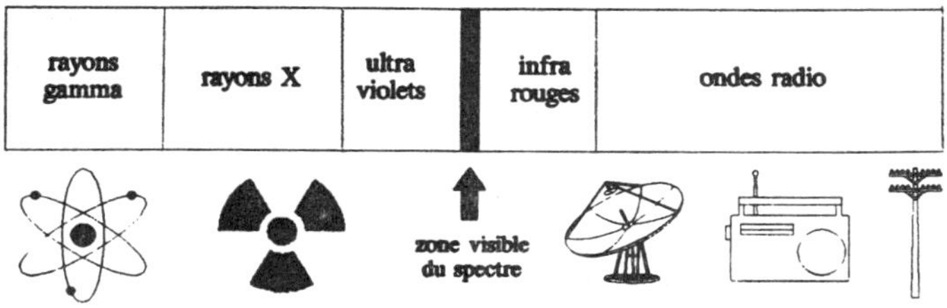

Une troisième remarque enfin : vous avez peut-être observé que certaines couleurs comme le pourpre, le rose, l'écarlate ne sont pas présentes dans le spectre. Où se trouvent-elles? On dit pourtant que la lumière blanche les contient toutes! Nous allons bientôt comprendre où se situent ces couleurs et comment nous pouvons les générer. Il nous faudra pour cela passer de la structure « ouverte » du spectre à la structure « fermée ». Mais revenons pour l'instant à notre lumière blanche. C'est une lumière « complexe » parce qu'elle est constituée de couleurs diverses. À l'opposé, une lumière « simple » (comme le vert moyen de longueur d'onde 530 nm) ne comporte qu'une seule longueur d'onde, elle est monochromatique.

Ce type de lumière est assez rare (lampe de sodium par exemple), on rencontre le plus souvent des lumières complexes qui ont une « teinte » comparable à celle d'une lumière simple. Cette teinte est le résultat de la combinaison de lumières simples, on l'appelle également « longueur d'onde dominante ».

L'analyse d'une lumière complexe quelconque consiste à déterminer sa « composition spectrale », c'est-à-dire les différentes lumières simples qui la constituent. Une même sensation de couleur peut résulter de l'observation de lumières de compositions spectrales très différentes. Prenons un exemple, les trois lumières suivantes sont équivalentes :

1. Lumière blanche – lumière bleue.
2. Lumière rouge + lumière verte.
3. Lumière jaune.

À condition d'équilibrer correctement les différents faisceaux, ces trois lumières provoquent la même sensation visuelle : une couleur jaune. Les couleurs simples se combinent pour donner une longueur d'onde dominante qui provoque la sensation visuelle. Pour comprendre comment ces combinaisons s'effectuent, il nous faut aller plus loin dans l'analyse des phénomènes lumineux.

LES TROIS COMPOSANTES DE LA COULEUR

Une lumière colorée est caractérisée par trois éléments :

1. Nous en avons vu un ci-dessus : la fréquence, qu'il s'agisse d'une lumière simple ou complexe, dans ce dernier cas il est fait référence à la longueur d'onde dominante, cet élément permet par exemple de différencier l'orange du vert.
2. Une deuxième caractéristique concerne la puissance de l'émission lumineuse, c'est-à-dire la quantité ou flux de lumière. Une lampe de 100 watts donne un flux plus important qu'une lampe de 60 watts.
3. Si on superpose un faisceau de lumière simple, verte par exemple, et un faisceau de lumière blanche, on obtient une teinte qui est toujours verte, mais elle est désaturée.

La lumière obtenue est évidemment une lumière complexe dont la longueur d'onde dominante correspond à la couleur verte. Nous voyons donc que les deux notions de fréquence et de flux ne suffisent pas à expliciter les phénomènes colorés, et il est nécessaire d'introduire une notion complémentaire : le facteur de pureté. Celui-ci est égal à 1 pour une lumière simple et diminue à mesure que la couleur est de plus en plus lavée de blanc. Dans notre exemple, si le flux du vert de départ est égal à f1 et le flux de la lumière blanche à f2, le flux de la lumière résultante est égal à f1 + f2. Puisqu'on ajoute des lumières le flux augmente. Le facteur de pureté est égal à f1/f1 + f2, si f2 est nul le résultat est bien égal à 1, et plus f2 augmente plus le facteur de pureté diminue.

1 + 1 + 1 = tout

Il existe une infinité de couleurs. Nous venons de voir les différentes caractéristiques qui nous permettent de les différencier. Mais pour produire toutes ces couleurs nous faut-il autant de faisceaux de lumière que de couleurs désirées?

Les physiciens apportent une réponse à cette question. Il suffit de trois couleurs judicieusement choisies pour produire toutes les lumières colorées. Ce sont le : rouge, le vert, le bleu.

Ces dernières sont nommées couleurs primaires ou fondamentales. Maxwell, le premier, en fit la démonstration à l'aide d'une boîte lui permettant de générer n'importe quelle couleur en faisant passer la lumière à travers trois fentes. Le rouge et le bleu dont il est question ici sont deux extrêmes du spectre des couleurs.

Nous avons vu que l'addition d'une lumière rouge et d'une lumière verte permet d'obtenir une lumière complexe dont la teinte est jaune. En augmentant le flux du faisceau rouge (ou en diminuant le faisceau vert) nous dérivons vers les orangés. En augmentant le flux du faisceau vert (ou en diminuant le faisceau rouge) c'est le citron qui apparaît.

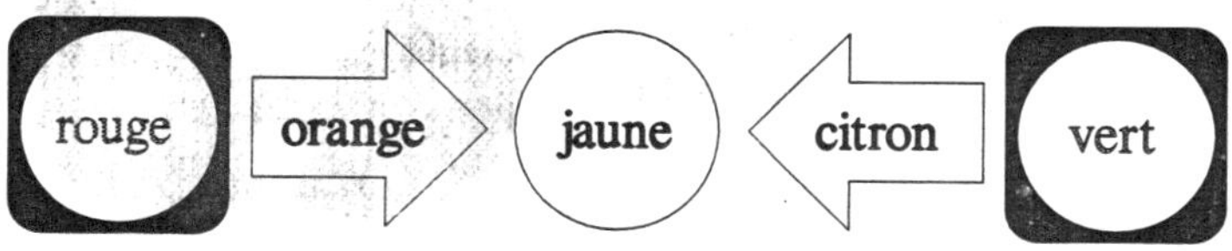

De la même manière l'addition du vert et du bleu permet d'obtenir le turquoise, le cyan et l'indigo.

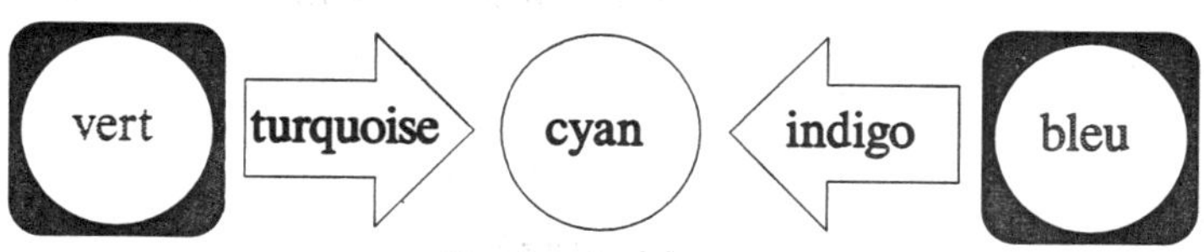

Enfin, l'addition du rouge et du bleu produit les couleurs (pourpre, magenta, écarlate) qui ne sont pas présentes dans le spectre issu du prisme.

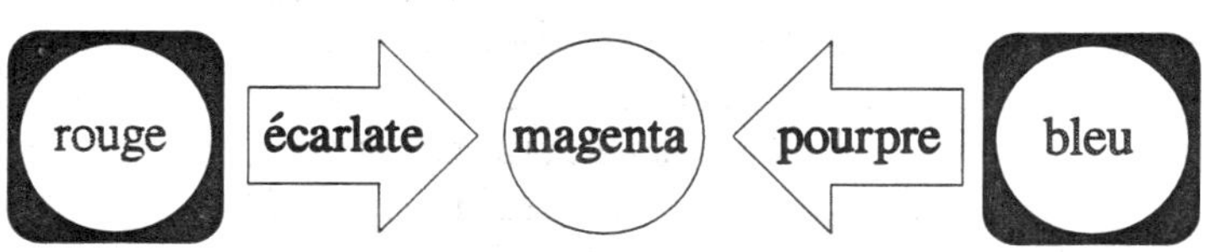

Si le rouge, le vert et le bleu sont des lumières simples, les combinaisons citées ci-dessus ne donnent que des teintes dont le facteur de pureté est égal à 1, donc des tons purs, non délavés. Le blanc apparaît en additionnant les trois couleurs primaires avec des flux judicieusement équilibrés. Le mélange ainsi formé est appelé synthèse additive parce que partant de l'obscurité, qui est l'absence de lumière, on additionne des lumières colorées. En faisant varier leur rapport on peut créer jusqu'à seize millions de nuances. Vous trouverez une illustration en couleurs de cette synthèse sur la planche intitulée « Le cercle chromatique ».

Rouge	+ vert	=	jaune
Vert	+ bleu	=	cyan
Bleu	+ rouge	=	magenta

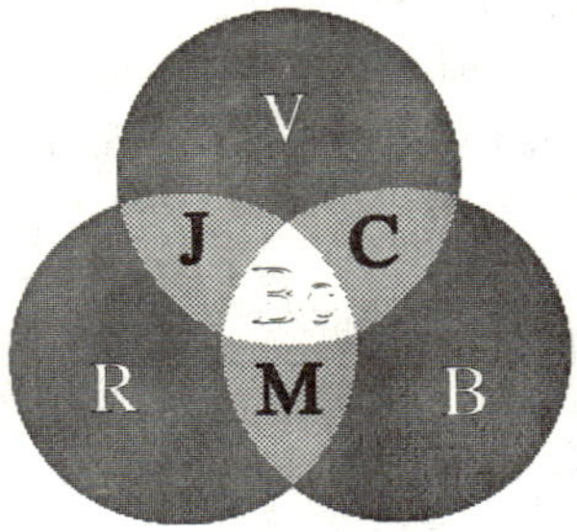

Cette synthèse est utilisée, par exemple, en télévision dont les écrans sont constitués d'un très grand nombre de petits points lumineux rouges, verts et bleus, visibles en examinant l'image avec une loupe.

ET LA MATIÈRE ?

Ce qui a été dit s'applique à des sources de lumière colorée. En revanche, la matière, qui n'est pas colorée en elle-même, absorbe plus ou moins la lumière qui l'éclaire. En effet la lumière a tendance à rebondir en arrivant sur un objet, tout comme une balle contre un mur, ce phénomène est appelé réflexion. Selon les surfaces rencontrées ce n'est qu'une partie de la lumière qui rebondit. Un corps blanc n'absorbe pas de lumière, il prend la couleur de la lumière qui l'éclaire. À l'opposé, un corps noir l'absorbe jusqu'à extinction. Un corps gris n'absorbe que partiellement les différentes couleurs.

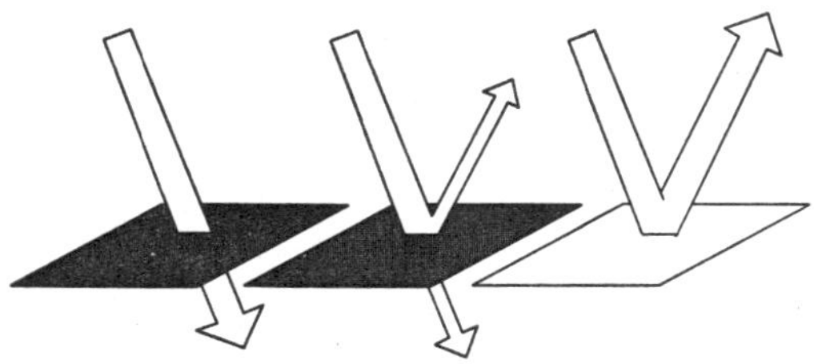

La couleur d'un corps dépend donc essentiellement de sa structure et de la lumière qui l'éclaire. Un objet qui paraît d'une certaine couleur en plein jour peut prendre des teintes très variées s'il est éclairé de lumières colorées diverses. Il faut par conséquent choisir une lumière étalon, le plus logique est la lumière blanche.

Nous retrouvons les trois paramètres précédents pour qualifier les lumières colorées, avec toutefois une différence : le corps n'émettant pas lui-même de lumière, il ne s'agit plus de flux mais de « facteur de luminance », c'est-à-dire la quantité de lumière réfléchie par le corps. Le facteur de luminance d'un corps blanc est égal à 1, alors que celui d'un corps noir est égal à 0. Selon la valeur de ce facteur, un corps est qualifié de clair ou de foncé.

En revanche, les notions de teinte et de facteur de pureté sont identiques à celles vues précédemment.

Mais est-il nécessaire d'avoir autant de tubes de gouache ou d'encre que de couleurs désirées? La réponse est plus évidente que précédemment, car chacun a pu faire l'expérience des couleurs « matière » sur les bancs de l'école.

Les trois couleurs primaires « matière » sont : le cyan, le magenta, le jaune.

Ce sont les trois couleurs secondaires de la synthèse additive. Observons maintenant le résultat de la combinaison de ces trois couleurs primaires « matière ».

En mélangeant du jaune et du cyan en quantités égales nous obtenons du vert; avec plus de jaune (ou moins de cyan) il devient citron, avec plus de cyan (ou moins de jaune) le vert se transforme en turquoise.

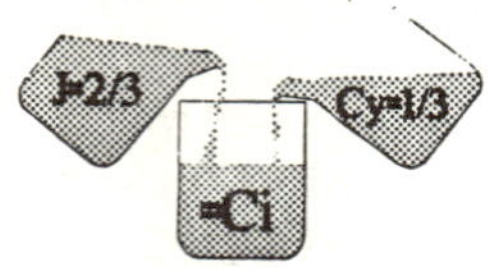

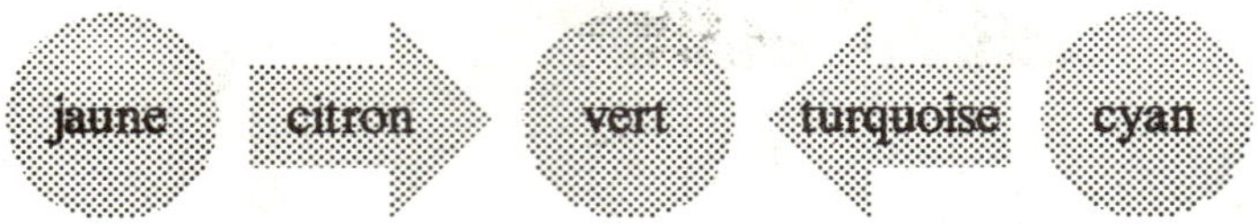

Le mélange de magenta et de cyan en quantités égales forme du bleu; davantage de magenta et il vire au pourpre, plus de cyan et le bleu devient indigo.

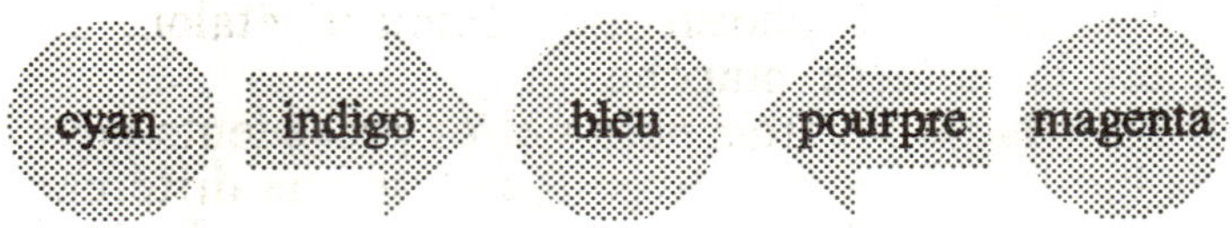

Magenta et jaune en quantités égales forment du rouge; plus de magenta (ou moins de jaune) et le rouge devient écarlate, plus de jaune (ou moins de magenta) et le rouge vire à l'orange.

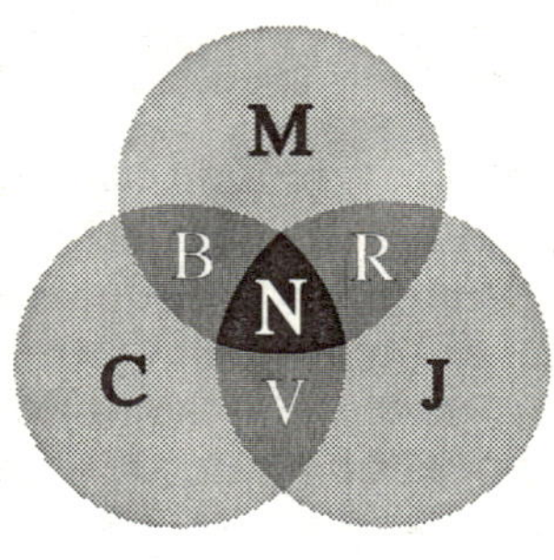

Prenez trois filtres : jaune, cyan et magenta, et posez-les sur une table lumineuse en les surperposant partiellement, vous obtenez une illustration de la synthèse soustractive. La superposition parfaite des trois filtres forme le noir, c'est-à-dire l'absence complète de lumière ou absorption totale. Cette synthèse est appelée soustractive car à partir du fond blanc de référence, chaque superposition de filtre soustrait de la lumière, jusqu'à extinction.

Remarque : les couleurs secondaires de cette synthèse sont les couleurs primaires « lumière » : rouge, vert et bleu. Une illustration en couleurs de cette synthèse figure sur la planche intitulée « Le cercle chromatique ».

LA SYNTHÈSE DES SYNTHÈSES

La parfaite complémentarité des deux synthèses s'observe avec l'apparition dans chacune d'elles des couleurs primaires de l'autre. Une figure géométrique simple synthétise ces deux approches : l'hexagramme, ou étoile à six branches.

Cette représentation présente l'avantage de rassembler les deux synthèses en une figure unificatrice comportant toutes les teintes colorées possibles. Dans notre approche thérapeutique pratique, basée sur l'utilisation de filtres colorés, il suffit de douze couleurs pour couvrir presque tous les champs d'application.

Ce sont les six couleurs primaires définies ici : rouge, vert, bleu et cyan; magenta, jaune; plus les six couleurs intermédiaires : orange, citron, turquoise et indigo, pourpre, écarlate.

Ces douze couleurs figurent sur la planche intitulée « Le cercle chromatique ». Pourquoi douze et pas six, huit, seize, trente-deux ? Il existe plusieurs raisons pour ce choix. La principale découle de l'expérience. La pratique montre que ces douze couleurs, celles utilisées par Ghadiali, sont suffisantes pour couvrir pratiquement tous les champs d'application. Elles sont encore assez différenciées pour entraîner des effets contrastés. Le jeu comporte, en plus des douze couleurs, trois filtres très clairs de couleurs paille, rose et bleu pâle, pour vous permettre, dans des cas particuliers, d'affiner la couleur en les superposant à l'une des douze couleurs de base. Ce qui vous permet ainsi d'obtenir de multiples teintes intermédiaires.

Une autre raison réside dans l'harmonie des structures. Nous avons vu la construction progressive des deux synthèses et leur parfaite complémentarité. Il apparaît, de toute évidence, qu'il y a six couleurs que nous pouvons qualifier de primaires. Il semble ensuite dans l'ordre des choses d'établir des ponts entre elles pour leur permettre de communiquer, ce qui donne les six couleurs intermédiaires évoquées ci-dessus que nous appelons couleurs secondaires. Cela forme ainsi un ensemble organisé. L'harmonie et le dynamisme qui se dégagent de leur disposition en cercle (voir planche « Le cercle chromatique ») témoignent de cet équilibre. Il est remarquable, également, que d'autres structures comme les mois de l'année, les heures de la journée, ou les notes de la gamme (en considérant les demi-tons), soient composées de douze étapes. Faut-il voir dans ce rapprochement la marque d'une organisation commune? Cet aspect est développé dans le chapitre VIII.

Cette organisation colorée peut être étendue en y ajoutant douze nouvelles couleurs que nous pouvons qualifier de couleurs tertiaires. Les vingt-quatre couleurs ainsi obtenues composent un ensemble très cohérent et équilibré. Toutefois, la précision chromatique qu'elle permet est difficilement exploitable dans le cadre de l'intervention thérapeutique au moyen de filtres.

LES COULEURS COMPLÉMENTAIRES

Un deuxième avantage de la disposition en forme d'hexagramme concerne les couleurs complémentaires. Ici, une petite définition s'impose : deux couleurs sont complémentaires lorsque leur combinaison crée du blanc en synthèse additive et du noir en synthèse soustractive. Prenons, par exemple, la couleur complémentaire du rouge. Il suffit, en synthèse additive, d'ajouter du bleu et du vert pour obtenir du blanc. Or, la combinaison du vert et du bleu donne le cyan. Il est facile d'en déduire qu'il manque du cyan au rouge pour obtenir du blanc, donc que la couleur complémentaire du rouge est le cyan, et non le vert comme cela est souvent mentionné dans de nombreux ouvrages.

Dans l'hexagramme, deux couleurs situées face à face sont complémentaires entre elles. Ainsi le cyan se trouve en face du rouge.

De la même manière on observe les complémentarités suivantes : orange/indigo, jaune/bleu, citron/pourpre, vert/magenta, turquoise/écarlate.

Celles-ci se vérifient d'ailleurs très facilement en utilisant des filtres. Il suffit de superposer deux filtres de couleurs complémentaires pour obtenir [...] du noir.

QUAND L'INFORMATIQUE S'EN MÊLE

Alfred Hicketier dans son excellent ouvrage *Le Cube des couleurs* (Éditions Dessain & Tolra, 1981) propose un système numérique qui permet d'ordonnancer mille couleurs à partir de trois couleurs primaires.

> Chacune des trois couleurs de base est divisée en une série de dix degrés de saturation; ces degrés sont indiqués par des chiffres de 0 à 9. Le 9 désigne la couleur saturée; le 0 l'absence de couleur, le blanc; entre eux se trouvent les chiffres 1 à 8 indiquant simplement le degré de saturation [...] Les séries de saturation des trois couleurs de base avec dix degrés différents donnent, dans toutes les combinaisons possibles, exactement mille couleurs différentes et parfaitement définies par un numéro indicateur situé entre 000 et 999.

Dans son système, fondé sur des couleurs « matière », Hicketier attribue le jaune au premier chiffre, le magenta (qu'il appelle rouge) au second, et le cyan (qu'il appelle bleu) au dernier. Ainsi le 900 indique un jaune très saturé, le 500 un jaune moyennement saturé, et le 100 un jaune très clair. De la même manière le 090 et le 009 indiquent respectivement un magenta et un cyan très saturés.

Envisageons maintenant des combinaisons simples. Le 990 indique un mélange de jaune et de magenta, donc un rouge très saturé, le 330 un rose pêche. De la même manière nous avons les combinaisons suivantes :

909	vert très saturé	850	orange
099	bleu très saturé	250	rose moyen
505	vert amande	210	beige
055	bleu moyen	032	lilas
306	turquoise moyen	804	citron foncé
304	vert amande	043	parme
570	fraise écrasée	130	bois de rose

Si les qualificatifs placés en face des éléments numériques ne manquent pas de poésie, on peut noter l'imprécision relative quant à la composition des couleurs correspondantes ! Le système numérique permet, en revanche, de connaître les proportions exactes des couleurs primaires utilisées, ce qui simplifie la création de teintes.

Jusqu'ici nous n'avons envisagé que la combinaison de deux couleurs. Avec trois couleurs primaires en quantités égales nous obtenons du gris. Le 333 indique un gris clair, le 666 est déjà plus foncé, le 999 est le gris maximum assimilable au noir. Que signifie maintenant le 337? En décomposant ce chiffre en 333 + 004 nous comprenons qu'il indique un mélange de cyan moyen et de gris clair. Il s'agit du facteur de pureté de la couleur.

Ce système [1] permet également de déterminer simplement la couleur complémentaire d'une couleur. Exemple : un 069 indique un indigo, il suffit d'ajouter un 930, soit un orange, pour obtenir du noir (069 + 930 = 999).

Le même système s'applique à la synthèse additive, en utilisant un projecteur de lumières colorées et en combinant les trois couleurs primaires correspondantes : rouge, vert et bleu. C'est le système utilisé pour la conception de l'appareil générateur de couleurs dont nous parlons plus en détail au chapitre XI.

1. *Cf.* Christian Richardière, *Harmonie des couleurs*, Éditions, Dessain et Tolra, 1987.

UN DERNIER COUP D'ŒIL

Souvenez-vous des petits corpuscules de Newton. Ceux-ci, ayant des masses différentes, parviennent à l'œil en créant « des vibrations de longueurs différentes qui excitent la sensation colorée ».

Nous connaissons mieux aujourd'hui le phénomène de la vision. La rétine est formée de plusieurs couches de tissus nerveux. La plus externe contient des photorécepteurs : les bâtonnets et les cônes. Les bâtonnets, très sensibles à la lumière, s'ils permettent la vision dans l'obscurité ne sont pas en mesure de distinguer les couleurs qu'ils interprètent seulement comme des nuances de gris. Les bâtonnets ont besoin de la vitamine A1, c'est la raison pour laquelle la consommation de carottes, qui en contiennent en grande quantité, favorise la vision nocturne.

Il existe trois types de cônes, concentrés dans le milieu de la rétine, chacun contenant un pigment différent qui le rend sensible à une certaine fréquence lumineuse. Les trois couleurs correspondantes sont : le rouge, le vert et le bleu. S'agissant de rayons lumineux, nous avons affaire à la synthèse additive. Le cerveau doit donc ensuite reconstituer toutes les couleurs à partir des stimulations différentielles de ces trois types de récepteurs.

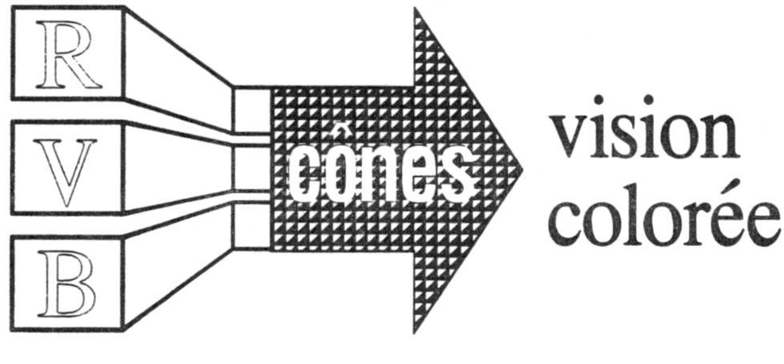

Chapitre III

LES CORPS SUBTILS

La couleur agit sur l'homme à des niveaux très subtils. Il est nécessaire d'acquérir à la fois une bonne compréhension intellectuelle de ces niveaux, et une sensibilité à même de vous permettre de vérifier leur réalité en vous donnant la possibilité d'effectuer des tests efficaces et des interventions à caractère thérapeutique. Ce chapitre présente de manière progressive les différentes structures énergétiques de l'homme puis des exercices pour que vous puissiez développer votre sensibilité tactile et visuelle. Vous apprendrez ainsi à « palper » les corps d'énergie et à voir les « auras ». Il ne s'agit évidemment que d'une initiation à un domaine trop vaste pour se contenter d'un seul chapitre (nous avons en préparation un ouvrage consacré exclusivement à ce sujet). Toutefois, il apporte tous les éléments nécessaires à une bonne pratique des techniques évoquées dans cet ouvrage. Vous apprendrez également à faire des « tests » à partir du « prisme humain ».

PLUSIEURS ENVELOPPES QUI S'INTERPÉNÈTRENT

Imaginez tous les objets et tous les êtres vivants baignant dans un champ d'énergie universel. Imaginez ensuite chaque élément manifesté, imprégné et enveloppé d'une partie de cet océan d'énergie qui semble s'adapter à sa forme et à sa structure. Vous pouvez avoir ainsi une bonne idée de la vision particulière que nous désirons vous amener à développer.

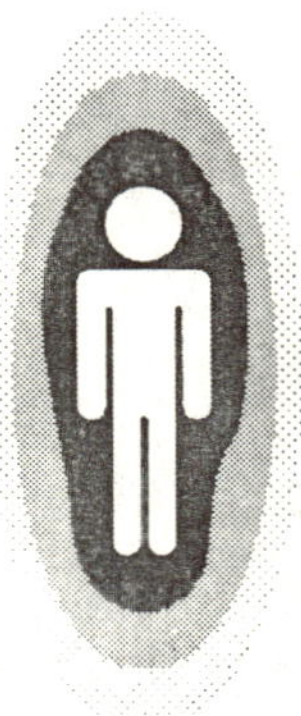

On appelle aura la partie individualisée de l'énergie universelle. Elle présente une nature hétérogène et se compose de plusieurs enveloppes qui semblent s'emboîter les unes dans les autres [1] à la manière de poupées russes. Il est possible d'appréhender dans un premier temps ces différentes enveloppes comme étant composées d'une « matière » de plus en plus subtile à mesure que l'on s'éloigne du corps physique, et le siège d'états vibratoires de fréquence de plus en plus élevée. Chacune de ces enveloppes peut être définie par différents paramètres :

- forme;
- couleur, éclat, pureté;
- densité;
- localisation;
- mobilité;
- fonction...

Il existe de nombreuses descriptions de ces enveloppes chez différents auteurs avec des appellations diverses. Pour éviter toute ambiguïté au niveau du langage, convenons de les repérer par leur numéro d'ordre à partir du corps « physique » : 1, 2, 3, 4... nous gagnons ainsi en rigueur ce que nous perdons en poésie.

Il existe sept enveloppes individualisées. Le premier élé-

1. Voir la notion d'ECIS (Enveloppes Conscientes Intelligentes Sensibles) au chapitre V.

ment essentiel à retenir est que les enveloppes impaires (1, 3, 5 et 7) sont très structurées. En revanche, les enveloppes paires (2, 4 et 6) sont fluides et mouvantes, elles servent de liaisons aux enveloppes impaires. Cette différence est peut-être une des raisons des divergences constatées chez les auteurs qui ont décrit ces enveloppes. Les enveloppes structurées étant les plus faciles à sentir, les descriptions ayant pour base quatre sont légion (par exemple éthérique/astral/mental/causal), elles ont une bonne cohérence interne. En revanche, si l'intérêt se porte plutôt sur des éléments fluides, donc plus sur des « régions » que des « frontières », on obtient une topographie ternaire.

Une autre caractéristique importante : malgré leur caractère structuré et relativement figé, les enveloppes impaires sont animées de certains mouvements : elles peuvent globalement « gonfler » ou « dégonfler » selon les circonstances... sauf la première qui « fait corps » avec le physique. Ainsi le seul fait d'approcher une susbtance favorable à l'organisme provoque une amplification du volume des enveloppes, alors qu'un produit nocif provoque l'inverse. Nous avons donc un moyen simple de connaître les réactions de l'organisme [1].

Certaines localisations de ces enveloppes sont nettement plus intenses et correspondent à des mouvements tourbillonnaires de l'énergie. Ils sont nommés chakras. Il y en a sept principaux disposés dans l'axe du corps, nous en parlons en détail plus loin. Enfin, chaque enveloppe semble correspondre à un « niveau de conscience » ou plutôt une forme de conscience car il semble difficile d'établir une réelle hiérarchie dans un système soumis à de très nombreuses interactions et dans lequel chaque élément est indispensable au fonctionnement de l'ensemble.

DESCRIPTION DES ENVELOPPES

La première enveloppe, la plus proche du corps physique, est composée de minuscules lignes d'énergie parcourues en

1. Vous trouverez une excellente description de cette faculté toute particulière de nos enveloppes au chapitre V, par le docteur Bourdin.

permanence de mouvements. Il est possible de se la représenter sous l'apparence d'une composition grillagée. Elle a la même structure que le corps physique, y compris les organes, et peut être considérée comme la matrice du corps physique.

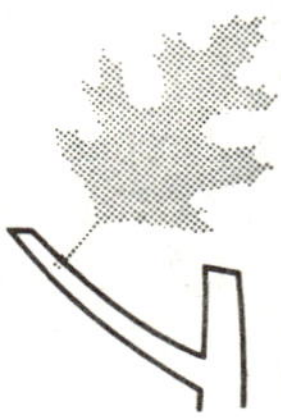

Nous pouvons par exemple observer, dans le cas d'une plante, une feuille déjà constituée au niveau de cette enveloppe alors qu'elle n'est pas encore apparue au regard physique [1]. Cette enveloppe dépasse le corps physique de un à quelques centimètres et possède une espèce de « respiration » au rythme de quinze à vingt cycles par minute. Elle semble très liée à notre santé physique. Sa couleur est variable, en général bleue ou grise. Le bleu indique de la fluidité, de la souplesse, de la sensibilité. Le gris marque quant à lui plus de force et de robustesse. Tous les chakras à ce niveau ont la même couleur que l'enveloppe. D'après la tradition cette enveloppe absorbe le *Prâna* et le distribue dans tout le corps, c'est pour cette raison qu'elle est appelée *Prânamâyakosha* en sanscrit.

La deuxième enveloppe est fluide et en mouvement (comme toutes les enveloppes paires). Sa forme s'éloigne de celle du corps physique dont elle n'est pas une simple duplication. Elle est composée de nuages multicolores de substance fluide en perpétuel mouvement. Elle s'étend jusqu'à une quinzaine de centimètres du corps physique et est associée aux émotions et aux réactions viscérales. Elle a une fonction d'interface entre les deux enveloppes encadrantes (1 et 3). La plus ou moins grande luminosité et la clarté de ce corps sont des indicateurs du vécu émotionnel. Les chakras au niveau de cette enveloppe ont normalement les couleurs de l'arc-en-ciel, de bas en haut : rouge pour le premier, ensuite orange, jaune, vert, cyan, indigo, bleu.

La troisième enveloppe est très structurée, à l'image de notre pensée. Composée de fines lignes jaunes, elle se dilate et s'éclaire en cas de concentration sur un processus mental. Située en moyenne à une quinzaine de centimètres du corps

1. De la même manière, si nous découpons une partie d'une feuille, il subsiste la forme éthérique pendant un certain temps.

physique, c'est le lieu de naissance des « formes-pensées » tout comme la deuxième enveloppe est le lieu de naissance de « formes émotionnelles ». Il faut bien comprendre que chaque enveloppe est l'expression et la part individuelle d'un « champ » collectif. Nous sommes en permanence en contact avec notre environnement, ce qui implique des échanges fréquents avec lui. Chaque enveloppe possède une certaine indépendance quant à ces échanges. Toute pensée et toute émotion est dans une proportion variable transmise à notre environnement sous la forme de « globules colorés ».

La quatrième enveloppe, comme la deuxième, est fluide et en mouvement. Elle est aussi composée de nuages multicolores, mais avec des couleurs plus lumineuses à tonalité dominante magenta. Elle n'a pas de forme spécifique.

Le chakra situé dans la zone du cœur, au niveau de cette enveloppe, est très nettement magenta. C'est traditionnellement le niveau de l'amour, c'est-à-dire du lien entre tout ce qui vit. Elle nous renseigne sur la relation aux choses et aux gens, comment le sujet se perçoit et se vit en tant qu'être de relation et de communication. Les difficultés existentielles, comme la dépression, se traduisent fréquemment par une absence de couleur à ce niveau, ou assez souvent par des zones grises ou noires. La connaissance des couleurs est une aide précieuse, pour ne pas dire indispensable, dans l'interprétation des éléments rencontrés dans cette enveloppe (il en est de même pour la deuxième et la sixième).

La cinquième enveloppe est très structurée. Elle contient toutes les formes qui existent dans le domaine physique dans leur état de plan, de schéma. C'est le niveau du verbe créateur de la forme (liaison fonctionnelle avec le chakra de la gorge). Située en moyenne à une quarantaine de centimètres du corps physique, elle fonctionne en négatif : c'est un espace vide qui génère des formes. Cette notion peut sembler difficile à comprendre : comment une enveloppe, qui par définition n'a pas de volume, peut-elle générer un espace? En fait, l'enveloppe que l'on peut palper autour du corps physique n'est que la partie la plus évidente d'un espace complet structuré qui imprègne l'ensemble des éléments sous-jacents. Ainsi, cette cinquième enveloppe semble d'une importance cruciale dans la constitution de notre organisation énergétique par son rôle de véritable architecte de la trame formée par la première enveloppe. Elle est composée de lignes qui apparaissent toujours en bleu [1].

La sixième enveloppe est constituée de rayons multicolores émanant du corps physique. Les couleurs sont pastel. C'est l'aspect émotionnel des énergies célestes. Une ouverture sur ce plan est associée à l'expérience d'une union et d'une participation à tout ce qui vit. Voici ce qu'en dit Barbara Ann Brennan dans son excellent ouvrage *Hands of Light* [2] :

> *When we reach the point of « being » where we know our connection with all the universe, when we see the light and love in everything that exists, when we are immersed in the light and feel we are of it and it is of us and feel that we are one with God, then we have raised our consciousness to the sixth level of the aura* [3].

La septième enveloppe est composée de fines lignes dorées en forme d'œuf. Cette forme est à rapprocher de certaines représentations du Christ dans une figure ovoïde souvent appelée « amande ».
Scintillante, elle contient la forme du corps physique et tous les chakras. La qualité de cette enveloppe est essentielle à un fonctionnement harmonieux de notre organisme. Elle semble en particulier constituer une protection naturelle par rapport aux éléments négatifs qui nous environnent. Vous pouvez d'ailleurs faire une expérience simple qui pourra vous en convaincre : commencez par imaginer que toute la négativité qui vous habite ou qui vous environne s'éloigne de vous en vous aidant de visualisations (par exemple un ballon qui se remplit peu à peu des éléments négatifs et ensuite s'envole et

---

1. Cette couleur se retrouve d'ailleurs au niveau de la première enveloppe, qui est en liaison fonctionnelle directe avec elle. Curieusement, la troisième enveloppe est de la couleur complémentaire (voir chap. II) puisqu'elle est jaune, on retrouve cette complémentarité avec l'aspect doré de la septième enveloppe. Ce contraste séquentiel illustre l'organisation polarisée de notre corps.

2. Nous vous conseillons vivement la lecture de cet ouvrage dont les illustrations qui concernent les enveloppes subtiles sont d'un grand réalisme. Une traduction française est parue aux éditions Tchou en 1993 sous le titre *Le Pouvoir bénéfique des mains,* traduit par Annick Sinet.

3. Traduction : « Quand nous sommes sur le point d' " être " où nous avons conscience de notre connexion avec tout l'univers, quand nous voyons la lumière et l'amour en chaque chose qui existe, quand nous sommes immergés dans la lumière et que nous sentons que nous faisons partie d'elle et qu'elle fait partie de nous, et que nous sentons que nous faisons un avec Dieu, alors nous avons élevé notre conscience au sixième niveau de l'aura. »

disparaît dans le ciel). Sentez ensuite naître au niveau de votre cœur une boule de feu doré. À chaque inspiration cette boule grossit jusqu'à atteindre la dimension et la forme de votre corps puis à le dépasser largement et prendre la forme d'un gros œuf au centre duquel vous vous situez. Cette petite expérience, que vous pouvez d'ailleurs adapter et enrichir à votre convenance, est à renouveler chaque fois que vous avez un moment et que vous y pensez. Elle est simple et rapide, mais elle peut transformer radicalement votre vie car elle stimule l'enveloppe la plus importante de votre structure énergétique, celle qui a généré toutes les autres et qui les maintient dans leur état.

Nous avons atteint avec la septième enveloppe la limite de la nature individuelle [1]. Sept enveloppes bien différenciées en association fonctionnelle [2] avec les sept chakras principaux. Chaque enveloppe « baigne » dans un champ collectif : champ émotionnel, champ mental... Il y a encore d'autres enveloppes au-delà des sept premières, mais elles sont plus de nature collective, nous évoquons ce sujet au chapitre VI. Il n'y a pas vraiment de limite à nos enveloppes énergétiques, en conséquence il n'y a pas une seule parcelle de l'univers qui ne soit pas habitée de notre présence, mais la conséquence la plus importante réside dans la responsabilité qui découle de cette constatation.

Palper les enveloppes

La réalité des différentes enveloppes décrites ci-dessus peut être mise en évidence avec une expérience très simple de palpation. Elle nécessite la présence de deux personnes : un acteur et un sujet « passif ». Ce dernier a un rôle très simple :

---

1. Ce terme doit être pris ici dans son acception étymologique : il vient du latin *individuum* qui signifie « corps indivisible ». Autrement dit, il n'est pas possible de trouver un homme complet qui ne soit pas constitué de ces sept enveloppes, celles-ci étant constamment en interaction et en dépendance hiérarchique. Ainsi, si la septième enveloppe semble la plus importante par son aspect générateur, elle reste toujours indissociable des éléments qui permettent la manifestation de ses caractéristiques.

2. Nous entendons par là que le chakra 1 est associé à la première enveloppe, le chakra 2 à la seconde et ainsi de suite. Ainsi la fonction d'un chakra au sein du système est analogue à la fonction de l'enveloppe qui lui est associée au sein du système des enveloppes.

rester droit, immobile, et sentir tout ce qui se passe dans son corps. L'acteur, quant à lui, utilise sa main pour palper les différentes enveloppes.

Plusieurs conditions sont nécessaires pour obtenir une palpation efficace :

– l'acteur doit être parfaitement détendu;

– il ne doit surtout pas mentaliser mais se contenter de sentir;

– le mouvement de la main doit être suffisamment rapide pour entraîner des différences de sensations décelables.

L'acteur se tient debout sur le côté du sujet, il est en effet conseillé de ne pas lui faire face pour éviter des interactions fortes au niveau énergétique. Le bras, l'épaule et le cou doivent être bien détendus. L'acteur balade sa main sur le plan horizontal en l'éloignant puis en la rapprochant du sujet, dans un mouvement moyennement rapide, il se contente alors de sentir ce qui se passe dans sa main.
Les sensations sont très variables suivant les personnes, nous pouvons retrouver toutes les modalités classiques comme le chaud et le froid, le dur et le mou, les picotements, les vibrations... Le passage dans les enveloppes structurées (1, 3, 5...) est en général localisé d'une manière nette.

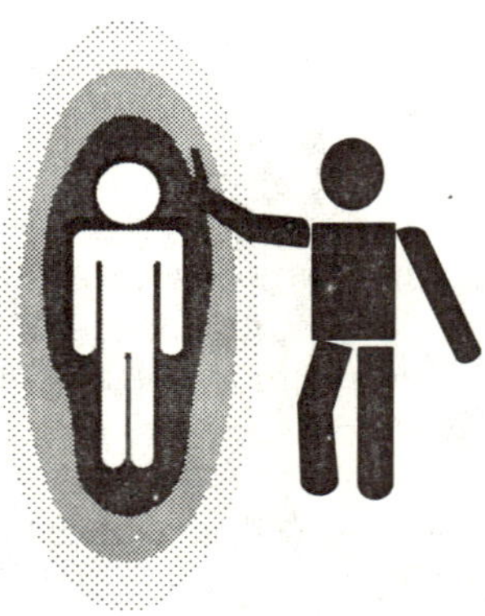

Il convient d'explorer systématiquement tout autour du sujet en repérant les différences entre la gauche et la droite, l'avant et l'arrière, le haut et le bas... Il est courant, lors de cette palpation, de découvrir des « trous » ou des « bosses » et toutes sortes d'autres déformations. Il est classique, également, de repérer des mouvements, des zones de turbulences...

Le sujet ressent en général très bien le franchissement des enveloppes et peut ainsi guider l'acteur dans son investigation. Il arrive aussi parfois que des personnes se sentent gênées au cours de la palpation de zones « sensibles ». Cette gêne peut se manifester de multiples manières : bouffées de chaleur, oppression, perte de l'équilibre... Il ne faut surtout pas s'en inquiéter, il suffit d'interrompre momentanément la palpation ou de changer de localisation pour que tout rentre dans l'ordre. Toutefois, l'exercice aura permis de mettre en évidence une grande instabilité de la structure énergétique du sujet, puisqu'il n'arrive pas à supporter le stress minime représenté par la palpation.

Cette expérience, très simple à réaliser, donne d'excellents résultats, et rares sont les personnes qui n'arrivent pas, au cours de la première tentative, à détecter les premières enveloppes qui environnent le sujet. Toutefois, une difficulté peut se présenter chez des personnes trop cérébrales ou trop tendues. La solution consiste alors à se relaxer convenablement et se situer mentalement au niveau du nombril. Vous pourrez remarquer, d'autre part, une différence suivant la main que vous utilisez, la gauche est en général plus sensible.

Si la difficulté persiste, il est possible d'utiliser une astuce mise en évidence par les créateurs de la PNL (Programmation Neuro-Linguistique [1]). Ces derniers ont remarqué une corrélation entre les représentations mentales d'une personne et le mouvement de ses yeux. En particulier, une personne « branchée » sur des représentations kinesthésiques [2] regarde en général en bas et à droite. Ainsi, le fait de porter le regard dans cette direction aide une personne à avoir des sensations ! Il est donc possible d'améliorer les résultats de l'expérience décrite ci-dessus en utilisant cette astuce. Pendant la palpation portez votre regard en bas, à droite, vous serez ainsi amené très naturellement à sentir ce qui se passe dans votre corps, loin des représentations et images mentales qui pourraient être à ce moment-là perturbatrices.

Les agents stressants

Il est intéressant de faire des expériences de réaction des enveloppes énergétiques lorsque vous introduisez dans leur « bulle » un produit ou une substance. Vous pouvez par

1. Vous pouvez lire sur le sujet *Les Secrets de la communication* aux Éditions Le jour, 1982, cet ouvrage rapporte la synthèse d'un stage d'initiation animé par les deux créateurs de la PNL.

2. Ce terme fait référence aux sensations tactiles, au ressenti du corps, aux émotions...

exemple approcher du corps un aliment ou un filtre coloré et observer la réaction correspondante des enveloppes.

Vous pouvez rencontrer trois sortes de réponses :

– une dilatation, qui indique que l'objet est reconnu comme positif par l'organisme;

– une rétraction, qui indique que l'objet est reconnu comme négatif par l'organisme;

– aucune réaction, ce qui indique que l'objet est neutre pour l'organisme, ou n'est pas perçu.

Cette détection est donc révélatrice du caractère stressant de l'objet concerné, ce qui peut s'avérer bien utile pour tester des couleurs, des aliments ou des médicaments. Il est également possible, à l'aide de cette méthode, d'évaluer l'impact de signaux conditionnels : mots, images, pensées...

Cette réaction n'est que la mise en évidence, au niveau énergétique, d'un phénomène universel : la dualité expansion/rétraction. Un milieu favorable entraîne une dilatation, alors qu'un environnement hostile engendre une rétraction. La morphopsychologie du docteur Corman est fondée sur cette simple constatation et son impact sur les structures corporelles, en particulier le visage. Il s'agit là, évidemment, d'un façonnage très lent du plan physique qui renseigne sur le caractère et les tendances foncières de l'homme, alors que la réaction des enveloppes énergétiques offre une réponse immédiate à une sollicitation actuelle, même si celle-ci est conditionnée par tout le vécu.

LES CHAKRAS

Il existe un « courant » vertical au niveau de la colonne vertébrale, tantôt ascendant, tantôt descendant. C'est au niveau de ce « courant » que prennent naissance les chakras.

Un chakra peut être grossièrement considéré comme un cône d'énergie tourbillonnaire [1]. Il existe sept chakras majeurs dont les localisations sont représentées sur le « prisme humain » (voir chap. V). Chacun est associé sur le plan fonctionnel à l'une des sept premières enveloppes, mais on retrouve bien entendu tous les chakras dans toutes les enveloppes.

1. Nous précisons plus loin cette notion.

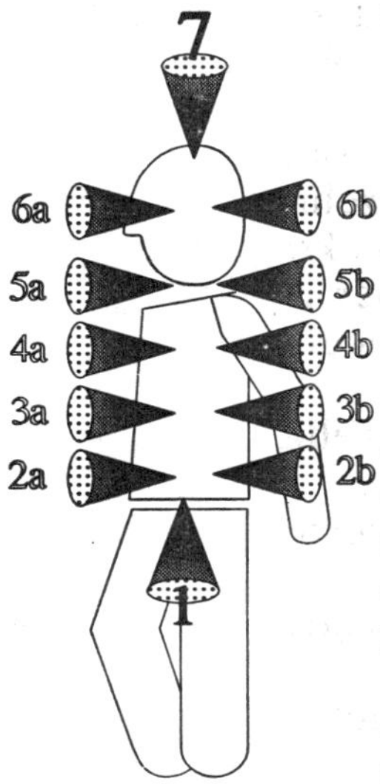

Le sens de rotation physiologique qui anime chaque chakra suit les aiguilles d'une montre lorsque nous observons une personne de face. Le sens de rotation inverse est l'indicateur d'une pathologie au niveau du chakra concerné [1].

On répertorie habituellement vingt et un chakras secondaires. Les points d'acupuncture peuvent être considérés également comme de petits chakras. Le corps est ainsi comme une grosse éponge avec des orifices de différentes dimensions se gonflant et se dégonflant de façon rythmique.

Chaque chakra majeur possède un « aspect » antérieur et un « aspect » postérieur sauf le premier et le dernier. Nous avons adopté le système de repérage de Barbara Ann Brennan qui consiste à utiliser des chiffres et des lettres. La partie antérieure (2A à 6A) est d'une nature réceptive alors que la partie postérieure (2B à 6B) est d'une nature affirmée et centrifuge. Chaque chakra traverse les sept premières enveloppes et comporte un certain nombre de petits vortex qui sont comme de minichakras. Leur nombre est différent suivant le chakra concerné. D'après la tradition il est respectivement de 4, 6, 10, 12, 16, 96 et 1 000 [2] pour les sept chakras principaux. Un chakra est une voie de passage pour l'énergie.

Chaque chakra a quatre fonctions principales :

– dynamiser les enveloppes;
– alimenter la fonction psychologique correspondante;
– alimenter la fonction physiologique correspondante;
– transmettre l'énergie entre les enveloppes.

Il existe dans le domaine des chakras une notion bien souvent ambiguë ou très chargée de références difficiles à

1. Quelques auteurs mentionnent une différence de rotation entre hommes et femmes ou entre personnes « évoluées » ou pas, nous n'avons rien constaté de tel, la rotation dans le sens inverse des aiguilles d'une montre signale toujours un dysfonctionnement.

2. La structure des quatre premiers chakras est relativement facile à déterminer par la palpation et la vision, il n'en est pas de même pour les trois derniers. Nous avons retrouvé les seize minichakras du cinquième, mais nous ne pouvons pas confirmer le nombre attribué aux deux derniers.

expliciter. Il s'agit de la notion de chakra « ouvert ». Nous n'avons jamais rencontré de chakra complètement fermé, est-ce à dire pour autant qu'ils sont tous ouverts? Il nous semble judicieux de définir cette notion, sans prétendre à l'universalité dans ce domaine, et sans exclure les diverses possibilités de développement de chaque chakra par certaines pratiques. Nous nous contentons d'exprimer un état optimal de fonctionnement. Ainsi un chakra peut être qualifié « ouvert » lorsque :

– la quantité d'énergie qu'il véhicule est suffisante;

– la fonction psychologique correspondante est maîtrisée;

– la fonction physiologique correspondante se déroule harmonieusement;

– l'énergie circule sans obstacle entre les différentes enveloppes.

À la naissance, les chakras sont à l'état de bourgeons sauf le premier et le dernier qui sont déjà bien développés.

À chaque chakra correspond :

– un domaine physiologique;

– un domaine psychologique.

Les deux sont intimement liés.

Dans le domaine physiologique chaque chakra est en lien étroit avec une glande endocrine, les correspondances sont définies ci-après.

Dans le domaine psychologique, il apparaît que le développement d'un chakra est intimement lié à la qualité du vécu de la période de développement correspondante. Cette dimension est la principale à prendre en compte dans l'appréciation du fonctionnement d'un chakra. Chacun est relié, sur le plan rythmique, à une ou plusieurs planètes du système solaire. Ces rythmes planétaires se sont, au fil de l'évolution de l'humanité, inscrits dans les schémas temporels de développement des êtres vivants. C'est ainsi que nous savons, grâce à l'astrologie conditionaliste [1], que les étapes caractéristiques de l'évolution psychomotrice de l'enfant, mises en évidence par les psychologues, coïncident avec les temps de révolution

1. Lire sur le sujet le chapitre X de *Pour une astrologie moderne* de Jean-Pierre Nicola aux Éditions du Seuil, 1977.

sidérale des planètes. Il en est de même, semble-t-il, du développement de chaque chakra. Nous nous limiterons à quelques ébauches de correspondances dans le présent ouvrage.

Description des chakras

Le premier chakra *(Mûlâdhara)* gouverne les reins et la colonne vertébrale. Il est relié aux surrénales. Il est localisé, au niveau de la surface du corps, entre les parties génitales et l'anus [1]. Il a pour fonction essentielle de gérer l'énergie physique et les sensations. Il nous met directement en relation avec les énergies terrestres par l'intermédiaire des jambes. Sur le plan psychologique, les éléments correspondants sont développés lors de la première année de la vie et ont une incidence sur notre manière d'exister au monde. Ils constituent les bases de notre personnalité.

Le deuxième chakra *(Svâdhishthâna)* gouverne le système réprobateur. Il est relié aux gonades. Il se situe, au niveau de la surface du corps et dans son aspect antérieur, un peu au-dessous du nombril. Il a pour fonction essentielle de gérer le potentiel énergétique du corps et d'une manière plus spécifique l'énergie sexuelle. Avec ce deuxième chakra nous trouvons deux centres spécifiques (il en sera d'ailleurs de même pour les chakras 3 à 6), un antérieur et un postérieur.

Le centre postérieur (2B) concerne la quantité, la structure et les modalités de mise en œuvre de l'énergie dont on dispose, en particulier l'énergie sexuelle.

Le centre antérieur (2A) est plus réceptif et nous met en contact avec les énergies environnantes. Il est en rapport avec l'amour sexuel et la capacité à recevoir et à donner du plaisir. Sur le plan psychologique, les éléments correspondant à ce chakra, sont développés plus spécialement au cours de la deuxième année de la vie, avec l'apparition de l'intelligence sensorimotrice, ou intelligence du corps.

Ce chakra nous met en relation directe avec notre environnement immédiat dans une étroite adhérence à l'ici et maintenant. C'est le chakra 2A qui nous immerge dans cette pré-

1. La localisation de ce chakra, ainsi que les suivants, ne doit pas être considérée de manière absolue. En fait, chaque chakra possède une racine au niveau de la colonne vertébrale et se déploie ensuite à travers les sept enveloppes.

sence au monde, le chakra 2B quant à lui est en relation avec l'action.

Le troisième chakra *(Manipûra)* gouverne l'estomac, le foie, la vésicule biliaire et le système nerveux. Il est relié au pancréas. Il est localisé, au niveau de la surface du corps et dans son aspect antérieur, sous l'appendice xiphoïde [1]. Il a pour fonction essentielle de gérer l'énergie psychique. Le centre antérieur (3A) est relié à la notion de « moi » en tant qu'unité pensante individualisée. Ce centre opère normalement un contrôle sur les émotions générées par le centre inférieur (2A) qui l'alimente. Le centre postérieur (3B) concerne la volonté de maintenir ce « moi ».

Il est nommé *Healing Center* (centre de la guérison) par les guérisseurs américains. Sur le plan psychologique, les éléments correspondant à ce chakra sont développés plus spécialement dans l'enfance. Le premier chakra nous met en relation avec la terre et constitue notre structure de base, le deuxième chakra est en relation avec notre vécu émotionnel à travers l'écoulement de cette énergie de base. Le troisième chakra permet une organisation et une finalisation de cette expression dans l'aboutissement d'une personnalité organisée et d'un discours cohérent. En cela ce troisième chakra est le centre du langage codifié, linéaire, en relation avec l'hémisphère gauche du cerveau. Le centre antérieur (3A) est en rapport avec les modèles, repères, normes, qui nous servent de référence. Le centre postérieur (3B) concerne les actes et procédures à mettre en œuvre pour maintenir cette cohésion et aboutir ainsi à des situations gratifiantes.

Le quatrième chakra *(Anâhata)* gouverne le cœur, le système circulatoire, le sang et le nerf vague (dixième nerf crânien). Il est relié au thymus. Il se trouve, au niveau de la surface du corps et dans son aspect antérieur, un peu décalé vers la droite de l'axe longitudinal [2], dans la zone du cœur. Il a pour fonction essentielle de gérer l'énergie du quatrième plan. Le centre antérieur (4A) est réceptif et nous ouvre à ce plan et ses vibrations. Le centre postérieur (4B) concerne la gestion de ces énergies. Sur le plan psychologique, les éléments correspondant à ce chakra, sont développés plus spécialement lors de l'adolescence. Après le lien de base (chakra 1), le vécu

---

1. Partie inférieure du sternum.
2. Lorsqu'on observe quelqu'un de face.

émotionnel (chakra 2), et l'organisation de la personnalité (chakra 3), nous arrivons avec ce quatrième chakra à une véritable relation aux autres établie sur des fondements solides (ou fragiles). Le troisième chakra correspond à une construction à partir de matériaux (règles, modèles, normes, lois, représentations...) extérieurs à l'être.
Le quatrième chakra, quant à lui, correspond à des éléments générés par l'individu lui-même, essentiels, qui se nourrissent du vécu relationnel affectif. Le centre antérieur (4A) est réceptif, il nous met en contact avec les autres : lien d'amour, de dépendance affective, de haine...
Le centre postérieur (4B) est en rapport avec la gestion de ces relations, le pouvoir qu'on peut en retirer, la manière de se situer par rapport à elles.

Le cinquième chakra *(Vishuddha)* gouverne le larynx, les bronches, les poumons et l'œsophage. Il est relié à la thyroïde et la parathyroïde. Il se situe, au niveau de la surface du corps et dans son aspect antérieur, au bas de la région de la gorge. Les quatre premiers chakras correspondent à une construction progressive de la personnalité et son immersion dans le monde. Jusqu'ici l'être est essentiellement façonné de l'extérieur par son environnement, même dans l'étape précédente (chakra 4), et ses remises en cause. Il s'agit à présent de construire quelque chose de personnel, de nouveau. Il s'agit de s'impliquer dans une position exposée à la critique. Il faut faire ses preuves et conquérir l'autonomie. Ce chakra correspond à un contrôle rigoureux qui peut s'appliquer sur soi et/ou sur les autres. Il correspond à l'âge adulte.
Le centre antérieur (5A) est en rapport avec les critères de vie, les objectifs, les choix privilégiés, les implications maximales. Il caractérise le besoin d'autonomie. Le centre postérieur (5B) concerne les actes et procédures à mettre en œuvre pour maintenir le cap fermement malgré les aléas de l'existence, il caractérise les moyens de l'autonomie.
Le sixième chakra *(Ajnâ)* gouverne l'œil gauche, les oreilles, le nez et les centres inférieurs du cerveau. Il est relié à l'hypophyse (glande pituitaire). Il est localisé, au niveau de la surface du corps et dans son aspect antérieur, entre les deux yeux. Ce chakra permet de vivre l'inconnu qui nous habite, de l'incarner. Par rapport au précédent, sa nature est plus concrète. Il gère des sensations, sentiments, actions, qui ne

procèdent pas de la partie consciente de notre personne. On peut parler d'instinct, de réaction viscérale, d'envoûtement, d'acte inspiré, en fait de processus qui émanent de la partie inconsciente de notre être. Il peut s'agir d'éléments conditionnels subtils de notre environnement ou d'une construction personnelle, synthèse de toutes nos tendances, ou explosion créatrice de l'acte juste. Avec ce chakra, l'insolite, l'inhabituel, le hasard, la foi, le phénomène parapsychologique, le miracle, habitent nos jours et nos nuits dans une mouvance charnelle. Le centre antérieur (6A) est réceptif est nous met en contact avec nos mondes intérieurs. Le centre postérieur (6B) est en rapport avec notre manière concrète d'appréhender et de gérer les informations issues de ces couches profondes de notre être.

Le septième chakra *(Sahasrâra)* gouverne l'œil droit et les centres supérieurs du cerveau. Il est relié à l'épiphyse (glande pinéale). Il se situe au sommet de la tête et se déploie verticalement. Ce chakra nous parle de multiplicité, de complexité, de long terme et d'éternité, d'infini, d'inconnu, d'absence et d'au-delà, de marginalité et d'amoralisme, de valeurs et de lois personnelles, d'autoconnaissance informulable, de relativité et de dérision... Comment exprimer la transcendance? La tradition lui attribue un lotus à mille pétales, ce qui pour les Indiens est synonyme d'infini, comme dix mille pour les Chinois. Il est le centre qui nous relie aux énergies célestes.

Palper les chakras

Il est possible de palper les différents chakras en utilisant la même approche qui nous a permis de localiser les enveloppes. Cette fois le mouvement, au lieu de se placer dans un plan horizontal, se situe sur une ligne verticale dans l'axe du corps du sujet. Il est alors relativement facile de détecter une différence de sensation au niveau des chakras. Il convient de palper devant et derrière le corps du sujet pour détecter les aspects antérieurs et postérieurs des chakras. Les mêmes recommandations vues précédemment en cas de difficultés s'appliquent dans cette expérience.

Une fois le résultat obtenu pour la localisation des chakras, il est possible de s'attarder sur chacun d'eux pour détecter les petits vortex dont nous vous avons parlé ci-dessus. Il est recommandé de commencer par le chakra du bas qui n'en comporte que quatre avant de s'aventurer dans les chakras supérieurs !

Si vous n'y parvenez pas à la première tentative ne vous en inquiétez pas, cette palpation peut vous demander plus de temps, mais la persévérance vous récompensera. En effet, vous serez alors plus proche de la « réalité » du chakra qui est loin de l'image d'Épinal de l'entonnoir dont il est souvent affublé. Il convient d'explorer ces centres énergétiques avec patience et rigueur pour se dégager des représentations symboliques ou naïves qui trop souvent réduisent ce domaine à des mondes inaccessibles ou simplistes.

La palpation sur un schéma

Les différentes palpations que nous vous avons décrites ci-dessus peuvent s'effectuer également de manière indirecte : sur une représentation graphique ! Munissez-vous du « prisme humain » (voir chap. V) et procédez sur le schéma du personnage à la palpation des enveloppes. Évidemment, tous les éléments sont proportionnellement plus réduits, et les enveloppes plus proches du sujet. Plutôt que d'utiliser toute la main, ce qui entraîne un manque notoire de précision, utilisez l'extrémité de vos doigts, le majeur est en général le plus sensible. Lorsque vous avez retrouvé sur le schéma les différentes enveloppes, repérez les chakras comme précédemment.

Cette forme de palpation sur schéma est très facile et présente une multitude d'avantages. Elle permet une approche rapide des déséquilibres énergétiques du sujet concerné, mais réclame également quelques précautions. Il est absolument indispensable d'établir une convention mentale solide pour déterminer ce qui est représenté par le dessin. Vous pouvez, pour vous aider au début, inscrire le nom de la personne sur le schéma, ce qui a pour effet de « fixer » la convention mentale. De toute façon, il est indispensable de vérifier ensuite sur le sujet ce que vous avez trouvé sur le dessin, ce dernier n'étant qu'un intermédiaire pratique.

Une autre précaution à prendre est liée au fait que le dessin ne comporte que deux dimensions, alors que votre sujet se situe dans un espace physique à trois dimensions. Autrement dit vous perdez le paramètre profondeur. En fait, lorsque vous avez effectué l'expérience décrite ci-dessus, vous avez dû, tout naturellement, palper à une certaine distance du schéma, vous avez donc réintroduit la profondeur. Mais il subsiste le problème avant/arrière. Sur le schéma, on est amené naturellement, en raison de la disposition du personnage qui nous fait face, à palper l'avant du corps et ignorer l'arrière, ce qui constitue une lacune grave. Une solution, souvent adoptée spontanément par les stagiaires, consiste à palper à l'arrière de la figure. Une deuxième solution repose sur le fait de « fixer », par convention mentale, l'aspect avant ou arrière que vous désirez palper. Pour vous aider dans cette convention, nous avons inscrit les lettres F et D sous le personnage, celles-ci correspondent à face et dos. Vous pouvez les utiliser, soit en posant un doigt dessus, soit en restant uniquement au niveau mental.

Sur le « prisme humain », une double échelle de chiffres de 0 à 9 au-dessus du personnage sert à évaluer de manière globale et latéralisée les énergies du sujet testé. Son utilisation est très simple. Commencez par établir la convention mentale liant le sujet au schéma, inscrivez son nom si vous le jugez utile. Ensuite posez-vous très clairement la question : « Où en sont globalement les énergies du sujet ? » Passez alors votre doigt le long de la double échelle et sentez une variation relativement nette au-dessus d'un chiffre à gauche et à droite.

La sensation dont il est question ici est la même que celle que vous avez pu éprouver sur le schéma au changement d' « enveloppe ». Les chiffres obtenus pour chacun des côtés sont en général différents et rendent compte de l'état global des énergies du sujet. Cette « mesure » permet d'avoir un repère d'ensemble de l'état énergétique du sujet ainsi que de son équilibre. Il permet d'évaluer l'impact de l'intervention que vous allez ensuite effectuer, avec les filtres colorés par exemple. Les chiffres moyens se situent entre 5 et 7.

Une personne au-dessous de 5 est déjà suffisamment dévitalisée pour donner plus de prise aux pathologies. Au-dessus de 7 l'énergie est suffisante pour permettre à la personne d'affronter les stress.

Le « prisme humain » comporte une autre échelle de chiffres dans sa partie inférieure, elle n'a pas d'attribution spécifique et peut servir pour toute mesure que vous jugez utile. Par exemple la tension artérielle peut être sommairement évaluée par ce moyen.

L'histoire qui suit est un encouragement autant qu'une promesse pour ceux qui ne perçoivent rien lors des séminaires... À Lyon, lors d'un stage regroupant des thérapeutes, nous en étions précisément à la palpation des ECIS [1] lorsque l'un des auditeurs, venu du Sud-Ouest se lève pour nous quitter.

– Il est inutile que je reste, je ne sens absolument rien!

– C'est regrettable, car en plus du déplacement, vous perdrez le bénéfice de tout ce que nous avons à communiquer d'ici la fin du stage. De plus, nous prenons ici l'engagement, que si vous vous donnez la peine de vous entraîner chaque jour deux minutes durant, d'ici un mois vous percevrez parfaitement les modifications des niveaux vibratoires.

Il hésite un moment, se ravise et s'assoit.

Trois semaines plus tard, la même personne nous appelle pour nous informer du piètre état dans lequel nous nous trouvons :

– Pas brillant ce matin votre niveau vibratoire, tout juste 7, dit-il!

Nous vérifions l'information qui se révèle être exacte.

– Bravo, vous paraissez avoir fait des progrès depuis Lyon, mais un niveau aussi bas nous paraît exagéré. Voulez-vous nous rappeler d'ici un quart d'heure.

Nous décidons de lui faire une farce et, entre-temps, nous nous « rechargeons » à l'aide de la planche de l'hexagramme (voir chap. V).

L'interlocuteur nous rappelle un quart d'heure plus tard.

– Vous avez dû vous tromper tout à l'heure, voulez-vous refaire une mesure.

– Je ne comprends pas, car je ne trouve plus rien de 0 à 10.

– Essayez d'aller au-delà de 10.

– Ce n'est pas possible, je trouve 14/15, que s'est-il passé?

– Et bien bravo, vos indications sont exactes, tant la première que la seconde. Entre-temps nous avons simplement refait le plein d'énergie à l'aide de l'hexagramme, comme nous vous l'avons démontré lors du stage.

– C'est le plus beau cadeau que j'ai reçu depuis bien longtemps, s'exclama-t-il...

1. Enveloppes Conscientes Intelligentes Sensibles.

Le « prisme humain » constitue l'outil de base du color-thérapeute. Il permet la localisation des zones à traiter sur le schéma du personnage. Il permet également, à l'aide de la palette des douze couleurs de base qui figure sur la gauche, de déterminer la ou les couleurs à utiliser. Nous en verrons l'utilisation complète dans le chapitre VI consacré au traitement.

VOIR LES AURAS

Ce sujet très à la mode a déjà fait couler beaucoup d'encre ! Si les exercices de palpations que nous vous avons décrits ci-dessus ne réclament pas un long apprentissage pour obtenir un résultat satisfaisant, il en va différemment avec la vision des auras, à l'exception de quelques personnes naturellement douées.

La vision des auras réclame en général de la patience, comme l'évoquent ci-dessous Pierrakos et Ostrom :

> Je veux souligner de nouveau que toute personne ayant l'usage de ses yeux peut, avec un peu d'entraînement et de patience, apprendre à oberver les champs énergétiques. Les blocages profonds ou passagers sont les seuls obstacles à la perception de ces phénomènes que j'ai rencontrés, en moi-même ou chez les personnes avec lesquelles j'ai travaillé.
>
> John C. Pierrakos,
> *Le Noyau énergétique de l'être humain*,
> Éditions Sand, 1991.

> Beaucoup d'entre nous, avec un entraînement adéquat et une attitude correcte, peuvent retrouver la vision des auras et l'utilisation d'autres capacités dites extrasensorielles.
>
> Joseph Ostrom,
> *Vous et votre aura*,
> Éditions du Dauphin, 1991.

Ces citations comportent un message rassurant, quoique plus nuancé chez Ostrom [1] que chez Pierrakos : la vision des auras n'est pas limitée à une élite mais peut s'acquérir par une pratique régulière et adaptée. Mais pourquoi est-il plus

1. Ostrom pense que les enfants voient les auras et ont parfois des pouvoirs psychiques. Notre propre expérience nous a souvent confirmé cette affirmation.

difficile de voir les phénomènes énergétiques que de les sentir? Cela tient sans doute au fait que nous sommes en général plus disposés à sentir des choses que nous ne percevions pas auparavant, qu'à voir des choses que nous ne voyons pas en temps normal! Une excellente préparation à la vision des auras consiste à pratiquer le travail avec les phosphènes élaboré par le docteur Lefébure et évoqué dans les témoignages à la fin de cet ouvrage.

Nous proposons un exercice simple qui peut vous mener dans des états propices à ce type de vision sans aucun risque pour votre système nerveux, bien au contraire!

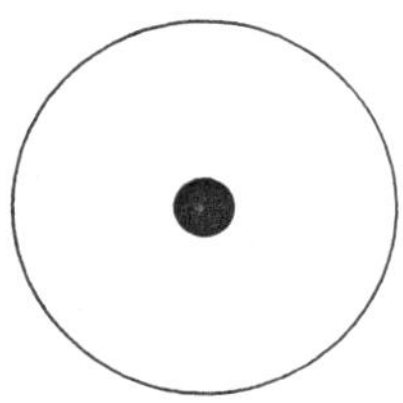

Le matériel à utiliser se limite à une feuille de papier sur laquelle vous dessinez un grand cercle avec un gros point noir au centre et que vous accrochez au mur. Installez-vous confortablement devant cette figure, à deux ou trois mètres. Regardez fixement le point central. C'est tout! Cillez le moins souvent possible et pensez régulièrement à détendre votre cou pour éviter les tensions. Au bout de quelques minutes se forme une auréole blanche autour du point noir. Puis celui-ci devient de plus en plus lumineux alors que le reste du cercle, ainsi que toute la pièce dans laquelle vous vous trouvez, deviennent de plus en plus sombres. Si vous poursuivez l'exercice vous arrivez au point où tout devient obscur autour de vous. Les yeux grands ouverts vous ne voyez plus rien! Si vous ne parvenez pas à cette étape dès la première fois, ne vous découragez pas, vous y arriverez en pratiquant régulièrement.

C'est l'étape suivante qui est la plus féconde. En effet, au cours de celle-ci, des lumières colorées commencent à faire leur apparition. Puis ce sont tous les objets de la pièce qui apparaissent sous forme lumineuse. À ce moment, si une personne se trouve dans votre champ de vision, vous voyez les enveloppes énergétiques qui l'environnent! Cet exercice, si vous le pratiquez régulièrement, vous donnera la possiblité d'installer peu à peu une forme de vision que vous pourrez utiliser à volonté pour observer les champs énergétiques des objets, des animaux et des hommes.

La fixation du point génère des phénomènes visuels : image

rémanente, apparition de couleurs complémentaires, ce que Ostrom, dans son ouvrage déjà cité, nomme avec raison la « fausse aura ». Nous sommes entièrement d'accord avec lui pour déconseiller cette rigidité lors de séances de vision de l'aura. Cet exercice de concentration est réservé à la phase préparatoire et a pour seul objectif de générer la forme de vision correcte par la stimulation adaptée de nos centres énergétiques [1].

Elle aboutit naturellement au développement optimal des capacités de vision et de visualisation [2]. Cette distinction n'est pas fortuite : l'aura peut être observée les yeux fermés ! Il s'agit donc d'un phénomène complexe qui relève peut-être de plusieurs niveaux de réalité non encore élucidés. Les images qui nous parviennent de l'aura semblent cheminer par plusieurs canaux dont le visuel externe n'est qu'une possibilité qui a comme pendant le visuel interne.

Lorsque vous aurez acquis cette forme de vision d'une manière satisfaisante, vous pourrez procéder à des séances de vision de l'aura humaine. Mais vous pouvez commencer par observer la vôtre.

Voici un exercice simple : installez-vous confortablement en position assise en face d'un mur uni plutôt sombre avec un faible éclairage ambiant.

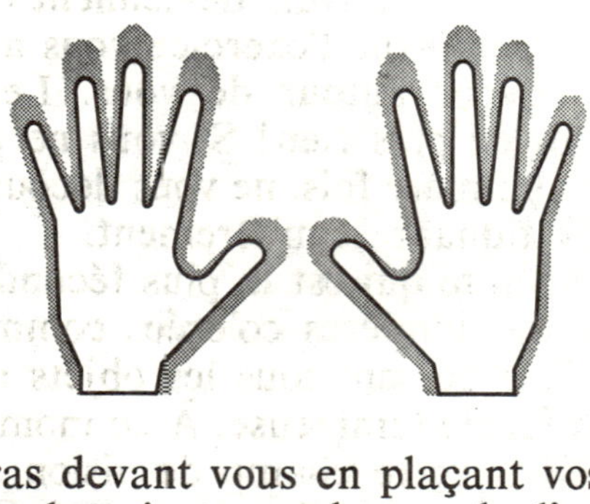

Étendez vos bras devant vous en plaçant vos mains face au mur. Observez alors juste au-dessus de l'extrémité de vos

1. La concentration stimule le cinquième chakra, celui-ci « alimente » le sixième qui correspond justement à la capacité de percevoir et de gérer les « images ». C'est un processus très utilisé en yoga.

2. D'après le *Petit Robert*, c'est le fait de « rendre visible un phénomène qui ne l'est pas. »

doigts. Au bout d'un moment vous allez voir apparaître une auréole fluide et vaporeuse tout autour. Vous pouvez alors vous amuser à écarter ou rapprocher les doigts, déplacer les mains... Observez en particulier ce qui se passe entre les mains lorsque vous les rapprochez et les éloignez.
Pour l'observation de l'aura, placez de préférence le sujet sur un fond sombre ou très clair uniforme, baigné de lumière tamisée et indirecte pour éviter les ombres [1]. Asseyez-vous le plus confortablement possible pour éviter les tensions. Observez ensuite un point au-dessus de la tête du sujet. Installez la forme de vision que vous avez acquise grâce à l'expérience précédente. Laissez alors venir les images colorées, observez-les sans les regarder particulièrement. En effet, vous remarquerez au début que si vous voulez fixer une forme qui apparaît dans votre champ de vision, elle disparaît aussitôt. Il faut apprendre à voir sans regarder! Cela semble indiquer que ce sont les bâtonnets (voir chap. II) qui sont utilisés dans la vision des auras. En effet, les cônes sont concentrés au milieu de la rétine pour permettre une vision optimale des couleurs dans la direction du regard. Mais, dans l'obscurité, la vision devient meilleure en périphérie grâce aux bâtonnets. Ces derniers sont en effet très sensibles à la lumière et sont stimulés par un rayonnement même très faible.

La pratique régulière de cet exercice vous permettra d'affiner et de préciser votre vision.

La dernière étape de la vision des auras consiste à sélectionner l'enveloppe que vous désirez observer. Jusqu'ici nous ne vous avons donné aucune indication à ce sujet, et ce que vous avez pu observer était intimement lié à l'état dans lequel vous vous trouviez lors de l'observation. Nous vous avons parlé des différentes enveloppes, à chacune de ces enveloppes correspond un niveau énergétique. Il existe sept niveaux de base en relation avec les sept premières enveloppes et les sept chakras principaux. Au-delà de ces sept niveaux peuvent être rencontrés cinq autres niveaux, soit au total douze niveaux différenciés.

Pour sélectionner une enveloppe de l'aura, il convient de se

1. L'éclairage est vraiment l'élément-clef de la réussite dans la vision des auras et conditionne complètement les résultats que vous pouvez obtenir. Nous constatons régulièrement au cours de nos stages des différences considérables dans les capacités de perception des stagiaires selon le lieu et ses possibilités d'éclairage.

« brancher » soi-même sur le niveau correspondant. Prenons un exemple : pour observer l'enveloppe n° 3, il est nécessaire de se mettre en résonance avec le niveau 3. Comment y parvenir? Il suffit en général, pour l'observateur, de fixer son attention sur son troisième chakra, pour obtenir cette sélectivité. Si vous éprouvez des difficultés, commencez par le niveau 1 en vous situant mentalement dans vos pieds, puis montez au niveau 2 en vous situant dans votre hara, et ainsi de suite.

Vous pouvez vous aider en associant les couleurs correspondantes qui figurent sur le « prisme humain ». Les stagiaires apprécient l'image de l'ascenseur, qui permet de se déplacer dans les niveaux, les portes s'ouvrant à l'étage choisi sur le « monde » correspondant. Imaginez, lorsque vous vous situez au niveau de votre premier chakra, que vous vous trouvez devant un ascenseur. Vous entrez et appuyez sur le bouton 1. L'ascenseur s'élève puis se stabilise au premier étage. La porte s'ouvre en vous permettant de découvrir le nouveau paysage. Fixez en même temps votre attention sur le deuxième chakra.

Procédez de la même manière pour les autres étages. Ces images possèdent une forte puissance d'évocation et peuvent vous aider.

Pierrakos, dans la lignée de Kilner, utilise des filtres colorés pour l'observation des auras, qu'il pose directement sur les yeux ou qu'il place devant une lampe. Vous pouvez vous reporter à son ouvrage, cité ci-dessus, pour obtenir tous les renseignements correspondants.

LA SIGNIFICATION DES COULEURS DANS L'AURA

Voici un extrait de ce qu'à dit de l'aura, le grand visionnaire Edgar Cayce [1].

Aussi loin que je puisse m'en souvenir, j'ai toujours vu les couleurs émaner des êtres. Je mis longtemps avant de réaliser que les autres ne

1. E. Cayce dont les dossiers laissés à sa mort, en janvier 1945, à *Edgar Cayce Foundation Medical Research Division,* Virginia Beach, font encore l'objet d'études tant ils contiennent d'informations pour les malades et les chercheurs.

voyaient pas ces couleurs, avant d'entendre même le mot « aura » pour la première fois et d'apprendre à l'associer à ce phénomène qui m'était tout à fait courant.

Beaucoup de gens sont capables de voir les auras. Beaucoup ont eu des expériences similaires aux miennes, en ignorant pendant des années, qu'il s'agissait d'un phénomène unique...

L'aura d'une personne dévoile une grande partie de son être et, quand je compris que peu de personnes la voyait et qu'elle avait une signification spirituelle, je commençais l'étude de ses couleurs afin d'en découvrir leur signification. J'ai eu l'occasion de trouver les définitions des couleurs de l'aura dans des livres occultes et elles correspondent généralement à mes propres conclusions.

D'où viennent les couleurs et qu'est-ce qui les fait changer? La couleur semble être une caractéristique des vibrations de la matière et notre âme la reflète dans ce monde à trois dimensions par le biais des entités atomiques...

L'auteur donne ensuite la signification de certaines couleurs présentes dans l'aura. Au-delà des nombreux attributs moraux qui ponctuent le texte il est possible, grâce aux éléments développés dans le présent ouvrage – surtout au chapitre X – de comprendre les liens décrits par l'auteur. Par exemple dans le commentaire sur la couleur rouge nous retrouvons le lien direct de cette couleur avec les notions de force et d'énergie. L'auteur introduit des nuances en fonction de la saturation de la couleur. Il semblerait que celle-ci soit un indicateur quantitatif. Le rose dont il est question semble correspondre à du magenta d'après la corrélation avec le degré de maturité du sujet puisque cette couleur peut signifier une fuite de la réalité concrète. Quant au lien entre l'écarlate et l'égoïsme on peut l'attribuer au caractère initiateur de cette couleur, bien qu'il s'agisse ici d'un trait caricatural.
En effet, en tant que couleur de début de cycle, l'écarlate a trait au référentiel « sujet » dans sa phase primitive. Cette apparition du « je » est marquée par une très grande subjectivité. Nous vous laissons décrypter les autres couleurs.

Rouge

C'est la première couleur primaire et dans le symbolisme antique il représentait le corps, la terre et l'enfer, ces trois éléments ayant la même signification dans les anciennes religions mystiques.

Il indique la force, la vigueur et l'énergie. Son interprétation dépend de ses nuances. Le rouge foncé indique un fort tempérament et symbolise une certaine agitation nerveuse. La nuance claire du rouge indique une personne active et rapide dans l'action. L'écarlate signifie l'égoïsme, tandis que le rose et le corail indiquent la non-maturité. On les rencontre chez les jeunes, mais pour l'adulte ces deux couleurs indiquent une adolescence prolongée. Le rouge est la couleur de la planète Mars et correspond au *do*.

Orange

C'est la couleur du soleil. Couleur vitale, elle indique égards et considération pour autrui. Mais tout est dans les nuances : l'orange-doré marque la vitalité, le contrôle de soi, alors que l'orange-brun indique un laisser-aller et un manque d'ambition.

Dans la gamme, l'orange correspond à la note *ré*.

Jaune

Le jaune-doré signifie santé et bien-être. Les personnes chez qui cette couleur domine ont une bonne mentalité naturelle. Elles sont confiantes et apprennent facilement. Elles sont heureuses, amicales et secourables. Le jaune flamboyant indique la timidité, proche du rouge, elles sont indécises et ont tendance au complexe d'infériorité.

La note *mi* et la planète Mercure correspondent au jaune.

Vert

Un vert émeraude pur, à légère dominante bleue, est la couleur de guérison. Il indique l'aide, la force sereine et l'amitié. C'est la couleur que l'on trouve souvent dans l'aura des professions médicales. Orienté vers le bleu, il indique l'aide et la confiance, vers le jaune c'est plutôt un signe de faiblesse.

Saturne est la planète de la couleur vert et *fa* la note qui lui correspond.

Bleu

Le bleu a toujours été la couleur de l'esprit, le symbole de la contemplation et du ciel. Les nuances du bleu les plus profondes indiquent des personnes à l'aise dans ce qu'elles font et qui s'y donnent entièrement. Elles sont courageuses et originales. Elles ont conscience d'une mission et s'en acquittent avec constance. La plupart d'entre elles sont spiritualistes et leur vie est consacrée à une cause altruiste telle que la science, les arts ou un service social.

La note musicale du bleu est *sol.*

Violet

Cette couleur se retrouve souvent chez des chercheurs, de la plus simple cause à l'expérience religieuse.

Quand les convictions de ces êtres s'affirment, cette couleur tend vers le bleu profond. Il semble que cette couleur soit une émanation naturelle de l'âme chez ces personnes. Associée à du pourpre celles-ci ont tendance à être autoritaires.

Vénus est la planète de cette couleur et *la* sa note.

Blanc

C'est la couleur parfaite et ce vers quoi nous tendons tous. Si nous vivions en totale harmonie, toutes nos vibrations colorées seraient mêlées et nous aurions alors une aura du blanc le plus pur. C'était celle du Christ représenté dans les reproductions, tout particulièrement dans celles qui le représentent après la résurrection.

La couleur est lumière et elle est le premier témoin de la Création. Nous baignons dans un monde de couleurs que nous ne voyons pas, de même qu'il y a des bruits que nous ne percevons pas. Notre domaine de perception est très limité : entre le rouge et le violet du spectre existe une quantité insoupçonnée de couleurs, si brillantes et si merveilleuses que nous serions aveuglés si nous pouvions les voir...

Chapitre IV

PRINCIPE D'ACTION DES COULEURS

La plupart pensent que les couleurs agissent par transmission visuelle et que leur action est d'ordre psychologique. Mais alors comment expliquer que des aveugles de naissance, auxquels on soumet des disques de carton colorés, discernent en les palpant, les vibrations colorées qu'ils décrivent en des termes en rapport avec le sens du toucher? Et l'effet des rayonnements colorés sur la croissance des plantes – en particulier la maturation des tomates – est-il lié à leur psychologie?

Enfin, comment expliquer qu'un rayonnement lumineux coloré d'une puissance dérisoire, projeté à travers un pansement, puisse faire disparaître en quelques heures l'enflure douloureuse et persistante d'un pied ébouillanté trois semaines plus tôt?

Faut-il voir dans cette action un phénomène de résonance comme celui qui amène la rupture d'un rail par l'impact répété à la fréquence adéquate d'une petite goutte d'eau?

La consommation d'aspirine continue de croître, alors qu'on n'en connaît toujours pas véritablement le processus; et l'on exige pourtant une explication du principe d'action des couleurs... Qu'en est-il?

LA MALADIE COMME SIGNAL

Nous pensons que la pathologie est, la plupart du temps, le signal d'une disharmonie dans notre façon d'être, de vivre, de nous alimenter, dans notre relation à l'autre et aux choses. La maladie invite à une remise en question qui implique aussi une responsabilité quant à nos rapports à nous-mêmes et à notre corps, miroir grossissant de ce que nous sommes. Cette responsabilité ne doit pas aller dans le sens d'une culpabilisation souvent observée dans les rapports traitant/traité, mais dans celui d'une véritable prise en main de soi.

Comprendre le sens de la maladie constitue la première démarche pour s'en libérer. La prise de conscience nous permet de modifier le regard que nous portons sur notre rapport à nous-mêmes et par voie de conséquence non seulement à l'autre, mais à tout ce qui existe, à un certain ordre des choses, tel qu'il transparaît dans la synthèse de la lumière et des couleurs qui la composent. Et cela, notre système éducatif ne nous l'apprend pas. Il nous faut découvrir par l'expérience, la plupart du temps à nos dépens, que le feu brûle, que le fleuve nous emporte si nous ne prenons pas la mesure de sa puissance. En revanche, informé de sa nature, nous saurons nous servir du courant pour qu'il nous dépose au point précis où nous souhaitons nous rendre. À nos yeux, un médecin, un chirurgien, un médicament, une technique ou les couleurs n'ont jamais guéri personne... Ils sont plutôt l'élément catalyseur qui permet à la nature d'effectuer en nous son merveilleux et permanent travail de régénération, pourvu que nous lui en donnions les moyens... C'est donc vers le rétablissement d'une relation harmonieuse à la nature que nous orienterons notre propos. En prenant conscience qu'un désagrément, une crise, ne sont souvent que le signal qui peut nous faire comprendre la disharmonie de nos comportements par rapport à un certain ordre des choses. Ainsi, une crise de foie peut nous amener à comprendre puis à modifier notre alimentation inadaptée. Elle peut aussi nous rappeler son rapport avec une colère réprimée...

Un proverbe indien dit qu'avant de prétendre imposer sa loi à la nature, l'homme doit d'abord s'efforcer de la comprendre en l'observant, afin de suivre ses lois et vivre en harmonie avec elles. Il doit aussi, par voie de conséquence, savoir diriger sa propre nature...

LE MESSAGE DES SENS

Essayons de comprendre comment les couleurs interviennent dans notre existence ainsi que la nature de notre relation à la lumière. Le préalable est d'admettre l'existence de manifestations vibratoires au-delà des limites de la partie visible du spectre électromagnétique. Cet espace est inaccessible à nos sens ordinaires, mis à part le rayonnement infrarouge, ressenti sous forme de chaleur. Il faut nous rappeler aussi ce que représente l'infime partie visible du spectre électromagnétique, par rapport à l'étendue des fréquences vibratoires.

Si l'homme a su créer de merveilleux outils afin de détecter jusqu'à la partie la plus ténue des émissions vibratoires, rayons cosmiques, neutrinos, etc., aucun œil humain n'a encore contemplé les électrons de l'atome évoluant autour de son noyau. La physique des particules n'enregistre que leurs traces et bien des phénomènes restent de l'ordre des hypothèses remises périodiquement en question par des scientifiques. Les radiations de toute nature préexistaient bien avant que l'homme ne les découvre et n'en prenne la mesure.

La vie qui nous apparaît sous sa forme matérielle n'est que la face visible de l'iceberg. Il nous faut découvrir la partie cachée sans aide technologique puisque aucun appareil ne peut concurrencer, à notre connaissance, la sensibilité du système sensoriel humain : visuel, auditif, tactile... Cette sensibilité qui nous est commune, acceptée, révélée, affûtée par la pratique va nous permettre une investigation fantastique et merveilleuse de l'univers vibratoire dans lequel baigne tout ce qui vit. Cette force de vie intelligente, sensible, consciente ordonne l'agencement des particules de matière, des énergies et la circulation des fluides dans l'organisme.

Pour ceux qui en ont la perception visuelle, cette dimension subtile apparaît mouvante et colorée. Elle entre en résonance avec le milieu vibratoire des couleurs, des sons et des pensées qui la baignent... Il faut savoir faire confiance à ceux qui voient, qui savent. Il faut se laisser guider, se laisser conduire jusqu'au moment où notre sensibilité mise en éveil, alertée, découvre, à son tour, émerveillée, les prémices de ce monde sensible, parallèle, qui régit le visible.

UN EXEMPLE DE TRAITEMENT

Dans cette perspective, comment comprendre le mécanisme qui entraîne la disparition du mal grâce à la projection de rayonnements colorés de faible puissance? Un exemple permettra de mieux appréhender le processus.

Nous recevions une patiente souffrant d'une brûlure survenue trois semaines plus tôt. Pris dans un énorme pansement, son pied ébouillanté restait enflé depuis l'accident, au point d'interdire le port de la chaussure. La solution, dans ce cas, consistait à éliminer la radiation infrarouge. Toujours présente elle mobilisait les défenses de l'organisme, en provoquant l'œdème.

La projection sur le pied d'un rayonnement de lumière colorée cyan, antagoniste de l'infrarouge, durant un laps de temps de trois minutes, bandage toujours en place, devait rapidement neutraliser la vibration parasite. La patiente le confirmait en revenant le lendemain, souriante, les deux pieds dans ses chaussures. Le pied avait désenflé dans la nuit...

Que s'était-il passé? Comment un rayonnement lumineux, trop faible pour franchir le barrage du bandage, avait-il entraîné un changement si rapide, alors que les traitements classiques avaient échoué? La cause du problème était l'infrarouge, toujours présent dans l'enveloppe énergétique autour du pied. L'action du rayon lumineux s'est manifestée sur cette enveloppe subtile, en dépit du pansement. La vibration parasite, l'infrarouge, proche du rouge, a été arrêtée par sa complémentaire : le cyan. Chacun peut en faire l'expérience en plaçant un filtre en verre de cette couleur devant le faisceau d'une source lumineuse intense. En l'espace de quelques secondes le filtre claque, du fait du choc thermique provoqué par l'effet cumulatif du rayonnement infrarouge arrêté par le filtre. En revanche, un filtre rouge, qui ne fait pas obstacle au passage du rayon calorifique, reste intact.

LE MODÈLE ÉNERGÉTIQUE

La vie est mouvement et harmonie, conséquence de la libre circulation des énergies. Toute entrave à celle-ci engendre des perturbations. Selon les principes de la médecine énergétique, les causes d'une pathologie peuvent être dues au parasitage d'une aire vibratoire par une autre, à un excès ou un manque d'énergie au niveau d'un organe ou d'un plexus. C'est l'image du barrage sur la rivière qui, s'il permet de disposer d'une réserve d'énergie susceptible d'animer les turbines d'un générateur de courant, crée en même temps une menace pour ce qui se trouve en aval. Un organisme vivant fonctionne comme une chaîne dont les maillons sont les plexus, régulateurs de la circulation de l'énergie. La qualité d'un système tient à la résistance du maillon le plus faible et lorsque l'un des maillons cède, c'est tout l'équilibre de l'enchaînement qui s'effondre.

En faisant disparaître les blocages, le thérapeute libère la circulation de l'énergie, ce qui suffit souvent à ramener l'harmonie.

Un organisme vivant dispose de mécanismes autorégulateurs qui lui permettent de s'adapter à un environnement très varié et en perpétuel changement. Cela peut expliquer l'existence heureuse de populations vivant dans un environnement coloré pratiquement monochrome. C'est le cas dans les régions de la forêt équatoriale où la densité de la végétation est telle que la lumière du ciel ne parvient au sol que réfléchie et tamisée par la dominante verte du feuillage.

L'exercice n° 4, chapitre I, démontre que lorsque l'œil est soumis durant un certain laps de temps à une structure colorée, l'organisme réagit en recréant automatiquement la couleur en opposition à celle qui le perturbe [1]. Rappelons qu'en observant une surface homogène blanche durant trente secondes au travers d'un filtre coloré vert qu'on écarte ensuite rapidement, c'est la couleur magenta qui apparaît et non celle

1. Le phénomène s'explique aussi par la fatigue des cellules stimulées par la couleur correspondante : leur substance photosensible doit se régénérer pour être à nouveau en état de fonctionner.

du filtre. Cette constance s'observe tant qu'un organisme est en état d'équilibre. Si la teinte complémentaire n'apparaît pas, c'est que l'organisme est en manque de la couleur de référence. Nous avons tiré parti de ce processus en créant un test qui met en évidence les déficiences de l'organisme par rapport à une couleur.

DANS LE SENS DU COURANT...

La faculté de réagir à un stress peut être mise à profit précisément en le provoquant. C'est le processus de l'homéopathie qui fait disparaître une insomnie due à un excès de café par l'administration d'une dilution de *coffea.* Tout se passe comme si la goutte d'eau en excès faisait déborder le vase en provoquant une réaction d'élimination de ce trop-plein. En partant de ce principe certains colorthérapeutes préconisent l'emploi du rouge pour traiter une brûlure.

PETITES CAUSES, GRANDS EFFETS

La dérision des moyens employés en acupuncture, en homéopathie ou par les rayonnements colorés, peut surprendre tant nous restons conditionnés par une éducation qui privilégie la puissance. L'exemple suivant peut nous aider à mieux comprendre ces phénomènes en évoquant un principe physique simple. Un morceau de rail de quelques mètres est en appui sur ses deux extrémités. Au milieu et au-dessus, des gouttes d'eau tombent régulièrement sur le bloc de métal. Peu à peu ce dernier commence à vibrer, de plus en plus fort, il gémit, puis se fend en deux. Cette expérience, qui n'a absolument rien de surnaturel, a été réalisée plusieurs fois pour illustrer le phénomène universel de la résonance. Ce dernier est fondé sur le fait que lorsque nous soumettons un objet, quel qu'il soit, à des actions vibratoires, il est une fréquence pour laquelle les effets sont les plus importants. La poursuite de l'expérience permet même d'engendrer des ruptures physiques. C'est la raison qui oblige une troupe à rompre le pas au passage d'un pont. Sinon, les effets vibratoires générés par le choc répété des souliers, qui correspondent à la fréquence de résonance du pont, finissent par provoquer sa rupture. L'image de la rupture du pont sur la baie de San Francisco, sous l'effet du vent, en est un exemple saisissant, le jeu de la balançoire procède du même principe; une faible impulsion, appliquée à l'instant judicieux, suffit à entretenir le mouvement. La même, appliquée à contretemps, l'arrête.

C'est par effet de résonance que les vibrations colorées interfèrent avec les enveloppes subtiles.

UN AUTRE CAS DE GUÉRISON

L'épouse d'un médecin, la soixantaine passée, est atteinte d'une coxarthrose survenue dans l'enfance. Clouée au lit jusqu'à l'âge de dix-huit ans, malgré diverses interventions de la médecine conventionnelle, elle parvient toutefois grâce à l'aide d'un magnétiseur à mener une existence presque normale, tout en claudiquant. Cependant, et en dépit des soins de son mari, son état s'aggrave au point qu'on envisage de l'installer dans un fauteuil roulant. En désespoir de cause, son mari accepte d'envisager une thérapie par les couleurs. Pour s'assurer de la validité de ce type de traitement, il arrête les siens. Nous appliquons un traitement d'ordre général qui a pour objet de rééquilibrer les énergies tout en procédant à un traitement anti-inflammatoire local. Son efficacité en avait été démontrée pour le traitement d'un problème dentaire. Des salves colorées jaune, vert et cyan avaient permis de réduire rapidement une grave inflammation de la gencive, conséquence de la rupture d'une couronne. Expérience largement confirmée depuis pour des problèmes d'ordre inflammatoire...

Des projections colorées, sous la plante des pieds, projetées dans l'agencement des couleurs de l'arc-en-ciel entraînent une telle détente qu'il lui faut s'allonger et dormir après le traitement... Les séances se répètent à intervalle d'une semaine environ, cela durant trois mois. Depuis, la patiente vaque normalement à des occupations campagnardes plutôt rudes : plantation, taille des arbres, conduite de tracteur, etc.

Entre-temps, victime de rechutes il lui arrivait de prendre un taxi pour venir se faire traiter. Incapable de marcher, épuisée, elle n'avait plus la force de quitter ses chaussures pour recevoir les projections plantaires. Mais le traitement terminé, elle repartait à pied... depuis près de deux ans elle n'a plus été traitée et son état s'est stabilisé.

Quelques explications

Quelle peut être l'explication d'une telle transformation? Peut-on évoquer l'effet placebo bien connu puisque les statistiques lui attribuent jusquà 30 %, sinon plus, de guérisons? Nous ne pensons pas que cet effet puisse s'appliquer à des cas de dégénérescence aussi marquée. Nous évoquions le cas de l'inflammation dentaire. Des radios prises avant et après intervention colorée ont démontré que non seulement les granulomes, causes de l'inflammation, avaient disparu, mais que la trame osseuse de la mâchoire s'était reconstituée. Dans le cas de la personne atteinte de coxarthrose et celui de l'inflammation dentaire, nous pensons que c'est l'association des qualités spécifiques des couleurs en jeu qui peut expliquer ces transformations.

La couleur jaune, la plus lumineuse du spectre, recèle une certaine dynamique. Proche du citron elle en a aussi les propriétés reminéralisantes. Le vert, utilisé localement, a des propriétés antiseptiques et bactéricides. Le cyan, qui se situe entre le vert et le bleu sur le cercle chromatique, possède à la fois les qualités apaisantes du bleu, par ailleurs stimulant leucocytaire, et celles bactéricides du vert. De plus les couleurs, de nature immatérielle, n'agissent pas directement sur la matière organique, mais sur ce qui l'anime et la rend cohérente, vivante, en d'autres termes, sur les enveloppes vibratoires. Sinon comment expliquer l'extraordinaire apaisement de la souffrance de la personne atteinte de coxarthrose qui a retrouvé sa mobilité en quelques minutes, alors que les rayonnements colorés ne pouvaient toucher la plante des pieds, puisqu'elle avait gardé ses bottes?

C'est un processus analogue qui a entraîné chez Jean-Michel Weiss une rupture de ses cycles, auparavant normaux, lors des expériences pratiquées dans les Laboratoires du Temps, chez le professeur Pinel (voir Introduction). Il est bien évident, et nous insistons pour ceux que les résultats d'une telle épreuve peuvent impressionner au point de les faire abandonner leur investigation « colorée », que de tels résultats n'ont été obtenus qu'en utilisant des moyens techniques très élaborés (voir chap. XI).

Lorsqu'on expose un organisme humain à des rayonnements continus, c'est-à-dire non pulsés, celui-ci s'ajuste en quelque sorte à ce dont il a besoin. Il ne réagit pas à ce qui ne le concerne pas mais développe une défense en générant la couleur complémentaire de ce qui peut le perturber. Lors de l'expérience évoquée plus haut, l'organisme a été soumis durant un temps très bref à la projection de faisceaux colorés lumineux permutant à très grande vitesse et variant en longueur d'onde et en durée d'émission. Si l'une des facultés essentielles de l'homme est l'adaptation, on imagine mal un organisme vivant susceptible de s'adapter à de tels rythmes. Rappelons simplement que le filament d'une lampe à incandescence s'allume et s'éteint cinquante fois par seconde, alors que l'œil ne perçoit qu'une émission continue. Il en est de même d'un écran de télévision où l'œil, dépassé par la vitesse de déplacement d'un minuscule point lumineux coloré, ne voit... que des images !

UN JEU D'ÉQUILIBRE

Des chercheurs comme le docteur Ghadiali et Anne-Marie Lambert Farage [1] ont démontré l'analogie existant entre l'homme et le prisme. Rappelons le principe énoncé par Ghadiali selon lequel : « il n'existe que deux types de maladies : celles par excès de bleu dites ultragreen et celles par excès de rouge dites infragreen ».

Dans l'image du spectre coloré, la couleur verte située entre les deux extrêmes rouge et bleu marque un point de « balance ». En état d'équilibre l'être « oscille », en quelque sorte, entre ces deux extrêmes en extériorisant le matin l'énergie potentielle des couleurs chaudes qui le portent à l'action. Puis apparaît progressivement, après la tension de l'action, le besoin de détente et de repos induit par les couleurs froides. Elles incitent au recul, à la distance puis au sommeil. Dans le cas d'une personne perturbée et saturée par une dominante colorée, le mécanisme d'oscillation entre les extrêmes se

1. *Cf.* A.-M. Farage, *La Thérapie par la couleur*, La Pensée universelle, 1982.

trouve bloqué. Elle se trouve, si cet excès est le bleu, dans un état dépressif qui entraîne un besoin permanent de détente correspondant aux propriétés de cette couleur.

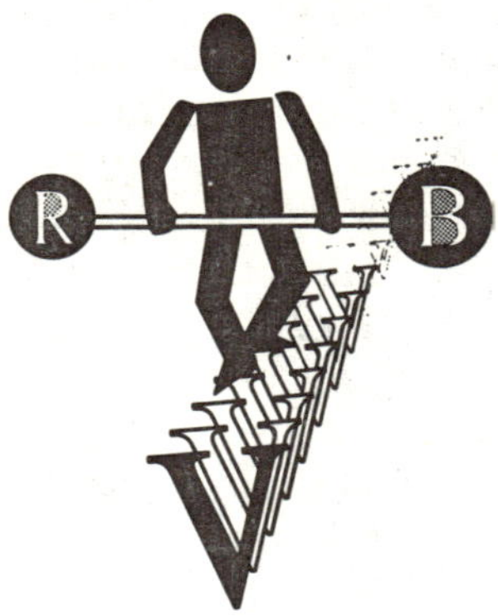

La santé est un processus dynamique. On peut comparer l'homme en bonne santé au funambule qui ne doit sa stabilité qu'au déséquilibre qu'il compense à chaque pas par un mouvement du balancier comportant à chaque extrémité une source de lumière, rouge d'un côté et bleue de l'autre. Le point d'appui est le fil représenté par le vert médiateur : déporté vers le rouge, il compense par un mouvement en direction du bleu et *vice versa.*

Toute la nature soumise à la loi des cycles et l'énergétique chinoise nous renvoient la même image : baisse des énergies Yang à partir du 21 juin jusqu'au 21 décembre où les énergies Yin l'emportent dans le mouvement perpétuel qui sous-tend la vie. La période de fin d'année est aussi celle du repos de la nature qui se prépare en silence – œuvre au noir des alchimistes –, dans les profondeurs du sol, jusqu'au fantastique réveil du printemps, ponctué de fleurs et de chants d'oiseaux...

La chute de vitalité aux alentours des périodes de fin et de début d'année en est l'illustration. Les médecins colorthérapeutes observent le même manque de tonus chez leurs patients, avec un déficit marqué et quasi général de la couleur orange, vibration la plus dynamique du spectre.

Un traitement de fond par absorption d'eau « orangée » rétablit rapidement l'équilibre (voir chap. VI). Un médecin dermatologue d'Annecy obtient des rémissions spectaculaires de la « déprime » de fin d'année en soumettant ses patients à une courte exposition d'UVA... Les sources lumineuses intenses qui tapissent sa cabine émettent aussi dans le visible.

LES CELLULES ÉMETTENT DE LA LUMIÈRE

Qui dit couleurs dit lumière car sans elle pas de couleur. Il est intéressant, pour clore ce chapitre, de citer quelques lignes sur la relation lumière/cellule de l'ouvrage de Hans Brügemann : la bioénergie ultrafine.

La relation du « vivant » à la lumière est telle que non seulement les cellules absorbent mais émettent une lumière qui ne doit pas être confondue avec la bioluminescence, telle que celle émanant des vers luisants. Elle n'est pas de même nature. Grâce à la mise au point d'un photomultiplicateur, il a été possible d'objectiver les processus lumineux des systèmes biologiques [1].

– Que signifie cette lumière au sein des cellules et quelle est réellement sa fonction biologique?

Il s'agit bien de la lumière visible que nous percevons tous les jours. Cette lumière a une intensité extrêmement faible. Son intensité est 10^{18} fois plus faible que la lumière du jour. Parmi les fonctions que la lumière remplit dans les systèmes biologiques, on a pu mettre en évidence la régulation de la fonction cellulaire.

On peut considérer que plus cette émission de lumière est nette, plus rapidement les cellules se développent. Lorsque les cellules meurent, si on les empoisonne, si on les centrifuge ou si lon les triture au mortier, la lumière disparaît.

La mort des cellules nous révèle encore une autre particularité : la lumière provenant des cellules n'est pas uniquement en rapport avec des réactions biochimiques. En effet les rayonnements persistent lorsqu'on congèle des cellules à basse température et le nombre de photons émis reste à peu près le même.

Les conclusions logiques découlant de ces faits sont les suivantes : la lumière doit avoir été préalablement emmagasinée dans les cellules : elle a dû y être captée et restituée au moment de leur mort. On suppose que les cellules contiennent des accumulateurs de photons. Ceci signifie que dans chaque cellule doit se trouver un accumulateur. La déduction qui s'impose est que la molécule-accumulateur soit l'ADN, centrale d'information de la cellule. Par conséquent, cette lumière émise par l'ADN apparaît comme une transmission des informations de l'ADN vers les associations cellulaires. Ces associations cellulaires sont donc régies par des informations lumineuses...

Cette conclusion permet d'envisager une compréhension de l'action des couleurs sur l'organisme. Si les associations cellulaires, donc les tissus et par voie de conséquence les organes et systèmes vitaux, sont régis par la lumière, on peut comprendre qu'un apport extérieur de signaux lumineux, judicieusement choisis, puisse provoquer de profondes modifications.

---

1. *Cf.* Hans Brügemann, *Méthode de diagnostic dans le domaine de la bioénergie ultra-fine*, Éditions Marc Pietteur, 1987.

Deuxième partie

PRATIQUE ET MISE EN ŒUVRE

Si vous avez assimilé les informations de la première partie et intégré les exercices proposés vous êtes prêt à aborder la phase de mise en œuvre. Dans cette seconde partie vous découvrirez les « outils » du colorthérapeute. Certains vous seront immédiatement utiles, comme le « prisme humain ». D'autres, peut-être, n'auront pas d'utilité immédiate mais il est bon que vous en preniez connaissance, quitte à y revenir plus tard.

Ne vous inquiétez pas trop si des éléments vous échappent, du moins dans les chapitres V et VIII, vous pourrez y revenir pour y glaner des informations. En revanche, le chapitre VI, concernant le traitement, est fondamental. Il doit être parfaitement intégré, et aucune zone d'ombre ne doit subsister. Revenez-y aussi souvent que nécessaire jusqu'à ce que vous le connaissiez parfaitement.

Nous ne saurions trop vous conseiller de mettre en pratique les exercices et les expériences proposés. Ne vous contentez pas d'une approche intellectuelle, elle est insuffisante dans ce domaine, comme dans beaucoup d'autres d'ailleurs...

Persévérez à ce niveau avant de passer au suivant. Il constitue le cœur du message que nous souhaitons vous transmettre. Il peut vous permettre de réaliser des choses que vous n'imaginiez pas auparavant.

Chapitre V

LES OUTILS THÉRAPEUTIQUES ET LEUR EMPLOI

Notre démarche diffère de la plupart des approches de la colorthérapie par le fait que nous n'établissons pas de diagnostic. En effet, le premier exercice proposé au chapitre I démontre que chacun, réagissant différemment aux couleurs, constitue un cas particulier qu'on ne peut traiter selon des « recettes ». Ainsi, il n'est pas évident que le même traitement convienne à deux patients souffrant de problèmes identiques.

L'essentiel de notre investigation consiste à consulter l'organisme par le biais du pouls ou de la perception digitale. D'autres approches telles que la radiesthésie ou les tests musculaires sont également valables.

C'est la plupart du temps à la demande des auditeurs, lors des séminaires, que nous avons été amenés à concevoir des « outils » thérapeutiques tels que la gamme de filtres colorés, le prisme humain, le colorgramme, etc., et parfois le « hasard » nous a fait découvrir les propriétés de certaines structures colorées comme le modulaur...

Ce chapitre a pour objectif de vous présenter tous ces outils et de vous apprendre à vous en servir. Dans une première lecture vous ne pourrez pas tirer profit de tous les éléments développés. Nous vous conseillons donc de revenir sur ce chapitre plus tard pour expérimenter toutes les expériences qui y sont décrites.

À L'ÉCOUTE DU CORPS

Avant d'envisager de détailler la gamme des outils mis à la disposition du thérapeute, il faut d'abord préciser notre démarche et définir notre approche. Nous n'établissons pas de diagnostic, bien qu'il soit possible d'évaluer le degré d'équilibre et l'état énergétique des organes ou des méridiens d'acupuncture, ce que nous développons au chapitre VI. Le diagnostic peut être un élément d'information pour le thérapeute et pour le patient, une étiquette plaquée sur sa maladie, mais celui-ci n'est pas indispensable. L'expérience consistant à enregistrer les réactions d'un auditoire à la projection de douze couleurs, exposée au chapitre I, démontre que chaque être réagit d'une façon particulière aux couleurs. Cela implique une réponse appropriée à chaque cas.

Si le docteur Ghadiali, dans son ouvrage *Spectro chrome Metry Encyclopedia* a pu définir les traitements de couleurs applicables à plus de trois cents maladies, ceux-ci prenaient en compte des paramètres tels que le thème astrologique de la personne, la position de la lune, etc., ce qui revient à appliquer à chaque patient un traitement personnalisé.

Faisant appel à une sensibilité inhérente à chacun, notre démarche s'inspire, entre autres, des techniques de prise de pouls du docteur Nogier, créateur de l'auriculomédecine. Elle nous permet de déterminer ce qu'il faut faire pour tel cas plutôt que ce qui ne va pas. La nature des informations qui s'expriment à travers la prise de pouls paraît être essentiellement positive. Le docteur Bourdin rappelle ici le fondement de l'auriculomédecine.

L'organisme humain fonctionne à la façon d'un film holographique qui reproduit en deux dimensions une image tridimensionnelle. En se déplaçant, on peut faire apparaître le volume. L'une des particularités d'un hologramme, c'est qu'en détachant un fragment on y retrouve la totalité de l'objet. Ainsi une parcelle de film prélevée au niveau d'un œil laisse apparaître la totalité du visage. La différence est que l'information au niveau du fragment est moins riche que celle de la totalité du portrait. L'élément important est que n'importe quelle partie de l'image la restitue tout entière.

Il paraît en être de même de la cellule par rapport à l'organisme et de celui-ci dans ses rapports au cosmos... Ken Wilber, dans son ouvrage *Le Paradigme holographique* (Éditions Le jour, 1984), expose une théorie holographique des rapports de l'homme et de l'univers. Des chercheurs comme le physicien David Bohm ou encore le neurochirurgien Karl Pribam expliquent que la Partie est dans le Tout et le Tout contenu dans chaque Partie. Cette même théorie permet de comprendre que des organes comme les pieds, les mains, le nez, l'œil, l'oreille soient semblables à des schémas vivants résumés de tout l'organisme. Ainsi pour l'auriculomédecin, tout est représenté dans l'oreille et c'est à ce niveau qu'il agit.

Lorsque l'incendie fait rage, plutôt que de se perdre en conjectures sur ses origines, nous utilisons les points d'eau qui permettent d'éteindre le foyer. L'information transmise par le biais du pouls permet d'agir directement sur la cause de la perturbation, en l'occurrence le traitement des émonctoires plutôt que le furoncle qui signale leur déficience. Tout ce qui vit baigne dans des champs d'énergie qui assurent à la fois la cohérence et l'organisation des éléments qui délimitent un corps et la circulation des énergies qui assurent ces échanges avec le milieu qui l'environne. La spectrographie bioénergétique popularisée par le couple de savants russes Kirlian [1] a mis en évidence et confirmé, l'existence d'un champ qui entoure le corps.

Depuis des chercheurs tels que le Roumain Dimitrescu, Lerner et Mandel de l'École allemande et d'autres comme Thelma Moss aux États-Unis ont publié leurs travaux sur les applications médicales du phénomène. Ce champ qui entoure le corps a été mis en évidence au Congrès international de Monaco en 1975 par Hideo Uchida, un physicien japonais. Ce chercheur a mis au point un appareil bap-

1. Effet Kirlian : décharge coronale, c'est-à-dire une radiation visible obtenue par un champ généré à l'aide d'un courant de haute tension et de fréquence élevée. De fait, à la fin du siècle dernier, c'est le savant français d'Arsonval, médecin, physicien et biologiste qui, à la suite de ses travaux sur les courants de haute fréquence et les rayons X, met en évidence l'effet corona ou effet couronne. Durville, à la même époque, électrisait des objets et des personnes par le même procédé, mais c'est Tesla qui a rendu public cet effet, en 1893, lors de la foire mondiale de Chicago, en entourant d'aigrettes lumineuses un homme isolé d'un courant de plusieurs centaines de kilovolts.

tisé aura-meter qui met en évidence ce que la tradition appelle aura.

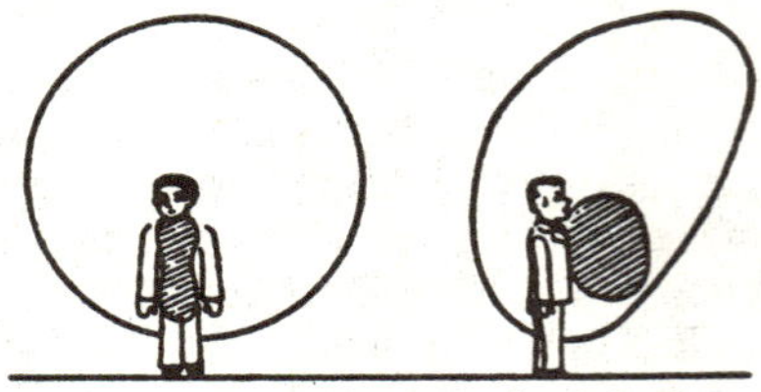

de face de côté

Image anormale de l'aura due à l'absorbtion de nourriture et de boisson trop Yin.

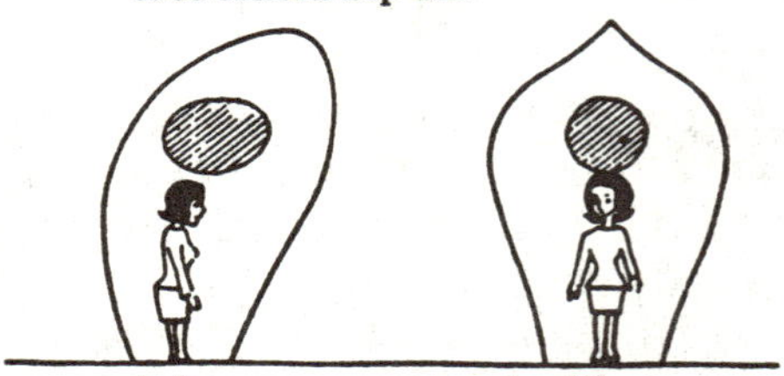

de face de côté

Image anormale de l'aura chez une personne stressée.

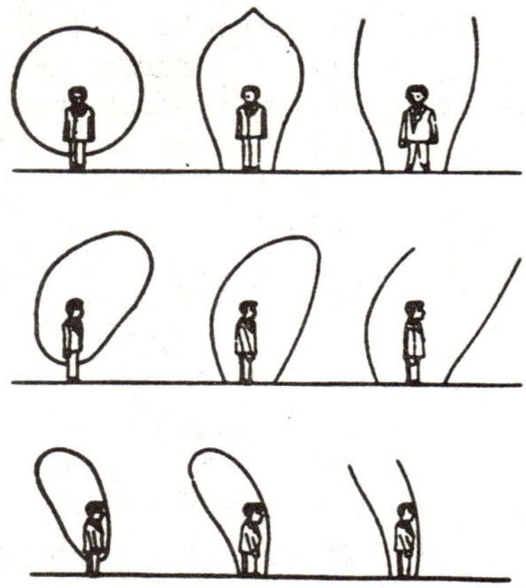

Formes diverses d'aura observées à l'auramètre.

Baraduc, en 1896 photographiait, sous champ de haute tension, l'aura de feuilles d'arbres, mais c'est Kirlian qui le premier a photographié l'aura d'une feuille d'arbre amputée d'un morceau. Le corps énergétique de la partie coupée était toujours présent.

Ce que l'on appelle communément aura est constitué d'enveloppes de fréquences vibratoires différentes voir chapitre III imbriquées les unes dans les autres à la façon des poupées russes, dont la dernière seule, le corps, est visible. Ces enveloppes sont colorées, vivantes, sensibles, elles fluctuent, comme le démontrent les reproductions correspondant aux travaux du chercheur japonais Uchida. Elles répondent à ce qui leur convient comme à ce qui les pertube.

On peut les appréhender et les toucher, ce que nous démontrons et enseignons dans les séminaires. Comme le pouls, elles réagissent aux sollicitations. Voici ce qu'en dit le docteur Dominique Bourdin :

Les enveloppes énergétiques

En auriculomédecine on repère à la main et au pouls une limite, de chaque côté de l'oreille qui, en situation normale, doit être symétrique, sinon il y a problème. Ce décalage se corrige par la pose d'une aiguille.

En prolongeant la recherche tout autour du corps, la même réaction réapparaît au pouls, avec des variations, comme si l'on touchait une membrane invisible. De plus, cette limite se déplace à l'approche de certains produits : elle s'amplifie lorsqu'il s'agit d'une substance bénéfique pour le sujet, elle se rétracte s'il s'agit d'un produit toxique.

L'expérience montre qu'en s'éloignant du corps, on découvre à plusieurs niveaux le même type de réaction, ce qui laisse présager l'existence de plusieurs enveloppes. Cela rejoint la tradition orientale qui parle de l'aura, constituée de sept enveloppes.

Nous en détectons essentiellement trois, que pour des commodités de langage nous appelons ECIS, parce que leurs caractéristiques ont ceci de particulier, c'est qu'il paraît s'agir : d'Enveloppes Conscientes Intelligentes Sensibles.

Un exemple : rapprochons deux personnes l'une de l'autre, s'il y a harmonie entre elles ces enveloppes vont s'amplifier, dans le cas contraire elles se rétractent et se déforment comme si elles tendaient à se protéger l'une de l'autre.

Nous avons adopté ce terme d'ECIS, tant ces enveloppes paraissent répondre aux propriétés énoncées, à cela près qu'au cours de nos expériences et recherches nous avons pris conscience de quelque chose qui ressemble à de la bienveillance, pour ne pas dire de l'amour... Si ces ECIS sont sensibles, elles peuvent l'être à des rayonnements de nature subtile, mais aussi de nature « visible », des vibrations colorées du domaine visible, par exemple? et puisque ceux qui les voient les perçoivent colorées, il y a peut-être résonance et interférences entre elles?

C'est lors d'un entretien avec le docteur Anne Rivière que nous avons pu vérifier la sensibilité et la rapidité de réaction de l'organisme aux vibrations colorées. Mais l'expérience, déterminante pour la suite de nos recherches, remonte à la rencontre d'un auriculomédecin, le docteur Annie Coudert. Pour établir son diagnostic, le praticien dispose d'une gamme d'une quarantaine de filtres colorés et d'extraits d'organes contenus dans des anneaux-tests. Tandis que d'une main il prend le pouls du patient en s'efforçant d'en percevoir les fluctuations, le médecin approche successivement chacun des filtres de l'oreille gauche puis droite du patient. À la proximité d'une certaine couleur, ce dernier enregistre des modifications significatives du pouls en relation avec telle zone de l'oreille et tel organe, ce que le patient peut lui-même percevoir s'il est détendu. De plus, en approchant le filtre témoin d'une oreille puis de l'autre, le médecin peut observer des réactions différentes selon le côté et la distance entre le filtre et l'oreille. Cela lui permet d'apprécier l'équilibre et l'amplitude des enveloppes énergétiques.

Nous avons pensé qu'il était possible et plus pratique de limiter la manipulation des filtres tout en augmentant la plage des nuances, à partir de la réaction de l'organisme aux trois couleurs primaires additives, rouge, vert, bleu. La combinaison de ces trois couleurs restitue l'infinité des nuances. En quantifiant le niveau de réaction sur une échelle de 0 à 9, pour chacune des trois couleurs primaires RVB, on devait être en mesure de déterminer de façon très précise à quelle couleur composite l'organisme réagit, tout en disposant d'une « colorthèque » que, pour des raisons pratiques, nous avons limitée à 999 teintes (voir chap. II). L'expérience devait confirmer notre hypothèse et nous permettre la réalisation d'outils originaux basés sur cette approche.

Le docteur Coudert a été le premier médecin qui nous a permis d'établir le bien-fondé de cette conception, largement étayée par la suite par le docteur Bourdin. Notre démarche s'est, de ce fait, essentiellement orientée vers la recherche et l'objectivation des informations dispensées par l'organisme. Tout se passe comme si celui-ci, avec une extraordinaire bonne volonté s'efforçait de transmettre à l'homme les solutions de ses problèmes. Ce que confirment des techniques thérapeutiques telles que l'ostéopathie fluidique ou crânienne et la kinésiologie.

Sur ce principe, nous avons établi une procédure qui a abouti à la réalisation de « Flôrion 1000 », un générateur de faisceaux colorés décrit au chapitre XI.

LA PRISE DE POULS ET LES ENVELOPPES ÉNERGÉTIQUES

En évoquant la prise de pouls, précisons qu'il ne s'agit pas des douze pouls chinois, bien connus des acupuncteurs, mais d'une perception du pouls plus superficielle. Le docteur Bourdin en précise le mécanisme :

Description du pouls

Le pouls occidental : on appelle pouls le battement des artères correspondant aux pulsations cardiaques. Il peut être perçu au poignet, au cou, à l'aine, voire sur le dessus du pied.

Le pouls du docteur Nogier : par stimulation dans l'oreille, il a observé une série de rebonds au sommet de l'onde vibratoire que constitue le pouls. Il l'a appelée Réflexe Auriculo-Cardiaque ou en abrégé RAC. Pour l'un de ses élèves, le docteur Aubry, ce signal apparaît tout au long de l'onde. Une propriété de ce signal est qu'il peut être perçu sur soi, en prenant son propre pouls, lorsqu'on teste un patient. L'information se transmet sans contact physique. Il s'agit d'un outil de communication situé au-delà de la parole et de la raison qui permet de mettre en évidence les enveloppes énergétiques et leurs propriétés.

APPROCHE PSYCHOLOGIQUE

L'approche que nous développons dans ce paragraphe est importante, tant notre attitude peut conditionner la facilité et la rapidité des résultats. Nous avons exposé une méthode de traitement à partir des indications exprimées par l'organisme : la prise de pouls, les perceptions tactiles ressenties dans la main et les doigts, ou encore la radiesthésie dont le pendule n'est que l'amplificateur de ce que l'organisme exprime. L'expérience démontre que chacun privilégie un type de réponse qui correspond à sa nature. Mais avant d'en adopter un, il est souhaitable de les expérimenter tous, ne serait-ce que pour obtenir des confirmations par le biais d'autres techniques.

Un préalable capital à la réussite d'une démarche riche en développements ultérieurs consiste à aborder l'expérience de façon objective, en acceptant ce principe :

L'organisme connaît la réponse à nos problèmes il répond dans la mesure où nous lui faisons confiance mais encore faut-il accepter le fait de l'existence d'enveloppes vibratoires suprasensibles.

L'origine des informations exprimées au travers du pouls et dont il a été dit qu'elle paraît être consciente, intelligente et sensible, ne violera pas le libre arbitre et ne s'imposera pas à celui qui doute... Il existe comme un effet de résonance entre le demandeur et ce qui répond. Une autre condition est de fractionner un problème complexe en questions claires, ramenées à leur plus simple expression. Il faut éviter d'élaborer les réponses qui doivent rester au niveau de la sensation, du domaine du toucher, un peu comme lorsque l'on passe le doigt sur deux matières de texture différente.

Une façon simple de se déconnecter des mécanismes mentaux habituels consiste à déplacer son centre d'intérêt du cerveau vers le hara [1], afin d'éviter les spéculations du genre « Ce que je sens est-il réel ou le fruit de mon imagination? » La tradition enseigne qu'il s'agit là d'un « centre de conscience originel de l'homme devenu par la suite étranger à lui-même du fait du développement hypertrophié de son cerveau. » (*Cf. Hara* de Karlfried Graf Durckheim).

Ce centre est celui que l'on interroge avant d'aborder un obstacle. S'il répond affirmativement on passera, sinon c'est l'échec, quelle que soit la décision prise par l'intellect. La faculté de mettre momentanément hors circuit ce prodigieux ordinateur favorise l'intériorisation. L'aveugle, du fait d'une carence de la vision, a développé une sensibilité auditive et tactile particulière. Lors d'une émission télévisée. (*Demandez la lune*, TF1, juin 1989) où il était question des travaux d'Yvonne Duplessis sur la perception dermo-optique, nous avons été témoins de surprenantes possibilités sensorielles d'aveugles de naissance, capables de distinguer et de décrire, en des termes essentiellement tactiles, les matières diversement colorées que nous leur soumettions. La couleur était perçue plus ou moins lisse ou rugueuse, sèche ou humide, visqueuse, gluante, collante, plus ou moins chaude ou froide.

Rien dans notre éducation ne nous a préparés à appréhender les choses d'ordre subtil, puisque la physique traditionnelle n'accepte de reconnaître que ce qui peut être mis en évidence par ses appareils de mesure. La fonction crée l'organe, et le fait de s'entraîner à percevoir les vibrations ténues ouvre de nouveaux circuits dans la trame vivante des fibres nerveuses et des enveloppes subtiles.

---

1. Hara : plexus situé entre 3 et 5 centimètres sous le nombril en 2A. Voir les corps subtils chapitre III.

Ne pratiquez que quelques minutes par jour de façon à ne pas vous fermer à des perceptions, au début par trop fugitives.

Ces facultés se précisent peu à peu au point qu'il est possible de différencier jusqu'à la densité des couches vibratoires et d'en suivre les fluctuations au cours d'un traitement. Nous nous souvenons de certains auditeurs qui, lors des séminaires, ne percevaient rien et de ce fait se sentaient coupés du groupe et réfractaires à cette faculté. Les ayant incités à s'entraîner systématiquement quelques minutes par jour, ce sont eux qui nous rappelaient un mois plus tard pour nous donner un bilan de notre propre état... Vérification faite, leurs perceptions s'avéraient justes. Que ce soit un encouragement pour ceux qui se trouvent dans le même cas. Certains sont plus doués que d'autres, mais l'expérience montre que ce sont les natures simples qui réussissent le plus facilement. Ceux chez qui prédomine l'activité mentale éprouvent plus de difficultés, mais nous affirmons qu'il s'agit là de facultés inhérentes à chacun. Entre deux séminaires où nous entraînons l'auditoire à « sentir » nous constatons l'évolution de ceux qui ont pratiqué.

En s'ouvrant au monde vibratoire, c'est toute la sensibilité de l'être qui s'enrichit.

ÉLÉMENTS PRATIQUES

La prise de pouls

« Un moyen simple d'interroger l'organisme est la perception du RAC (Réflexe Auriculo-Cardiaque). Ce réflexe est l'expression de notre réaction aux ministress qui maintiennent notre activité, sans lesquels nous deviendrions statiques, comme le balancier d'une horloge qui serait arrêtée [1]. »

Le RAC se prend sur l'artère radiale, le poignet de la main gauche – pour les droitiers – tourné vers le haut et tenu entre le pouce – posé sous le poignet – et les quatre doigts de la main droite posés sur la face supérieure du poignet gauche,

1. *Cf.* Nogier, *Traité d'auriculothérapie* et *L'Homme dans l'oreille*, Éditions Maisonneuve, 1979.

l'index palpant délicatement la partie où apparaît le battement. Il peut être pris, de façon plus commode, sur l'artère carotide sur la face avant du cou, le long de la trachée artère, ce qui libère une main lorsqu'on le prend sur soi.

Entraînez-vous d'abord à bien percevoir les battements de l'artère. Au début, avant de songer à intervenir sur autrui, le plus simple est de servir soi-même de sujet d'expérience. Utilisez la planche du « prisme humain » et posez mentalement la question : quelle couleur utiliser en priorité pour moi, en ce moment?

Tout en vous efforçant de percevoir les battements du pouls carotidien, notez toute modification significative de ce dernier au passage du doigt de la main libre au-dessus d'une ou plusieurs des douze couleurs. Cela peut être un durcissement momentané du pouls, comme si quelque chose de ferme repoussait le doigt, ou encore une succession de rebonds, un effondrement ou un décalage du pouls comme s'il glissait sous l'index.

L'entraînement régulier développe peu à peu une grande finesse de perception. Nous connaissons quelqu'un qui, ayant découvert il y a peu de temps cette faculté, l'utilise pour des missions de conseil auprès de grandes sociétés. Il peut établir la discrimination entre les compétences du personnel et leur degré de motivation au développement de l'entreprise.

La perception digitale

Un autre moyen simple et direct de perception consiste à se servir de la sensibilité de la main ou plus précisément, celle de l'index ou du majeur. Utilisez, comme pour le pouls, la planche du « prisme humain » et, la main parfaitement détendue, doigts légèrement écartés, déplacez rapidement la main à environ un centimètre du papier, au-dessus de la plage des pastilles colorées, en portant toute votre attention sur l'extrémité de l'index ou du majeur – le plus adéquat – tout en posant mentalement la question : en ce moment et en priorité, quelle couleur convient le mieux à telle personne, ou à moi-même?

Mettez-vous dans une situation d'intériorité, un peu comme vous le faites lorsque le médecin vous demande : comment vous sentez-vous ? Observez ce qui se passe alors : le regard s'intériorise, l'attention se porte sur l'ensemble du corps, mais avec une attention particulière au niveau du hara. Portez votre regard à droite vers le bas, ce qui favorise le sens kinesthésique (voir chap. III).

La sensation, lors du passage au-dessus d'une certaine teinte, peut être ressentie comme une densification de l'air ou encore le contact avec une membrane fluide. Pour certains, cela ressemble à un fourmillement, pour d'autres, à une sensation vibratoire, ou encore à une sensation de froid ou de chaud. On peut encore la comparer à la perception que vous avez lorsque, la baignoire étant pleine, les deux mains sous l'eau, l'une tenant la pomme de douche orientée vers l'autre, vous ouvrez le robinet. En déplaçant la main à une vingtaine de centimètres de la pomme, la pression de l'eau augmente lorsque la main se rapproche de l'axe du jet.

Peu importe la nature des sensations. Acceptez-les comme une manifestation [1] de ce qui « répond » en vous, en vous rappelant aussi, qu'au début, ces premières perceptions sont fugitives. Persévérez, car la pratique régulière les renforce et les affine. L'étape suivant consiste à poser les questions simples sur l'endroit, la distance où traiter, la durée (voir chap. VI).

Le pendule

La pratique de la radiesthésie est souvent auréolée de mystère. Il y a effectivement quelque chose de fascinant dans l'observation du maniement du pendule. Pourtant, il n'y a rien de bien mystérieux dans le phénomène, et l'explication en est relativement simple. Tout d'abord, il faut rejeter toute idée de mouvement indépendant et autonome du pendule ! Cette affirmation peut paraître à certains superflue à cause de son évidence, mais nous avons rencontré tellement de personnes croyant vraiment que le pendule tourne « tout seul » que nous pensons cette mise au point nécessaire.

En fait, le pendule n'est qu'un amplificateur. Les micro-

1. Que ce soit par le biais du pouls, de la perception digitale, de la radiesthésie ou du test musculaire, la source des réponses correspond au système autonome inconscient, ainsi que nous l'expliquons au chapitre ci-dessous. Selon certains médecins la réponse viendrait de l'hypothalamus.

mouvements de la main se transmettent au poids par l'intermédiaire de la ficelle, la longueur de celle-ci déterminant le degré de l'amplification. Si la ficelle est courte, le temps de réponse est rapide mais l'amplification faible, on dira que le pendule est « sensible ». À l'inverse si la ficelle est longue le temps de réponse l'est aussi, mais l'amplification est grande, on dira que le pendule est « lent ». Avec un pendule « sensible » tous les mouvements de la main sont transmis, mais il peut s'avérer difficile de faire la différence entre signal (élément significatif) et bruit (tous les parasites). Avec un pendule « lent » le risque de parasitage est moindre, mais on peut aussi ne pas mettre en évidence l'information utile. La longueur de la ficelle idéale est à déterminer par la pratique. Il faut bien « sentir » le phénomène.

Avant d'aller plus loin dans la description de la méthode il nous faut expliciter un point important : le pendule, avons-nous dit, amplifie passivement les mouvements de la main, mais alors, quelle est l'origine de ses mouvements et à quoi correspondent-ils? Le phénomène ne relève pas de la partie consciente de notre organisme, en d'autres termes plus savants la commande ne vient pas du système cérébrospinal (contrôle conscient) mais du système autonome (contrôle inconscient). Nous n'avons habituellement aucune conscience des mouvements de notre main lorsque nous utilisons un pendule, d'où la croyance magique évoquée ci-dessus. Mais évoquer l'inconscient ne suffit pas à tout expliquer : qu'est-ce qui fait que nous pouvons obtenir une réponse à une question précise et non pas des réactions aléatoires, aux origines indéterminables?
Ici intervient notre univers conscient. La pratique de la radiesthésie implique un rigoureux contrôle de notre mental, celui-ci doit se fixer fermement sur le sujet précis de la recherche pour constituer le cadre de référence qui doit soutenir et guider l'activité de l'inconscient.

Pour résumer, la pratique de la radiesthésie implique de savoir précisément ce que l'on cherche et de n'avoir aucune idée préconçue et aucune attente spécifique par rapport à ce que l'on va obtenir comme réaction pour laisser libre cours au fonctionnement de l'inconscient. Ainsi, le micromouvement de la main, mis en évidence par la giration ou le balancement du pendule, sera en relation directe avec la question. Mais maintenant se pose le problème de l'interprétation de la réponse ainsi obtenue!

Les radiesthésistes distinguent deux manières d'utiliser le pendule : en « physique » et en « mental ». Dans le premier cas, ils se contentent de se « brancher » sur une personne, un phénomène... et laissent se produire tous les mouvements de pendule correspondants. Dans le deuxième cas ils posent mentalement une question précise et attendent un mouvement conventionnel du pendule qui signifie une réponse du genre « oui » ou « non ». La méthode que nous vous conseillons relève des deux approches et bénéficie ainsi de leurs avantages respectifs tout en amortissant un peu leurs défauts. La question doit être précise et consiste en une proposition à l'organisme, la réponse est positive : mouvement du pendule, ou négative : absence de mouvement.

> La réponse se produit si l'organisme est concerné par ce qui lui est proposé.

Cette notion est importante à comprendre pour toutes les méthodes que nous vous proposons dans ce chapitre. Dans tous les cas elles consistent à mettre en évidence une réaction positive ou négative de l'organisme mis dans une situation particulière. Sur un plan pratique, nous vous déconseillons de démarrer un test avec le pendule immobile. Il est beaucoup plus judicieux de provoquer un balancement et d'attendre une perturbation qui se traduit par un mouvement giratoire. On obtient ainsi une bien meilleure sensibilité.

> Cette façon de procéder permet peu à peu, par la pratique régulière, de sentir les mouvements de la main et de se libérer de la contrainte représentée par le pendule.

Résumons cette pratique pour l'interrogation du corps : provoquez un balancement du pendule et proposez mentalement (par exemple pensez à la couleur rouge) ou concrètement (par exemple, pointez votre doigt vers la couleur rouge d'une planche colorée comme le « prisme humain ») quelque chose à l'organisme.

Observez et sentez le mouvement du pendule. Si l'organisme est concerné par la couleur, le pendule va passer du balancement à un mouvement giratoire dans un sens ou dans l'autre. Vous pouvez donc en déduire que l'organisme réagit à cette couleur. Vous pouvez ainsi, par approches successives, déterminer tout ce dont le corps a besoin.

Le test musculaire

Voici une expérience que nous propose le docteur John Diamond dans son ouvrage *Le Corps ne ment pas* (Éditions le Souffle d'Or, 1989). Vous demandez à un sujet de se tenir debout, décontracté, et de tendre un bras en le soulevant sur le côté jusqu'à l'horizontale.

Vous vous placez devant lui et vous posez une main sur le bras tendu et l'autre sur l'épaule opposée pour stabiliser la posture. Vous prévenez le sujet que vous allez pousser son bras vers le bas et qu'il devra résister. Vous appuyez alors sur le bras « rapidement et fermement ». Ce n'est ni un combat, ni une épreuve de force. Il faut juste vérifier que le sujet possède la faculté de verrouiller son articulation. En général il y parvient facilement. Maintenant, refaites le test en faisant manger du sucre raffiné à votre sujet ou en plaçant un morceau de plastique sur sa tête, dans la majorité des cas le sujet sera incapable de résister à la pression.

Comment expliquer ce phénomène? Pourquoi le corps présente-t-il cette défaillance lorsqu'on le soumet à ces situations relativement anodines? C'est le docteur George Goodheart qui s'intéressa le premier aux muscles d'une manière nouvelle en découvrant une relation entre eux et les méridiens d'acupuncture. Il put déterminer ensuite la cause de la faiblesse. Cette découverte a marqué la naissance de la kinésiologie. Celle-ci est fondée sur une procédure d'interrogation du corps dont le pilier central est le test musculaire. L'affaiblissement du muscle met en évidence un stress de l'organisme. Le sucre raffiné est nocif. Il en est de même du plastique. Le corps se sent agressé et perd temporairement ses capacités normales de réaction. Nous retrouvons ce que nous évoquions ci-dessus au sujet du pendule : le corps nous apprend s'il est concerné ou non par ce que nous lui proposons. Ainsi le seul fait de montrer une couleur à quelqu'un peut engendrer un stress qui se révélera par un affaiblissement du muscle testé. Il ne faut pas se fier à l'apparente simplicité de la méthode : une bonne exécution du test réclame une longue pratique. Fondamentalement, il s'agit plus d'un test énergétique que d'un test musculaire. Il est plus important de sentir la réaction du sujet que de rester extérieur en simple observateur d'une mécanique articulaire. Par ailleurs, la participation active du sujet rend nécessaire une phase d'apprentissage.

En revanche, le fait que le sujet peut constater de lui-même l'affaiblissement du muscle engendre une prise de conscience souvent bénéfique.

Le prisme humain

Il s'agit d'un schéma qui nous parvient de l'ancienne médecine énergétique extrême-orientale. Il est traité dans les mêmes couleurs que celles qui résultent de la décomposition d'un rayon de lumière émergeant d'un prisme.
Il exprime l'analogie entre l'organisme humain – qui sélectionne les diverses radiations lumineuses – et celui-ci. La planche comporte, en plus du tracé des méridiens, une échelle décimale de valeurs et, sur le côté, douze disques colorés numérotés de 1 à 12. Ceux-ci correspondent aux couleurs du jeu de filtres utilisés pour les traitements. En bas de page, une échelle chiffrée permet d'évaluer la tension. Nous développons au chapitre VI l'utilisation du prisme humain pour le traitement.

Le test d'équilibre par les couleurs

Notre équilibre énergétique dépend, entre autres, de la faculté qu'a l'organisme d'être en résonance avec toutes les couleurs de l'arc-en-ciel. Rappelons que lorsque nous fixons du regard une couleur l'organisme tend à neutraliser une énergie qui, à la longue, peut le perturber. Il crée une couleur en totale opposition avec la première. Il s'agit de ce que l'on appelle une « couleur complémentaire » (voir chap. II). Les effets combinés de la couleur observée et de celle créée par l'organisme s'annulent.

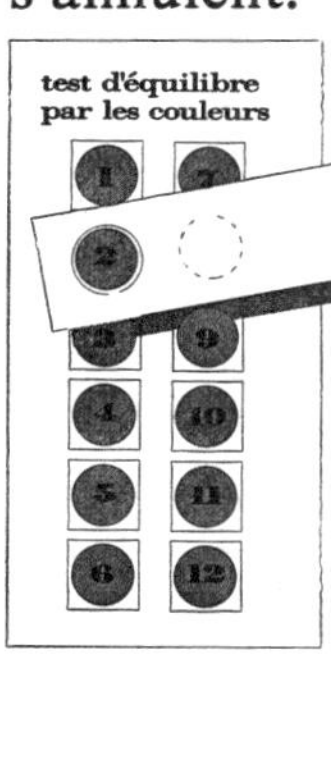

La charte test permet de connaître nos « cadences » vibratoires. Notre degré d'affinité avec les couleurs s'apprécie en posant la bande perforée jointe à la planche, de façon à ne laisser paraître que l'un des disques colorés. Fixez-le du regard durant une minute. Portez ensuite rapidement celui-ci sur la zone blanche proche. La couleur complémentaire qui apparaît doit être lumineuse et intense. Dans le cas contraire cela signifie que vous êtes en manque de la première. Ainsi, après avoir fixé du rouge, apparaît du cyan, ce qui signifie que l'organisme, n'ayant pas besoin de rouge, secrète la couleur complémentaire afin de la neutraliser. S'il n'apparaît rien après avoir scruté le rouge, c'est que l'organisme, en état de résonance avec cette couleur, se sert de ce point d'appui pour se « rééquilibrer ». Recommencez avec chacune des douze couleurs de référence de l'ouvrage.

La rosace

La rosace est une planche résumant des analogies entre la couleur et différents domaines. Considérez-les comme des propositions de correspondances et non pas comme des absolus inaltérables. Il existe sans doute une multitude de façons différentes d'envisager des passerelles entre la ronde des couleurs et des domaines aussi variés que la numérologie, la musique, les sciences... Vous trouverez des correspondances avec les planètes, le zodiaque et les sons au chapitre VIII. Nous allons nous attacher, ici, à décrire un lien avec le Yi King. Autour de la rosace est disposée une ronde d'hexagrammes. Ces figures du Yi King sont formées de six étages, chacun composé de un ou deux traits. Dans le premier cas, l'étage est Yang, dans le deuxième, il est Yin. La progression des hexagrammes autour de la figure représente la naissance et le déploiement respectif du Yang et du Yin.

Considérons par exemple l'hexagramme ䷁, il s'agit de *K'ouen*, la Terre, la fin de l'automne qui marque le repos des forces de la nature. C'est la figure la plus Yin, elle correspond bien à ce moment très spécial de l'année qui est l'entrée dans le solstice d'hiver. La couleur correspondante est l'indigo que nous avons définie comme étant la plus inhibitrice, celle qui impose son frein, même aux tissus de l'organisme.

L'hexagramme suivant ䷗, se caractérise par l'apparition d'un étage Yang, son nom est *Fou*, le Retour.

« Le temps de l'obscurité est passé. Le solstice d'hiver amène la victoire de la lumière [1]. »

À cette période de l'année la longueur du jour commence à croître et à grignoter du terrain sur celle de la nuit, nous entamons la marche vers le pôle de l'excitation représenté par l'orange.

« Tous les mouvements s'accomplissent en six étapes. Le septième degré amène ensuite le retour... C'est pourquoi le sept est le nombre de la jeune lumière qui naît lorsque le six, nombre de l'obscurité, s'accroît d'une unité [2]. »

L'hexagramme suivant ䷒, marque un nouveau pas dans la montée du Yang, son nom est *Lin*, l'Approche.

« La force lumineuse prend de l'expansion. De là on passe à l'idée d'approche, à savoir, approche de ce qui est fort, de ce qui est supérieur, par rapport à ce qui est bas [3]. »

Le printemps n'est pas loin, la force de jour s'installe lentement.

Nous arrivons ensuite à l'hexagramme ䷊, pour atteindre un équilibre Yin/Yang qui annonce l'équinoxe de printemps. Son nom est *T'ai*, la Paix.

« Il est rattaché au premier mois (février-mars) au cours duquel les puissances de la nature préparent le nouveau printemps [4]. »

Au niveau de la couleur nous abordons le magenta, point central d'équilibre qui marque la fin et la naissance de toute chose. Nous sommes du côté des couleurs froides, le pourpre nous introduit dans les mystères de la fin du cycle. Quelque chose meurt pour préparer le renouveau.

L'hexagramme suivant ䷡, est *Ta Tchouang*, la Puissance du grand. Il correspond au deuxième mois des Chinois (mars-avril).

« L'hexagramme traduit une époque où la valeur intérieure effectue une ascension vigoureuse et parvient au pouvoir. Mais la force a déjà dépassé le milieu [5]. »

Nous retrouvons la notion de centre du magenta. Cette fois nous sommes du côté des couleurs chaudes avec l'écarlate.

---

1. 2. 3. 4. 5. *Cf.* Richard Wilhelm, Étienne Perrot, *Yi King*, Éditions Librairie de Médicis, 1971.

C'est la couleur la plus spontanée et la plus puissante dans son aspect de naissance du cycle.

L'étape suivante est marquée par l'hexagramme ䷪, *Kouai*, la Percée. Il est rattaché au troisième mois chinois (avril-mai).

« Quand l'eau du lac s'est élevée dans le ciel, on peut craindre de voir crever un nuage [1]. »

La couleur rouge ponctue le printemps. Nous savons quelle énergie est contenue dans cette couleur, qui ne demande qu'à exploser.

Nous arrivons ensuite à ䷀, *K'ien*, le Créateur.

L'hexagramme est uniformément fort de nature. En tant qu'aucune faiblesse ne s'attache à lui, il a pour propriété la force [2].

Nous approchons du solstice d'été caractérisé par la couleur orange. La force de jour arrive à son maximum, sa puissance se déploie tous azimuts.

Nous basculons de nouveau avec ䷫, *Keou*, Venir à la rencontre.

« Ce signe est rattaché au cinquième mois (juin-juillet) et à la couleur jaune, parce qu'avec le solstice d'été le principe obscur recommence peu à peu son ascension [3]. »

Après l'extension maximale du Yang nous assistons ici à son recul. À l'opposé de *Fou*, le Retour, cet hexagramme est à la naissance du Yin ce que le premier est à la naissance du Yang.

L'hexagramme suivant ䷠, est *Touen*, la Retraite.

« On ne doit pas laisser passer le bon moment tant qu'on demeure en possession de sa force et de sa position. »

Le jaune est une couleur statique (voir chap. VIII sur le sceau) qui marque un arrêt dans le processus cyclique de développement des énergies. Cette stabilité représente d'après nous la fixation dans la forme du déploiement de l'énergie qui caractérise le printemps.

---

1. 2. 3. Voir note, p. 135.

L'étape suivante est représentée par ䷋, *P'i*, la Stagnation, l'Immobilité. « L'hexagramme est rattaché au septième mois (août-septembre), période où l'année a dépassé son point culminant et où les flétrissures de l'automne se préparent [1]. »

Nous entrons dans la dualité très concrète du vert, d'où cette idée d'arrêt, d'immobilité, dans ce que les astrologues conditionalistes appellent le « choc des contraires » du signe de la Vierge.

Nous basculons ensuite avec ䷓, *Kouan*, la Contemplation (la vue). « L'hexagramme montre un souverain qui contemple en haut la loi du ciel et en bas les coutumes du peuple [2] [...] »

La dualité est encore présente ici, mais nous sommes passés du côté des couleurs froides, les deux aspects sont maintenant en étroite relation. Le turquoise représente cette souplesse dans la gestion des contraires.

Et voici, pour terminer la boucle ䷖, *Po*, l'Éclatement. « Ce signe est rattaché au neuvième mois (octobre-novembre). La force Yin pousse avec une vigueur croissante et elle est sur le point d'évincer complètement la force Yang [3]. »

Placé en face de la Percée, il évoque la même idée avec une nuance subtile : le Yin est lourd, compact, il faut le percer. En revanche, le Yang est puissant, léger, il faut le faire exploser. Le cyan est aussi une couleur statique (voir chap. VIII). D'après nous, elle est représentative de la durée qui est au temps ce que la force est à l'énergie.

L'hexagramme ou sceau de Salomon thérapeutique [4]

Vous trouverez au chapitre VI une description détaillée de l'approche thérapeutique en colorthérapie. Nous vous proposons ici des exemples d'utilisation de l'hexagramme pour effectuer des corrections énergétiques sur l'Homme. Nous développons au chapitre VIII la symbolique de l'hexagramme.

Rappelons que cette figure constitue ce qu'il est convenu

---

1. 2. 3. Voir note, p. 135.

4. Les deux termes de même signification sont indifféremment utilisés dans cet ouvrage.

d'appeler un mandala « émetteur de forme ». Il émet quelque chose d'indéfinissable qui peut être perçu dans la main en la déplaçant rapidement, parallèlement, à une dizaine de centimètres du dessin. En passant au-dessus du centre de l'image, on ressent un écho dans la paume. En déplaçant ensuite la main, de haut en bas dans l'axe, on retrouve une sensation, perceptible à plusieurs niveaux, analogue à celle éprouvée lors de la palpation des ECIS. Si l'hexagramme est posé sur une table, on ressent une réaction de même nature en déplaçant la main sous la table, à l'aplomb du dessin, sensation d'autant plus nette avec le « sceau-miroir ».

Précisons, pour répondre à une question souvent posée, que si on peut intervenir pour des tiers, on peut en faire autant pour soi. Que ce soit directement sur l'organisme, où à distance, par transfert, en se servant du schéma du « prisme humain » ou d'une photographie, après y avoir éventuellement déposé le nom de la personne. Dans le cas d'un tiers, il ne faut le faire qu'avec l'accord de l'intéressé. Afin de contrôler les résultats, il est indispensable de fixer, comme pour toute intervention, des repères permettant d'apprécier les modifications dues au traitement (voir chap. VI et VIII).

Vous pouvez vous « soigner » et vous recentrer avec le sceau. Commencez par faire une évaluation de vos énergies (voir chap. III) et notez les indications. Asseyez-vous face au sud à même le sol et disposez l'hexagramme à votre droite en l'orientant selon l'axe nord/sud, pointe magenta dirigée vers le sud « de Forme [1] ». Posez la main droite à plat sur l'étoile, doigts sur la pointe magenta, la main gauche placée à même le sol. Au bout de trois minutes, inversez la position en vous asseyant à gauche du mandala, main gauche posée dessus, main droite au sol. Refaites une évaluation de vos énergies. Vous observez un recentrage et une amplification par rapport à la première mesure.

Si vous pouvez vous soigner ainsi, vous pouvez en faire autant pour autrui. Dessin toujours orienté, pointe magenta dirigée vers vous, posez-vous mentalement la question : pour tel cas, telle personne, à quel niveau positionner ma main?

En même temps déplacez la main gauche au-dessus du des-

1. Le sud « de Forme » ne coïncide pas exactement avec le sud magnétique. Il y a un décalage de quelques degrés. Il faut déterminer cette orientation à l'aide d'un test, par l'une des approches décrites dans ce chapitre.

sin, jusqu'à percevoir, au pouls ou dans le creux de la main, la limite de l'enveloppe concernée. Demandez ensuite sur le « prisme humain » la zone où intervenir (voir chap. VI). Dirigez la main qui traite, ou le doigt s'il s'agit du schéma, vers la localisation indiquée. Maintenez cette position une à deux minutes. Inversez ensuite la procédure, main droite au-dessus du symbole, main gauche en direction de la zone à traiter.

Terminez en revenant avec la main gauche sur le dessin, ce qui assure le rééquilibrage et l'amplitude optimale des enveloppes. Une autre façon de procéder consiste à détecter la couleur à utiliser sur l'hexagramme puis la zone où intervenir. Dirigez ensuite la pointe colorée vers l'organe ou le chakra déficient, tout en suivant la fluctuation des énergies sur l'échelle graduée.

L'hexagramme « harmonisateur » de lieux

La flamme d'une chandelle ou d'une lampe à pétrole, judicieusement placée, constitue une protection. Les constructeurs de jadis appelaient « nœud de vie » l'emplacement de la cheminée principale d'une construction autour de laquelle les artisans articulaient les pièces. Un lieu, un appartement, peuvent présenter des localisations perturbatrices pour l'organisme.

Des tests effectués lors des séminaires ont prouvé l'effet réharmonisant de l'hexagramme sur l'équilibre et l'ambiance vibratoire de la pièce où il est placé. Son incidence positive se démontre sur les émissions qui parasitent l'organisme : réseau électrique, réseaux Hartmann, TV, ordinateurs, cristaux liquides, nappes et courants d'eau souterrains, failles, etc. Il aide à surmonter les stress, à réduire les sentiments d'angoisse et les peurs.

MARCHE À SUIVRE

Comme pour toute intervention de nature « subtile », établissez d'abord une référence par une mesure vibratoire globale du lieu. Évaluez-la, en vous servant de l'échelle graduée chiffrée, en considérant le point 0 comme un point neutre. À gauche de ce repère, on se trouve dans un milieu perturbé, à droite dans un milieu favorable.

9 8 7 6 5 4 3 2 1 **O** 1 2 3 4 5 6 7 8 9

⇐ ⇒

Posez clairement la question, au pouls, par perception digitale ou radiesthésie :
Quel est le niveau moyen énergétique du lieu? Notez la réponse. Il s'agit ensuite de déterminer l'endroit exact où placer l'hexagramme.

Il n'est pas toujours commode de se déplacer sur un terrain ou à l'intérieur d'un bâtiment pour trouver le nœud vibratoire perturbateur. La solution la plus simple consiste à le faire à partir d'un plan ou même d'un simple schéma sur lequel on dispose une grille comportant des coordonnées. Le modèle ci-joint sera d'autant plus utile qu'il aura été photocopié en couleur bleu pâle – elle permet une meilleure lisibilité du document placé dessous – sur film transparent.

Précisez le point où intervenir, en passant le doigt sur les abscisses et les ordonnées de la grille. Reportez ensuite ces indications dans l'espace à trois dimensions en tenant compte du rapport entre le schéma et l'espace réel. Vérifiez de nouveau les mesures sur place en déplaçant la main : le chiffre indicateur est au plus bas au foyer de la perturbation alors qu'il remonte lorsqu'on s'en éloigne.

Positionnez ensuite l'hexagramme, orienté nord-sud, en le déplaçant légèrement dans l'espace, parallèlement au sol, d'abord de bas en haut, puis latéralement, en direction nord-sud, nord-est sud-ouest, etc., pour revenir à nord-sud. Efforcez-vous de ressentir en même temps, dans la main, les variations de densité des zones traversées. Vous vous apercevrez que peu à peu celles-ci s'équilibrent et deviennent plus fluides. Refaites une mesure. Si l'intervention a été correcte, le niveau vibratoire de la pièce est positif et à son maximum.

Une autre disposition, utilisée en géobiologie, consiste à fixer deux « sceaux » triangle pointe verte dirigée vers le haut. Placez-les sur les murs, face à face, après avoir déterminé leur position précise dans le volume considéré. Pour une chambre à coucher, précisez la position des mandalas en tenant compte de la position du corps allongé. Il est parfois préférable de les placer sur les murs en tête et en pied du lit, après avoir défini sur le « prisme » la position qui donne le meilleur résultat.

On peut être amené à les déplacer au fils des jours. Il faut donc établir s'ils doivent être maintenus en place de façon durable ou transitoire, au moyen d'une échelle chiffrée. Dans ce cas, l'unité de référence est la journée. Posez la question : durant combien de jours dois-je maintenir cette image?

Refaites de temps à autre un contrôle des niveaux vibratoires du lieu. Le sommeil et la vitalité des occupants en sont améliorés par l'apaisement qui en découle, ce qui permet la recharge énergétique. L'expérience montre que lorsqu'on utilise l'hexagramme dans une pièce où l'on travaille, c'est la pointe magenta orientée vers le haut qui renforce la vitalité et l'activité de ses occupants.

L'hexagramme « miroir »

Cette planche, d'un format de 155 × 225 mm, est composée de deux hexagrammes imprimés dos à dos. Leur dessin et leurs couleurs coïncident, comme vus en transparence, ce qui confère à ce symbole des propriétés plus puissantes. Sa représentation est à l'image des forces qui président à la manifestation de la vie, oscillation entre deux pôles, telle qu'elle figure aussi dans le Tao.

En « testant » au pendule un hexagramme, on s'aperçoit que son tracé est entièrement délimité par la bande vibratoire du spectre électromagnétique comprise entre l'extrême infrarouge et l'ultraviolet. C'est un symbole de la force lumière.

UTILISATION

Selon les cas, c'est la face en relief ou celle en creux qui doit être utilisée. Pour le savoir, placez l'hexagramme face en relief vers le haut et posé horizontalement, pointe magenta en direction du sud « de Forme ». Placez-vous en face, à une distance de trente à cinquante centimètres. Déterminez, à l'aide de l'échelle supérieure du « prisme humain », le niveau d'énergie du sujet à traiter. Notez ces niveaux.

Posez mentalement la question : L'hexagramme, ainsi positionné, quel sera son niveau?

Notez le chiffre. Retournez ensuite l'hexagramme de façon à le faire apparaître la face en creux. Posez la question : et dans cette position?

La position de l'hexagramme indiquant le niveau le plus élevé sera celle retenue pour l'intervention. Déterminez ensuite sur le « prisme humain » la localisation. Procédez ensuite comme cela est expliqué ci-dessus au sous-chapitre « L'hexagramme ou sceau de Salomon thérapeutique ».

Le colorgramme

Nous réagissons très différemment selon les couleurs auxquelles nous sommes soumis. Il est intéressant de noter ces différences car elles sont significatives de notre manière personnelle d'être. Elles peuvent nous en apprendre beaucoup sur notre état de santé et nos attitudes psychologiques. Par exemple, une forte réactivité à la couleur orange peut indiquer un déséquilibre thyroïdien, un problème respiratoire, un fort besoin de stimulation de l'organisme (voir chap. VII)... et sur le plan psychologique un besoin d'ouverture, d'action, de lutte (voir chap. X)... Mais, il est surtout intéressant de comparer notre réactivité aux différentes couleurs. Seule une représentation graphique rend possible une vision simultanée correcte de ces différences. Elle permet de mettre en valeur les convergences et similitudes.

Le colorgramme est un outil efficace pour une évaluation de la réactivité aux énergies colorées. Il permet d'appréhender les interactions entre les couleurs. Son utilisation est simple : il suffit d'établir, par la méthode de test que vous préférez, votre réactivité à chacune des huit couleurs suivantes : rouge, orange, jaune, vert, cyan, indigo, bleu, magenta, sur une échelle de 0 à 10. Il faut ensuite reporter ces valeurs sur le graphique. À chaque couleur correspond un axe.

Une fois que vous avez repéré chacune des couleurs par un point sur l'axe correspondant, il ne vous reste plus qu'à relier tous ces points par des lignes. Vous obtenez ainsi un polygone. Vous pouvez colorier les aires correspondant à chaque couleur ou vous limiter aux quadrants rouge, jaune, cyan et bleu. L'image que vous obtenez sur le colorgramme est un reflet de votre réactivité aux couleurs.

L'avantage de la représentation graphique réside dans le fait que de nombreux éléments se trouvent résumés dans une figure. Cela autorise des interprétations et des synthèses qui seraient beaucoup plus difficiles à élaborer sans cet artifice.

Il est fondamental de considérer une image du colorgramme comme un instantané. Il correspond au moment concerné et au type d'état interne dans lequel vous vous trouvez en faisant les tests! L'idéal est d'en faire régulièrement pour observer l'évolution et surtout permettre de dégager les éléments structurels de base par la mise en évidence de constances.

Le premier élément à prendre en compte est la surface de la figure. Certaines personnes obtiennent une image très petite; d'autres aboutissent à une figure très large. La figure idéale se rapproche du cercle. Ce premier paramètre est un indice global de vitalité. En effet, le fait de réagir puissamment à une couleur est le signe d'un potentiel de vie disponible. Le fait de réagir très fortement à l'ensemble des couleurs doit s'interpréter dans le même sens.

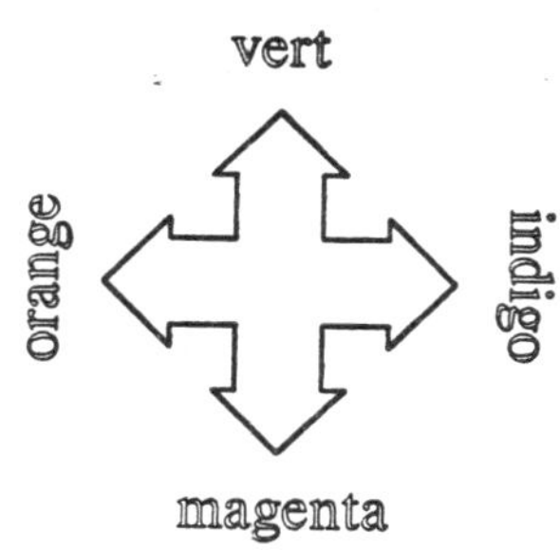

Il est possible, ensuite, de s'intéresser à la forme de la figure. Le premier axe important, tel que nous avons pu le dégager, est celui qui relie le vert au magenta. Le second axe est constitué par l'opposition orange/indigo. Quel est l'équilibre par rapport à ces axes? Nous expliquons ces éléments en détail, aux niveaux symbolique et psychologique, dans les chapitres VIII et X, et renvoyons le lecteur à ces derniers.

Colorgramme et cerveau

Nous pouvons établir également une correspondance intéressante avec le fonctionnement cérébral. Le cerveau possède une organisation complexe, il est multiple. Il est possible d'établir un découpage horizontal, et un autre vertical. Dans le premier cas nous obtenons des éléments de latéralité, dans le second des éléments hiérarchiques. Au niveau de la latéralité de nombreux travaux ont été effectués par des scientifiques qui nous permettent d'établir une dialectique.

En voici un résumé (d'après un tableau de *Utiliser tout son cerveau*, Dominique Chalvin, Éditions ESF, 1986)

Gauche	**Droite**
verbal	non verbal
analytique	synthétique
symbolique	concret
abstrait	analogique
temporel	atemporel
rationnel	non rationnel
digital	spatial
logique	intuitif
linéaire	global

Observez la figure que vous avez obtenue sur le colorgramme et tirez des conclusions sur vos préférences cérébrales du moment. Attention! Le gauche est à droite et le droit à gauche!

Au niveau hiérarchique le cerveau a été découpé en trois par Paul D. MacLean [1].

1. *2. 3. Cf.* Paul D. MacLean : *Les Trois cerveaux de l'homme*, Éditions Robert Laffont, 1990.

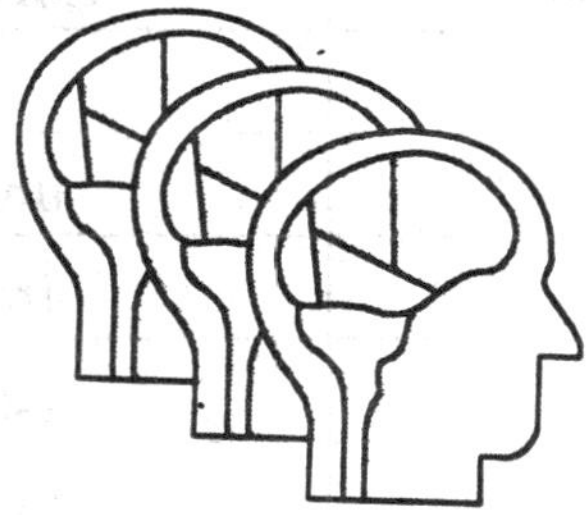

L'étage de base correspond au cerveau reptilien (celui que nous avons en commun avec les grenouilles et les reptiles). Il dirige « notre univers non verbal de gestes et comportements automatiques [2]. » Il concerne les schémas rigides et stéréotypés, la sauvegarde de l'espèce, le territoire et sa défense, les routines, itinéraires, rituels, les gestes automatiques (grattage de nez, rongement d'ongles), la mémoire à court terme...

L'étage moyen, encore dénommé cerveau limbique, est le siège des émotions et de l'affectivité. C'est un filtre sélectif qui oriente le plaisir et le déplaisir (j'aime/je n'aime pas), l'intérêt, la motivation... Il gère la mémoire à long terme (anticipation du plaisir et fuite du déplaisir). Il concerne l'action vécue, indépendamment de la réflexion.

Le troisième étage est la particularité des mammifères supérieurs (chat, chien, cheval et... homme). Il gère la « conscience symbolique, le langage, base de la pensée abstraite. C'est-à-dire la capacité de remplacer certaines choses par d'autres [3]. » Il concerne les capacités comme l'invention, l'imagination, les comportements raisonnés...

Le colorgramme ne peut mettre en évidence, d'après nos recherches, que les deux étages supérieurs. Si nous combinons ceux-ci avec les éléments de latéralité nous obtenons quatre domaines. Ces derniers ont été explicités par Ned Hermann dans *Les Dominances cérébrales et la créativité* (Éditions Retz, 1992). Voici à la page suivante un tableau extrait de cet ouvrage.

Vous retrouvez, ci-après, les quadrants rouge (limbique droit), jaune (cortical droit), cyan (cortical gauche) et bleu (limbique gauche). Vous trouverez de plus amples développements dans l'ouvrage cité.

Cortical gauche	Cortical droit
Les faits	L'avenir
logique	unificateur
analytique	imaginatif
technique	perspicace
financier	visionnaire
Limbique gauche	**Limbique droit**
Le formel	Les sentiments
organisé	relationnel
détaillé	émotif
méthodique	tourné vers les autres
séquentiel	serviable

Un exemple de colorgramme

Le colorgramme est un outil de grande valeur que nous vous encourageons à utiliser. Son interprétation, tant au niveau psychologique que sur le plan physiologique, apporte des éléments très pertinents.

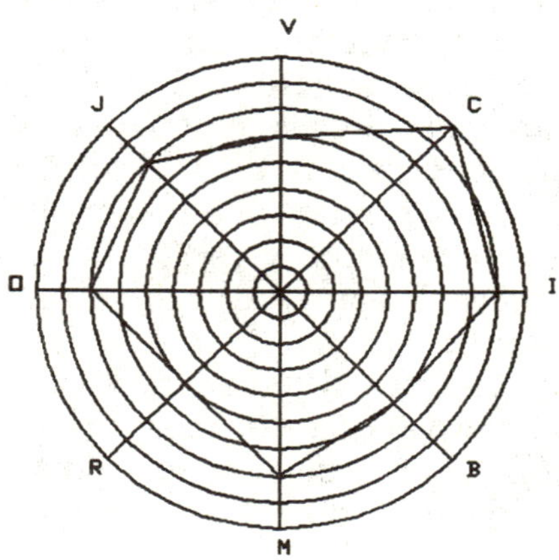

Prenons par exemple une figure moyenne avec le quadrant du cyan prédominant. D'après les correspondances indiquées page précédente nous en déduisons un fonctionnement préférentiel du cortex gauche : nous avons affaire à quelqu'un qui fait appel aux fonctions de logique et d'analyse, qui s'intéresse aux faits. Mais la présence des autres quadrants apporte un effet équilibrant. La prédominance du côté Yin (couleurs froides) évoque les notions d'intériorisation, d'inertie... le cyan de structuration active (voir chap. VIII).

La prédominance de la partie supérieure évoque une tendance aux aspects concrets et réalistes (côté du vert). Au niveau psychologique le cyan est en rapport avec la négociation, l'habileté, l'esquive, la douceur, mais aussi la défense, le refus, le rejet et l'exclusion (voir chap. X). Le cyan est aussi en rapport avec la peau, donc le contact, la relation, la communication.

Comment interpréter tous ces éléments? Tout dépend du contexte dans lequel le colorgramme est établi et de l'état interne du sujet. La réactivité préférentielle pour le cyan est à prendre en compte, elle évoque à coup sûr une stimulation relationnelle, peut-être une situation délicate amène-t-elle le sujet à manœuvrer habilement et prudemment... seule la personne concernée peut nous apporter les renseignements suffisants pour étayer une interprétation qui serait sans cela tout à fait aléatoire. L'interprétation correcte du colorgramme réclame de larges connaissances agrémentées d'une bonne pratique. Il n'a pas fait l'objet, pour l'instant, d'études systématiques qui nous permettraient d'établir un cadre d'évaluation structuré. Une description détaillée des configurations typiques réclamerait à elle seule un ouvrage complet. Le nombre de combinaisons possibles, en considérant dix niveaux par couleur s'élève à cent millions! Cinq niveaux nous offrent encore 390 625 combinaisons! Dans cette dernière éventualité, la seule prise en considération des quadrants nous met en présence de six cent vingt-cinq formules!

Plusieurs approches peuvent être envisagées pour l'interprétation : axe, croix... mettant en évidence les différents paramètres de la réactivité ainsi exprimée. S'il est possible de mesurer la réactivité individuelle sur le colorgramme, il est aussi tout à fait envisageable d'évaluer ainsi le modèle de fonctionnement d'un groupe humain comme une entreprise.

D'autres applications peuvent se concevoir dans le domaine relationnel : comparaison pour les couples, les associés... situation particulière d'un individu au sein d'un groupe... Suite à nos travaux des approches spécifiques ont été développées par des médecins, des psychologues pour des applications très variées. Toutefois, le dénominateur commun reste l'intégration de l'homme dans son environnement, que celui-ci soit limité à la cellule familiale ou professionnelle, ou élargi à l'échelle de l'univers. Nous vous donnons, ci-après, à partir d'exemples simples, les clefs de son utilisation.

Le colorgramme en action

Le colorgramme doit se comprendre comme une image de l'insertion d'un être humain dans un environnement donné, que ce soit par rapport à d'autres humains ou à des objets. Pour une recherche précise il convient de déterminer des qualificatifs simples et suggestifs pour chacune des huit couleurs du test.

Voici ce que cela donne pour deux domaines très importants, l'homme au sein d'un couple et à l'intérieur d'une entreprise :

Couleur	Couple	Entreprise
rouge	sexualité	énergie
orange	initiative	esprit d'entreprise
jaune	intellect	facultés d'analyse
vert	sens du réel	sens pratique
cyan	communication	relations de travail
indigo	éthique	probité
bleu	stabilité/fidélité	constance
magenta	transcendance	imagination/sens social

Il est possible de quantifier, à partir du résultat obtenu au colorgramme la réactivité globale du sujet pour le domaine concerné. Considérons les résultats suivants :

Rouge	6
Orange	0
Jaune	2
Vert	7
Cyan	8
Indigo	3
Bleu	3
Mangenta	4

Ajoutons les chiffres obtenus pour chacune des couleurs :

$$6 + 0 + 2 + 7 + 8 + 3 + 3 + 4 = 33$$

En tenant compte des extrêmes éventuels, 0 et 72, il est possible de déterminer en pourcentage le degré d'ouverture du sujet pour le domaine concerné. Dans le cas présent :

Degré d'ouverture pour le domaine :
$(33 \times 100)/72 = 45{,}83\ \%$.

Il s'agit d'un résultat très global qui n'est qu'un indice pour la compréhension de l'intégration du sujet dans un domaine. Il indique son degré d'aptitude à entrer en relation avec l'ensemble des éléments en présence. On peut le comprendre également comme l'espace occupé par le sujet dans le contexte considéré. C'est un facteur de dilatation qui est d'autant plus important que le degré général de stress est moindre.

Pour être plus précis il convient de nuancer ce pronostic. L'échelle de 0 à 9 peut se diviser en trois zones : 0 à 3, 4 à 5, 6 à 9. La première concerne les résultats faibles, indicateurs d'un stress important. La seconde marque une moyenne. La troisième, enfin, est l'indice d'un déploiement correct de la fonction. Prenons toujours le même exemple :

Zone faible : orange (0), jaune (2), indigo (3) et bleu (3).
Zone moyenne : magenta (4).
Zone forte : rouge (6), vert (7) et cyan (8).

En pourcentage :
Zone faible : 50 % (4 couleurs sur huit).
Zone moyenne : 12,5 % (1 couleur sur huit).
Zone forte : 37,5 % (3 couleurs sur huit).

Ces résultats peuvent être exploités pour affiner le pourcentage global. Ce dernier pourrait être obtenu avec seulement une zone moyenne occupée, ou au contraire complètement désertée. Dans ce dernier cas on peut en déduire un gros déséquilibre.

Le colorgramme pour les couples

Le fonctionnement d'un couple est souvent complexe et plein de surprises. Qu'est-ce qui fait la cohésion et l'harmonie d'une relation à deux? À l'inverse, qu'est-ce qui peut provoquer tensions et ruptures? Deux critères nous semblent pertinents pour juger de la qualité d'une relation entre deux êtres humains : ils doivent avoir des éléments forts en commun, par exemple le goût de l'activité physique ou l'intérêt pour la musique, etc.

Qui se ressemble s'assemble.

Ils doivent également être complémentaires sur d'autres plans : par exemple l'un peut être doué pour l'écriture et l'autre ne pas savoir rédiger sans faire d'horribles erreurs de style ou de syntaxe.

Les contraires s'attirent.

Nous n'avons jamais observé de relation durable sans la présence, dans une plus ou moins grande importance, de la simultanéité de ces deux critères. Si sont seuls en présence des éléments forts communs, surgit rapidement l'ennui par manque de nouveauté et d'ouverture sur autre chose.

Dans le cas de la seule existence de complémentarité forte, les tensions générées arrivent rapidement à bout des meilleures intentions.

Le colorgramme peut être d'un grand secours pour la détermination de ces deux critères. Les éléments déjà développés aux pages précédentes apportent des lumières mais il faut être encore plus spécifique. Prenons un exemple :

	Rouge	Orange	Jaune	Vert	Cyan	Indigo	Bleu	Magenta
Monsieur	6	0	2	7	8	3	3	4
Madame	3	7	8	1	9	0	2	5

Le degré d'ouverture de chacun est :
Monsieur : 45,83 %.
Madame : 48,61 %.

Les résultats sont à peu près équivalents, ils sont plutôt faibles. Voyons les pourcentages par zone. Un autre tableau est nécessaire pour repérer les zones faible f, moyennes M et fortes F. Profitons-en pour en déduire les points forts communs FC et les complémentarités C :

	Rouge	Orange	Jaune	Vert	Cyan	Indigo	Bleu	Magenta
Monsieur	F	f	f	F	F	f	f	M
Madame	f	F	F	f	F	f	f	M
Couple	C	C	C	C	FC			

Monsieur : faible = 50 %, moyen = 12,5 %, fort = 37,5 %.
Madame : faible = 50 %, moyen = 12,5 %, fort = 37,5 %.

Le hasard de notre exemple nous a fait aboutir à des résultats identiques. Mais les indices les plus pertinents sont ceux obtenus au niveau de la ligne « couple » du tableau. La complémentarité est importante avec l'apparition de quatre C. En revanche, ce couple ne dispose que d'un seul point fort commun FC. Le pronostic doit donc être très réservé dans ce cas-là. Il est tout à fait possible que les tensions engendrées par les quatre C nuisent à la continuité du couple. Celui-ci ne peut pas se raccrocher à de solides éléments communs.

L'observation des couleurs concernées et de leurs mots-clefs permet d'affiner l'interprétation. Il apparaît une femme qui fonctionne surtout au niveau des idées alors que son compagnon est beaucoup plus pratique. Leur point fort réside dans leur possibilité de communiquer.

Le colorgramme du colorgramme

On peut envisager un développement de chaque élément du colorgramme par un autre colorgramme complet. Par exemple considérons dans le domaine du couple le facteur numéro 1, qui correspond au rouge, et dont le mot-clef est sexualité.

Si nous démultiplions ses significations par un colorgramme nous obtenons le tableau suivant :

Couleur	**Couple/Sexualité**
rouge	puissance
orange	initiative
jaune	sensualité
vert	sensibilité à l'autre
cyan	communication
indigo	respect de l'autre
bleu	constance/confiance
magenta	imaginaire/fantasmes

On peut à partir de ce colorgramme procéder au même type d'analyse que celui vu ci-dessus. Les sept autres couleurs peuvent, bien sûr, profiter du même développement.

Voici une représentation du colorgramme avec ses extentions :

Rien n'empêche de poursuivre ces extensions, la seule limite restant les possibilités d'interprétation des éléments mis en évidence.

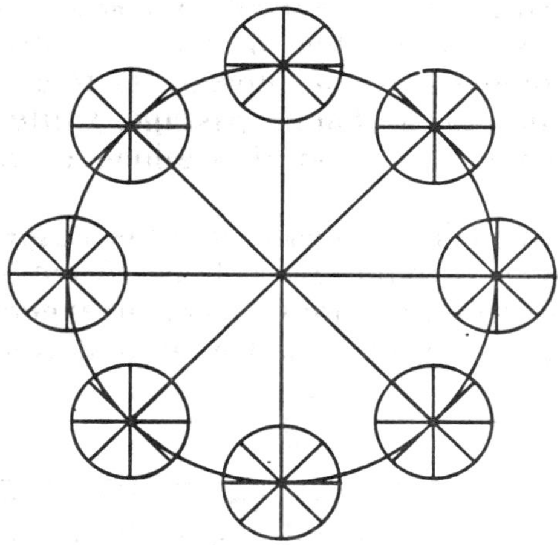

Le modulaur

Nous avons évoqué au chapitre I, qui décrit la préparation des filtres, un dispositif qui associe les sept couleurs dans l'ordre du spectre lumineux : le rouge, l'orange, le jaune, le vert, le turquoise, l'indigo, le bleu outremer.

En complétant le cercle chromatique par les écarlate, magenta et pourpre, résultant de la fusion des extrêmes rouge et bleu, ainsi que les tons intermédiaires, on obtient la gamme : écarlate, rouge, orangé, jaune, citron, vert, turquoise, cyan, indigo, bleu, pourpre, magenta.

Ainsi disposées, ces couleurs ont la propriété de rééquilibrer les énergies qui animent l'organisme, en particulier celles propres aux douze méridiens d'acupuncture.

Nous avons nommé « modulaur » cet agencement, inclus dans un bloc plastique transparent qui le protège, parce que phonétiquement, ce nom évoque à la fois un métal noble et inaltérable et le nom des enveloppes ECIS qu'il permet précisément de moduler [1].

Lorsque nous avons utilisé la première fois ce dispositif en

1. D'une manière plus profonde le « modulaur » est un modèle réduit, un « module », dans sa configuration énergétique, de la structure vibratoire de l'homme.

le déplaçant parallèlement à l'axe du corps, nous avons été surpris de ressentir des mouvements d'énergie au passage des différents plexus. À la hauteur du hara son intervention peut entraîner des mouvements au niveau du foie, en particulier des émissions de bile à chaque passage. Cette sensation est particulièrement nette en position allongée, muscles détendus.

Le premier modèle se présentait sous l'aspect de bandes colorées parallèles formant une échelle chromatique. En procédant à différentes variations de cet arrangement et en les testant, nous avons retenu quatre présentations.

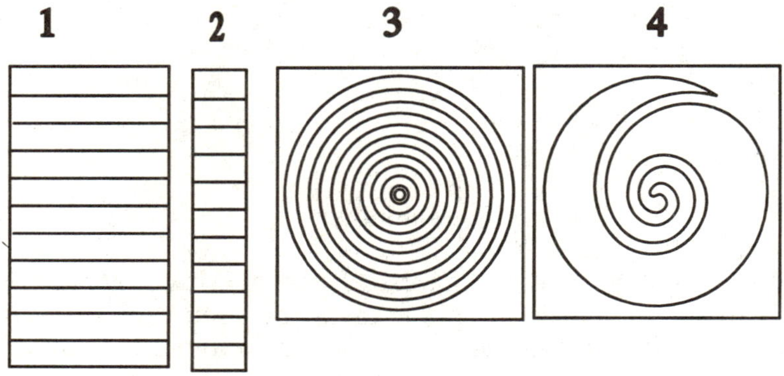

Les couleurs des objets 1 et 2 sont les mêmes. Leur différence tient à leurs dimensions, le dispositif 2 est plus étroit. Les « modulaur » 1 et 2 peuvent être utilisés séparément ou en association.

En 3 et 4, ils sont présentés en deux variantes qui n'apparaissent pas là : dans l'une, les couleurs se répartissent à partir du centre vers la périphérie, le dernier cercle étant le magenta. Dans la deuxième version les couleurs sont dans l'ordre inverse. La version 4 présente les couleurs disposées en spirale. Cela n'est pas le fait du hasard, mais parce qu'en procédant à des tests, thérapeutes et chercheurs, nous nous sommes aperçus qu'il fallait utiliser selon les cas, tantôt l'une, tantôt l'autre des dispositions.

Utilisation

Attention ! Le Modulaur est un outil puissant. Il convient de respecter certaines règles d'utilisation. En particulier, évitez de le poser directement sur la peau des bras et jambes. Cette action a pour effet de faire passer les énergies du sujet de l'intérieur vers l'extérieur du corps. Les conséquences sont une sensation de vide et de malaise.

Tenez le modulaur version 1 ou 2 entre le pouce et l'index, – de façon à dégager les raies colorées – parallèlement à l'axe du corps, après avoir déterminé la position la plus adéquate avec la planche-test. Si vous ne disposez pas du « prisme » ou que le temps vous manque, placez le modulaur au niveau du hara, soit à quatre ou cinq centimètres au-dessous du nombril.

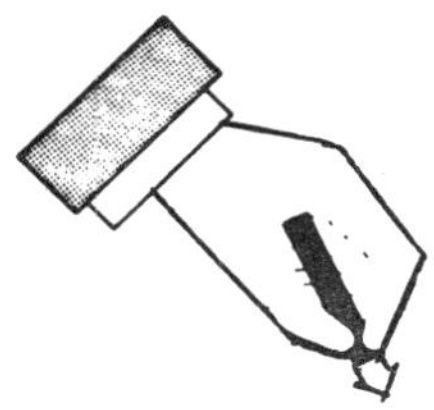

En le déplaçant rapidement vous pouvez sentir une résonance à l'aplomb du point à traiter. Maintenez le modulaur dans cette position, en l'éloignant puis en le rapprochant de la limite de l'enveloppe, préalablement détectée, de deux à trois millimètres en la tangentant. Cela prend environ deux minutes. Vous pouvez également utiliser le module version 2 comme un stylet, tenu perpendiculairement au corps, que vous déplacez sur les points à traiter. En disposant de suffisamment de temps, vous pouvez agir de la même façon sur les autres plexus, toujours attentif aux résonances. Passez ensuite le modulaur sous l'eau courante afin de le décharger. On y parvient aussi en l'exposant à quelques éclairs de flash ou en le laissant séjourner sous une couche de gros sel marin brut.

Le module version 3 peut être préféré aux autres s'il répond de façon plus favorable au test préalable d'évaluation des enveloppes. Il faut aussi définir si c'est le module écarlate ou magenta au centre qui entraîne l'amplitude et le recentrement optimaux. Le module version 4, en spirale, doit être utilisé avec prudence. Des recherches en cours indiquent que nous disposons là d'un outil puissant dont nous définirons le mode d'emploi en confrontant et en testant nos résultats. Des tests en cours, établis par des géobiologues, démontrent une action de dynamisation de l'eau avec la projection d'un éclair de flash à travers la spirale présentée dans le sens du déplacement des aiguilles d'une montre.

La version 4 peut être utilisée dans deux positions : la spirale présentée dans le sens horaire ou antihoraire. Il faut ensuite préciser son orientation, c'est-à-dire à « quelle heure » positionner l'origine de la pointe magenta, entre une et douze heures. Le test précisera s'il faut l'animer en la faisant tourner, sens horaire ou non, combien de tours et à quel rythme...

Une manière encore plus efficace d'utiliser le modulaur, est la combinaison des versions colorées linéaires 1 et 2. Dans les interventions sur les corps subtils, et du fait de leur extrême mobilité, on observe, en traitant ponctuellement un chakra, une dérive des énergies mises en jeu, tantôt vers le haut, tantôt vers le bas du corps. Il faut ensuite les suivre et traiter successivement tous les points indiqués sur le schéma du prisme humain. L'utilisation de deux modulaur « bloque » cette mouvance énergétique. Pour ce faire, déterminez sur schéma la zone où placer le dispositif 1 puis le 2. Précisez ensuite sur l'organisme et traitez en décalant légèrement les deux dispositifs tout en tangentant les limites des enveloppes. Dans ce cas, le module 2 draine ce qu'il absorbe des énergies parasites vers le module 1. Il faut ensuite le « décharger » en le passant sous un courant d'eau ou en l'exposant à la lumière. L'avantage de cette approche est qu'elle supprime ce qui ressemble à une fuite des énergies durant le traitement. Parallèlement, ses effets paraissent plus stables et plus durables.

Une autre façon de procéder consiste à combiner l'hexagramme miroir et le modulaur. L'hexagramme convenablement orienté, on place la main gauche à la limite de la zone préalablement repérée, tandis que la droite tenant le modulaur, s'ajuste au niveau déterminé sur le corps. Inversez ensuite la disposition des mains.

PROTECTION ET ENTRETIEN DES « OUTILS »

Qu'il s'agisse des planches colorées ou des outils utilisés pour traiter, il est important de les maintenir propres, parce qu'en absorbant ce qu'ils permettent de libérer, ils « émettent ». Il faut, de temps à autre, les exposer à la lumière solaire, par exemple, ou à des éclairs de flash électronique afin de les décharger des rayonnements parasites dont ils peuvent s'imprégner. On comprendra que si on peut charger de l'eau ou des matières avec des couleurs, celles-ci peuvent accumuler des vibrations plus suspectes. Il en va de même des bijoux que l'on achète ou qui se transmettent. Le gros sel marin brut – bien connu des exorcistes – dont on recouvre ces objets, a les mêmes propriétés. Après usage, il faut le jeter, soit dans une flamme, soit dans une eau courante, ce qui, en dispersant les nuisances, évite de créer de nouveaux foyers de pollution.

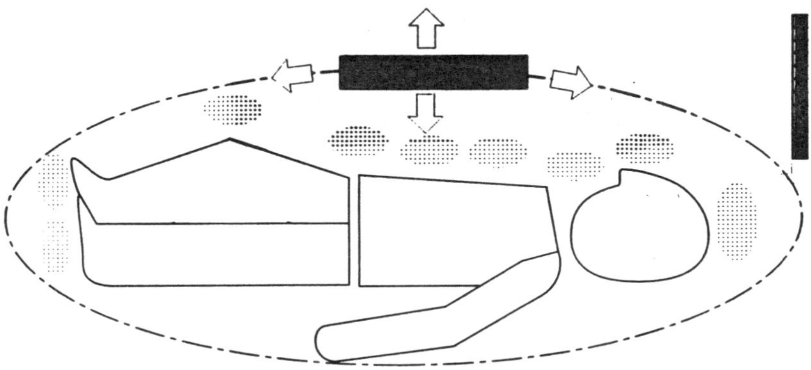

Chapitre VI

LE TRAITEMENT

Le traitement, en colorthérapie, peut s'effectuer de différentes manières, selon le matériel dont on dispose et les affinités de chacun. Un simple jeu de filtres colorés permet d'effectuer les premiers traitements. Il deviendra pour vous, ce que nous espérons, un inséparable compagnon.

Dans ce chapitre nous vous guidons pas à pas pour vous permettre de réaliser vos premiers traitements en toute sécurité et avec le maximum de chances de réussite. La méthode que nous proposons est à la fois simple et efficace. Elle bénéficie de nombreuses années d'expérimentations. Il ne s'agit que d'une première étape dans la pratique de la thérapie par les couleurs, mais comme dans de nombreux autres domaines les notions de base sont essentielles à une réussite ultérieure. Nous décrivons de nombreuses autres ouvertures techniques dans les chapitres V et XI.

L'ENTRETIEN

Cet ouvrage s'adresse aussi bien au thérapeute confirmé qu'au néophyte. Le premier n'a en principe pas besoin de nos conseils pour la mise en œuvre des techniques que nous présentons. Son expérience lui permet d'assimiler les caractéristiques et originalités de notre approche. En revanche, le second doit être parfaitement conscient que la thérapie ne s'improvise pas. Elle doit être entreprise par une personne compétente. Est-ce à dire que nous lui déconseillons la pratique de la colorthérapie? Au contraire! Il lui est possible, grâce aux techniques présentées dans ce chapitre, d'améliorer l'état de santé de ses parents, de ses amis... Mais nous voulons simplement prévenir le lecteur trop impatient : la connaissance et même la maîtrise d'une technique ne font pas le thérapeute.

La thérapie est une relation d'échange dans laquelle la communication verbale occupe une place essentielle. Sauf cas particulier, elle commence et souvent se poursuit par un entretien qui doit être conduit avec beaucoup de psychologie. C'est une relation complexe où la subjectivité de chacun des participants occupe un rôle central. Face à cette difficulté, beaucoup de thérapeutes esquivent l'entretien en le limitant au strict minimum, en général une anamnèse [1] portant sur des symptômes physiques. C'est à nos yeux une lacune fondamentale qui ampute le sujet et empêche le thérapeute de considérer son patient dans une perspective globale.

Il nous paraît indispensable d'aborder l'entretien sans *a priori*, sans peur, avec une grande honnêteté et une ouverture à cet autre être humain qui vient lui demander son aide. Les psychologues distinguent trois types d'attitudes dans la conduite d'un entretien : directif, non directif, ou semi-directif. Dans le premier cas le thérapeute a un objectif précis et questionne son patient en conséquence.

Dans le second le sujet est libre de s'exprimer à sa guise. Le troisième combine ces deux attitudes. Chaque attitude présente des avantages et des inconvénients qui sont faciles à dis-

1. D'après le *Petit Robert* : « Renseignements fournis par le sujet interrogé sur son passé et sur l'histoire de sa maladie. »

cerner, le choix dépend essentiellement du résultat désiré. Dans le contexte d'une intervention au niveau énergétique, il semble indispensable d'élaborer une approche avec un objectif précis. Cela pour mettre le sujet dans un processus dynamique, orienté vers la résolution de son problème, et ainsi focaliser l'ensemble de sa structure énergétique autour de cet axe.

Notre intention n'est pas de développer complètement l'aspect verbal de la relation thérapeutique, nous n'en avons ni la place, ni la compétence. Nous désirons juste orienter le lecteur vers certaines pistes, lui montrer les embûches les plus évidentes, lui faire prendre conscience de l'importance cruciale de cette dimension. À nos yeux le traitement commence lorsque le sujet entre dans le cabinet du thérapeute, dans la communication infra-verbale qui s'établit à ce moment-là et qui se poursuit ensuite par l'incontournable entretien. Tout doit conduire le sujet à un état propice à la réussite de l'intervention. Pour cela il faut l'amener à exprimer son problème dans toutes ses dimensions : contexte, conditions d'apparition, antécédents, historique... Voici les réflexions de deux psychiatres tirées d'un excellent manuel : *Psychologie pathologique* (Éditions Masson, 1972) :

> Peu à peu, pendant que se déroule cet entretien (ou *ces* quelques entretiens successifs) le sujet ne va plus pouvoir jouer avec la situation de manière à masquer son personnage profond. Si toutes les précautions requises sont respectées par le psychologue, le sujet va se trouver progressivement et automatiquement amené à *vivre* ici son mode de relation avec ses angoisses et ses frustrations, ses colères et ses revendications. La structure profonde ne peut pas faire autrement que de se mettre lentement en évidence devant celui qui sait entendre, écouter, ne rien imposer, tout accepter sans réaction sélective.

C'est cette émergence du « personnage profond » qui doit être recherchée dans l'optique énergétique. Il est alors possible de voir apparaître, au niveau des ECIS, les éléments structurels qui correspondent à ce personnage. C'est une clef de la réussite, sans doute pas la seule, mais peut-être la plus sûre.

Pour obtenir cela, il est possible d'adopter l'attitude non directive conseillée dans la citation ci-dessus, mais il nous paraît plus judicieux d'être relativement directif et d'amener le sujet à formuler le plus précisément possible ce qu'il attend de la thérapie, les résultats qu'il compte en retirer pour sa vie, les changements que ceux-ci vont entraîner dans son existence... Les créateurs de la Programmation Neuro-Linguistique ont mis au point un « questionnaire d'objectif » permettant de mettre un peu d'ordre dans ce genre de communication. Dans cette approche évidemment très directive le sujet commence par définir et décrire son « état présent », ce qu'il ressent, comment il se perçoit actuellement...

Les questions suivantes permettent de définir son « état désiré » et les moyens d'y parvenir :

Que voulez-vous? (L'objectif doit être spécifique, positif et réaliste).

Qu'est-ce que cela vous apportera?

Comment saurez-vous que vous l'avez obtenu? (Critères d'évaluation).

Y-a-t-il un inconvénient à l'atteindre pour vous ou pour les autres?

Y-a-t-il des obstacles à sa réalisation?

De quelles ressources avez-vous besoin pour y parvenir? (Ressources personnelles ou celles tirées de l'environnement).

Quelles sont les étapes à parcourir?

Il ne s'agit, bien entendu, que d'une grille, à utiliser avec tact et intelligence. Mais elle permet de découvrir des éléments très pertinents, en amenant le sujet à définir exactement sa demande pour se retrouver dans un état très favorable à une intervention au niveau énergétique.

Il faut ajouter à cette approche l'importante notion de visualisation. Lorsque, au cours d'un entretien avec une personne souffrant de restrictions physiques du fait de sa maladie, nous demandons à cette personne de se voir en pleine possession de ses moyens, nous constatons généralement l'impossibilité dans laquelle elle se trouve pour faire cette chose apparemment toute simple. Même en lui expliquant la différence entre pouvoir effectivement réaliser quelque chose, et simplement l'imaginer, nous nous heurtons généralement à une vive résistance de sa part. Il se trouve que l'un des signes annonciateurs de la guérison est justement cette possibilité de se voir en pleine forme et en train de réaliser des choses envisagées comme « impossibles ». Nous encourageons les personnes qui nous demandent notre aide dans cette voie et nous les soutenons dans leur effort de visualisation. En effet, celle-ci doit être réalisée régulièrement et sur une période suffisante.

La détermination de l'objectif, soutenu par une construction visuelle de la guérison, constitue selon nous une étape indispensable. Elle doit être complétée par l'établissement d'un « contrat » entre patient et thérapeute qui doit permettre d'établir clairement le type de relation qui va s'établir entre eux et ce que chacun peut en attendre. Ce contrat doit aller dans un sens de responsabilisation du patient par rapport à sa situation, quelle qu'elle soit.

Il convient enfin de déterminer, par un test, si l'acte thérapeutique est indiqué dans le contexte. Il est parfois préférable de ne pas traiter une personne, soit parce que le moment est mal choisi, soit parce qu'un autre type de thérapie est plus indiqué, soit aussi, et il faut suffisamment d'humilité pour le reconnaître, que le thérapeute ne possède pas toute la compétence requise pour le cas concerné.

Notre description de la démarche du thérapeute est évidemment très schématique et le lecteur ne doit pas adopter ces quelques lignes comme une collection de recettes infaillibles, mais comme des propositions. Il nous semble important par ailleurs de situer une intervention dans un contexte stratégique global [1] visant, non seulement la résolution du problème évoqué par le sujet et motivant sa visite, mais aussi ses choix fondamentaux de vie. En effet, l'intervention à courte vue centrée sur les problèmes immédiats se perd facilement dans les méandres de la complexité humaine. Il est beaucoup plus judicieux et indiqué d'appréhender le symptôme comme le signal d'une situation dont il convient de déceler les arcanes majeurs. Il est alors possible d'obtenir ce que Milton H. Erickson [2] nommait la santé iatrogénique, c'est-à-dire la santé en plus par opposition à la maladie iatrogénique.

---

1. Pour un développement complet de l'approche stratégique voir *La Stratégie en thérapie* de Malarewicz aux Éditions ESF, 1988.

2. Milton H. Erickson était sans aucun doute l'un des plus grands thérapeutes de ce siècle, il a inspiré de nombreux courants. Il existe malheureusement peu d'ouvrages traduits en français, mais nous pouvons vous conseiller *Ma voix t'accompagnera* aux Éditions Hommes et Groupes, 1986.

LES PRÉLIMINAIRES

Nous avons largement développé, dans les chapitres III et V, les éléments permettant de déterminer les zones pathologiques du corps ainsi que les couleurs correspondantes. Nous n'y reviendrons pas. Il est maintenant nécessaire de mettre de l'ordre dans votre pratique pour aboutir à des actions thérapeutiques efficaces.

L'outil de base est le « prisme humain », largement évoqué dans les chapitres III et V. Il permet de déterminer facilement les localisations grâce à la représentation du personnage, et les couleurs, à l'aide de la palette des douze teintes de base. Par ailleurs, l'échelle supérieure permet, comme cela est expliqué au chapitre III, d'évaluer globalement la latéralité et l'état énergétique du sujet. Il convient de commencer tout traitement par cette mesure pour avoir un point de repère.

La latéralité, qui s'exprime suivant un axe transversal, bien qu'étant le plus fiable, n'est pas le seul paramètre pour lequel nous pouvons mettre en évidence une mesure différentielle pertinente sur l'état énergétique du corps. Elle ne représente qu'une des trois dimensions spatiales au sein desquelles un être humain se déploie et évolue. Il est possible, également, d'évaluer ces polarités. Analysons à présent ces trois paramètres.

À gauche ou à droite ?

La latéralité est reliée directement au fonctionnement cérébral. L'hémisphère droit commande la partie gauche du corps, alors que l'hémisphère gauche commande la partie droite. Cette différenciation est d'une extrême importance d'un point de vue fonctionnel. Une saine physiologie exige une relation harmonieuse entre les deux hémisphères, sous peine de déconnexion énergétique et de dévitalisation, sans parler des diverses difficultés d'apprentissage corrélatives.

L'hémisphère droit est global et intuitif, la partie gauche du corps est associée aux émotions, aux sensations, aux sentiments. Elle est réceptive, passive, centripète (fonction maternelle). L'hémisphère gauche est celui de la parole, la réflexion, l'analyse, la logique, la partie droite du corps est associée à l'extraversion, la communication, elle est émissive, centrifuge, active (fonction paternelle).

Le colorgramme (chap. V), constitue une manière de mettre en évidence cette latéralité. Les couleurs chaudes correspondent à l'hémisphère droit, donc à la partie gauche du corps, les couleurs froides à l'hémisphère gauche, soit la partie droite du corps.

Il suffit d'observer quelques personnes avec un peu d'attention pour se rendre compte que tout le monde connaît dans son corps des ruptures de symétrie, tant dans la morphologie de base que dans l'attitude. La scission gauche-droite peut être mise en évidence par un montage photographique dans lequel on constitue un corps complet avec une seule moitié (gauche ou droite). Les personnages ainsi générés à partir des parties droite et gauche sont en général assez différents, d'autant plus que le conflit gauche-droite est plus marqué.

La mesure effectuée à l'aide de l'échelle supérieure du prisme humain indique la force relative des deux parties. Si vous obtenez un chiffre important (au-dessus de 6), cela indique que la partie correspondante est épanouie, ouverte, sans élément de stress. À l'inverse, un chiffre faible indique que les enveloppes énergétiques du côté correspondant se sont rétractées pour faire face à une agression. Cet aspect est déjà évoqué au chapitre III.

Au cours du traitement effectué avec la couleur, vous pourrez constater dans un premier temps des tendances à la contraction des enveloppes, suivies d'une sorte de libération qui se traduit par un épanouissement des corps subtils facilement repérables par une mesure sur l'échelle correspondante. Il est assez fréquent, également, de constater un profond soupir suivi de nombreux bâillements chez le sujet à ce moment-là.

Devant ou derrière ?

La deuxième dimension suit un axe sagittal qui traverse le corps d'arrière en avant. Cet axe nous introduit dans la dynamique de la vie et les processus temporels. Le passé se situe derrière nous, et nous marchons vers notre avenir. Avancer et reculer sont des actions physiques banales corrélées à de profonds schémas dynamiques. Le langage populaire le traduit de façon imagée par des expressions du genre : « Qui n'avance pas recule », « Son travail avance », « Il a pris du recul »... La Programmation Neuro-Linguistique utilise avec un certain succès cette symbolique spatiale dans un processus thérapeutique appelé « ligne du temps ». Où placez-vous une situation de votre passé dans l'espace qui vous entoure? Où situez-vous un événement plus récent? Où situez-vous ce que vous devrez faire demain, après-demain, dans huit jours? Ainsi se dessine peu à peu une ligne imaginaire qui est en quelque sorte la trajectoire de votre vie. Il est possible de manipuler cette représentation pour obtenir des changements. Pour ceux qui ont développé la faculté de vision des auras, ces localisations sont plus que des représentations mentales, ce sont des phénomènes énergétiques bien réels. Il y a d'ailleurs un parallèle fécond à établir entre plusieurs procédures de la PNL et certaines interventions énergétiques.

Nous pouvons différencier, au niveau de l'attitude corporelle, trois grands types : les schèmes antérieurs, les schèmes postérieurs, et les schèmes équilibrés. Les premiers, les plus répandus, correspondent à des personnes dynamiques, entreprenantes, orientées vers l'avenir. Les seconds correspondent à des personnes plus passives, sans tonus, verrouillées dans leurs acquis. Les troisièmes, enfin, correspondent à des personnes équilibrées dans cette dimension de l'espace.

Dessus ou dessous ?

La troisième dimension suit un axe vertical et traverse le corps de haut en bas. Cette dimension évoque notre rapport à la pesanteur. Celle-ci agit sur nous à tout moment, dans toutes les positions, et détermine notre poids. Elle nous attire inexorablement vers le sol et nous pouvons soit lutter pour rester debout, soit jouer avec cette force pour nous mouvoir harmonieusement. Les schèmes antérieurs et postérieurs évoqués ci-dessus sont déjà des formes spécifiques d'adaptation, ou plutôt d'inadaptation, à la pesanteur. Cette dimension nous permet d'aborder également la notion essentielle d'enracinement, c'est-à-dire de notre relation aux énergies terrestres et à la pesanteur. Celle-ci est en rapport avec la couleur rouge qui trouve naturellement sa place au bas du corps. Le seul fait d'envoyer une lumière rouge quelques minutes sous la plante des pieds d'une personne permet un meilleur enracinement. Une relation correcte à la terre nous permet de puiser l'énergie dont nous avons besoin. De la même manière, l'homme a une racine céleste en relation avec la lumière, elle peut être activée avec une projection de couleur bleue au-dessus de la tête.

Cette double connexion est absolument vitale pour l'organisme et aucun traitement ne peut être envisagé sans l'établissement d'une relation correcte dans cette dimension de l'espace. Les pieds bien posés sur le sol, référence solide et stable permettent une croissance verticale harmonieuse par l'attraction réciproque des forces terrestres et célestes. Ce qui engendre une grande liberté dans la mobilité.

Voici un exercice que nous propose Ostrom dans son ouvrage *Vous et votre aura* visant à établir une telle connexion qu'il nomme « fixation » :

> Voici en quoi consiste cette *fixation*. Asseyez-vous confortablement, les pieds au sol, les bras ballants. Inspirez à trois reprises très profondément, à chaque fois, vous retiendrez votre respiration quelques secondes, le temps de ressentir toutes les tensions présentes dans votre corps et votre esprit. Expirez de façon à soulager cette tension. Fixez ensuite votre attention sur le sol en imaginant des faisceaux de lumière sortant de vos pieds et du premier chakra. Regardez ces faisceaux pénétrer dans la terre jusqu'à ce qu'ils en atteignent le centre. Remontez ensuite ces énergies de la terre et faites-les entrer dans vos pieds et votre premier chakra. Ressentez votre affinité avec la terre, sachez que vous êtes lié à elle et ancré solidement à elle.
>
> Imaginez ensuite qu'il y a une porte juste au sommet de votre tête. Ouvrez-la, et tirez à vous une flamme couleur d'or. Faites-la descendre le long de votre colonne vertébrale et de tous les chakras, jusqu'au premier. Visualisez l'or se mélanger à l'énergie terrestre. Cela vous *fixera* sur le sol, et en même temps vous ouvrira aux énergies élevées.

Cet équilibre vertical est essentiel pour une libération correcte des forces de vie dans le « monde horizontal » qui est celui de la relation, la communication...

UN PEU DE MÉTHODE

Décrivons à présent le mode opérationnel d'un traitement en colorthérapie avec utilisation de filtres colorés. Cette méthodologie reste valable pour les autres formes d'intervention avec quelques adaptations, que nous précisons plus loin. Il est à noter, toutefois, la méthode des filtres, une des plus efficaces qui puisse s'envisager avec des moyens simples. Les projections continues de lumière colorée, quant à elles, nécessitent des temps d'exposition difficiles à gérer.

Cette méthode est issue d'une constatation fortuite au cours d'un traitement utilisant des projections de lumière colorée, seule méthode que nous utilisions à l'époque. Pour vérifier le choix de la bonne couleur, nous avions l'habitude d'approcher un filtre de la couleur correspondante pour susciter une réaction. Lors d'une intervention, nous avons constaté une réaction instantanée et très forte chez le sujet à l'approche du filtre, qui aboutit à une correction spontanée de son déséquilibre. Nous étions évidemment très surpris d'un effet aussi rapide sans utilisation de lumière ! La poursuite de ce genre d'expérimentation a permis de constater la réelle efficacité de cette méthode en dépit de sa simplicité.

La détection des informations en vue d'un traitement peut se faire de plusieurs manières : radiesthésie, prise du pouls, test musculaire, perception digitale... Ces différents modes sont décrits au chapitre V. Nous ne saurions trop vous conseiller d'en utiliser plusieurs pour développer au maximum vos facultés de perception et avoir ainsi la possibilité d'effectuer des détections « croisées » pour vous contrôler.

Vous utiliserez, tout au long du traitement, le personnage du « prisme humain ». Il faut établir une convention mentale très claire : le personnage représente votre sujet. Pour soutenir cette convention, écrivez le nom et le prénom du sujet sur une étiquette que vous placerez sur le schéma.

Ensuite, posez mentalement la question : quels sont les niveaux et l'équilibre énergétique de Monsieur ou Madame X ?

Déterminez-les par un balayage rapide des chiffres de part et d'autre du 0. Notez les niveaux. Demandez ensuite : où faut-il intervenir en priorité avec les filtres colorés ?

Utilisez le personnage pour effectuer cette détection. N'oubliez pas, au cours de cette exploration que votre schéma ne comporte que deux dimensions! Cette limitation a déjà été évoquée au chapitre III. Vous pouvez soit utiliser les lettres F et D qui figurent sous le pied droit du personnage pour fixer votre convention mentale, soit palper derrière le schéma. Dans le premier cas, posez un doigt sur la lettre et fixez la convention. Je palpe devant/derrière le corps. Dans le second, vous n'avez pas besoin de convention mentale, ce qui est toujours préférable. N'oubliez pas, non plus, que les ECIS peuvent se trouver assez loin du corps, alors n'hésitez pas à palper des éléments éloignés! Nous envisageons d'ailleurs, dans ce chapitre, les problèmes qui peuvent se poser du fait de cet éloignement.

Une fois que la localisation de votre intervention sera déterminée, il est indispensable d'effectuer une palpation directe sur les ECIS du sujet pour retrouver la perturbation que vous avez décelée sur le schéma [1]. Il y a deux raisons à cela : la première pour avoir une confirmation et s'assurer ainsi que le repérage est correct, la seconde pour ancrer la convention pour la suite.

Déterminez ensuite la couleur à utiliser sur l'emplacement que vous avez trouvé. Pour cela, revenez au « prisme humain » et placez un doigt au niveau de la localisation. Baladez alors un doigt de l'autre main au-dessus des touches colorées pour sentir la couleur correspondante. Vous pouvez, bien entendu, utiliser une autre méthode, mais celle-ci est à la fois rapide et fiable.

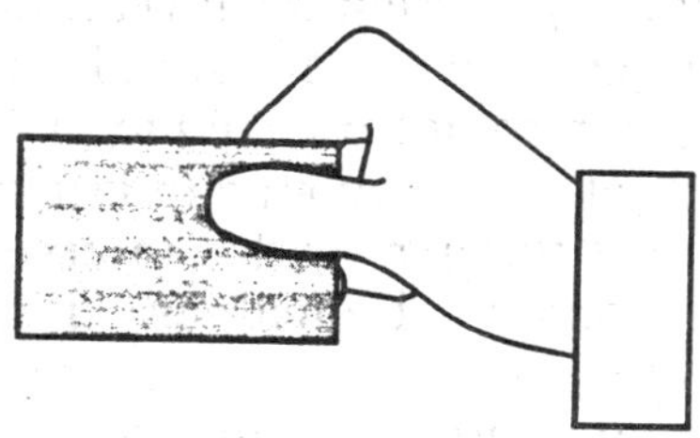

1. Encore faut-il que cela soit matériellement possible. Une localisation à dix mètres du sujet est difficilement accessible! Nous vous précisons plus loin dans ce chapitre comment procéder dans ces cas-là.

Prenez le filtre de la couleur correspondante. Approchez-le doucement de la zone à traiter et sentez bien ce qui se passe dans la main qui le tient. Celle-ci a un rôle essentiel de contrôle et de suivi de l'évolution au niveau de la localisation du traitement. Vous sentez alors un mouvement qu'il faut suivre.

Généralement, c'est un mouvement de rotation qui se produit. Contentez-vous de suivre cette impulsion de départ et sentez-vous porté par cette sensation. L'attitude à adopter est à mi-chemin entre l'activité et la passivité. Trop passif, vous allez en quelque sorte vous « boucler » sur un processus qui n'aura pas d'effet thérapeutique. Vous obtiendrez seulement un jeu de compensations qui risque de vous égarer. Trop actif vous passerez à côté du sujet et vous n'aurez pas accès aux points-clefs du traitement.

Une attitude activo-passive permet d'éviter ces écueils et procure en plus un véritable sentiment d'enthousiasme. Il s'agit, à chaque fois, d'une expérience unique d'exploration qui vous met en contact avec le fonctionnement intime de la personne que vous traitez. Il s'agit d'ailleurs d'un critère très pertinent d'une action thérapeutique efficace : celle-ci doit apporter une correction chez le sujet et un plus chez le thérapeute.

> En aucun cas la thérapie ne doit être une activité fatigante ou dévitalisante! Bien au contraire! Elle doit être une source toujours renouvelée de joie et de force.

L'intervention avec le filtre doit être relativement rapide, au maximum quelques minutes. Vous devez vous arrêtez lorsque vous ne sentez plus rien au niveau de la localisation concernée, un peu comme si un grand calme s'installait après la tempête. Ce moment est fréquemment ponctué par un bâillement du sujet. Une recommandation importante : il est indispensable d'effectuer cette intervention dans un local suffisamment éclairé. L'idéal est d'utiliser un éclairage halogène. Faites ensuite une mesure des énergies à l'aide de l'échelle supérieure et comparez les résultats avec ceux du début. Plusieurs cas possibles :

– les chiffres ont augmenté tous les deux : vous êtes sur la bonne voie;

– un seul chiffre a augmenté ou diminué et l'autre est

resté stable : il demeure un déséquilibre important et vous allez sans doute provoquer une forte libération d'énergie avec la localisation suivante, allez-y doucement;

– les deux chiffres sont restés stables : votre action n'a pas eu beaucoup d'effet apparemment, reprenez depuis le début;

– les chiffres ont baissé tous les deux : vous rencontrez une forte résistance, il peut s'avérer judicieux d'utiliser du magenta ou du vert pour débloquer la situation.

Ces descriptions ne doivent pas être prises d'une façon trop stricte, considérez-les seulement comme des repères. Envisagez chaque cas comme un cas particulier et préparez-vous en permanence à vous adapter à des situations imprévues. Il ne doit y avoir rien de rigide dans votre approche. Une fois effectuée cette nouvelle mesure, cherchez une autre localisation et une couleur. Procédez de la même manière. Arrêtez-vous lorsque vous ne trouvez plus de localisation. Vous devez alors explorer la composante temporelle de la manière indiquée plus loin. Le processus complet est assez rapide, le nombre de localisations à traiter dépend évidemment du sujet considéré, mais il se situe en général entre trois et une dizaine. Vous pouvez, à la fin, déterminer la date et l'heure de la séance suivante sur un calendrier avec votre méthode de détection préférée. Il vaut mieux attendre quelques jours avant une nouvelle intervention pour laisser le temps à l'organisme de procéder aux rectifications nécessaires.

CE TABLEAU PERMET DE DÉFINIR LES DURÉES, LES QUANTITÉS

Unités	1	2	3	4	5	6	7	8	9
Dizaines	1	2	3	4	5	6	7	8	9
Centaines	1	2	3	4	5	6	7	8	9
Pour les durées d'interventions, choisir la seconde comme unité de base.									

CE TABLEAU PERMET DE PRÉCISER
L'HORAIRE D'INTERVENTION QUI S'ÉCHELONNE
ENTRE UNE HEURE DU MATIN ET MINUIT.
L'INTERVALLE ENTRE LES POINTS
CORRESPOND À UN QUART D'HEURE

1	2	3	4	5	6
o o o o	o o o o	o o o o	o o o o	o o o o	o o o o
7	8	9	10	11	12
o o o o	o o o o	o o o o	o o o o	o o o o	o o o o
13	14	15	16	17	18
o o o o	o o o o	o o o o	o o o o	o o o o	o o o o
19	20	21	22	23	24
o o o o	o o o o	o o o o	o o o o	o o o o	o o o o

Vous devez prévenir le sujet d'un risque d'aggravation passager, comme dans toute méthode réflexe. D'autre part, il est très fréquent de rencontrer des fatigues, suite à l'intervention pendant quelques jours, informez-en le sujet. Cet état de fatigue est d'ailleurs un très bon signe. Il indique que l'organisme consacre la plus grande partie de son énergie à des processus internes de correction. Il est fréquent, également, de constater la réapparition d'anciens symptômes, ce qui doit être considéré comme un processus normal.

Un médecin nous a raconté un cas éloquent d'aggravation due à un traitement par les énergies colorées : un patient souffrant à la fois de diabète et d'hypertension s'est retrouvé, à l'issue de l'intervention, alors qu'il rentrait à son domicile, pris d'une forte diarrhée. Celle-ci a continué le lendemain et les jours suivants. Inquiet, il a téléphoné à son médecin pour le prévenir. Celui-ci l'a rassuré sur l'origine de son problème en lui conseillant de supporter ce désagrément passager. Au bout d'un mois, la diarrhée avait disparu, emportant avec elle diabète et hypertension!

Un problème surgit souvent pour l'application de la méthode : comment positionner le sujet? Couché, debout, assis? Chacune de ces positions comporte des avantages et des inconvénients. La position couchée est en général favorable pour le sujet, mais vous limite l'accès des ECIS à une seule moitié antérieure, ou postérieure, suivant le cas. La position debout doit être limitée à certains cas qui réclament, de la part du sujet, une situation de maintien. La position assise semble être un compromis intéressant, elle est relativement confortable pour le sujet, et elle vous permet l'accès à une vaste étendue des ECIS. Une autre question revient souvent : le sujet doit-il être habillé? L'expérience montre que les vêtements ne créent aucune gêne pour la pratique de la colorthérapie.

EN CE TEMPS-LÀ...

L'être humain est complexe, il évolue dans de nombreuses dimensions dont les principales sont l'espace et le temps. Nous avons abordé la première avec la technique des filtres. Abordons maintenant la seconde. Celle-ci est tout aussi importante, pour ne pas dire plus. Beaucoup de matériaux intéressants surgissent de cette exploration.

De nombreuses techniques proposent un travail dans cette dimension : la psychanalyse, de nombreuses formes de psychologie, la kinésiologie, la PNL... Dans tous les cas le sujet est amené, de façon associée (lorsqu'il ressent la scène comme s'il s'y retrouvait vraiment) ou dissocié (lorsqu'il revoit la scène comme sur un écran de cinéma), à avoir des représentations internes correspondant à son passé, ou à une projection dans le futur. Diverses méthodes sont utilisées pour amener le sujet à une époque considérée et l'y maintenir. Celle que nous vous proposons trouve sa principale source dans la PNL avec le concept de « ligne du temps » déjà évoqué ci-dessus. Nous avons adapté cette approche pour la rendre plus fiable. L'élément essentiel à retenir est qu'il est parfois insuffisant, pour une exploration sûre de la composante temporelle, de se limiter à des repères verbaux. Il est nécessaire de mettre en œuvre des repères extérieurs capables d'ancrer le sujet dans la situation concernée.

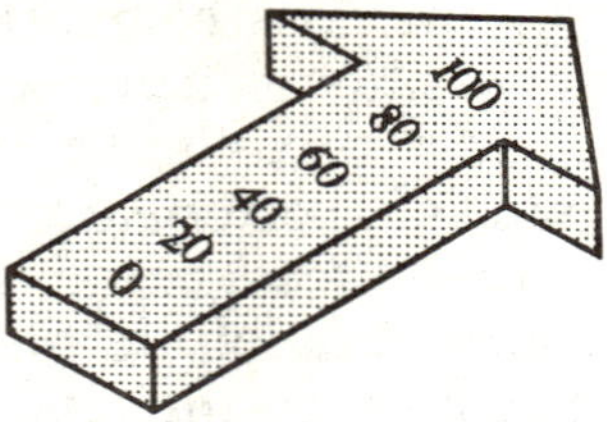

L'idéal est de pouvoir dessiner, sur le sol, une bande droite étalonnée de la conception jusqu'à un âge raisonnable. Cette figuration de la dimension temps sert de support concret à l'exploration.

Vous devez commencer par tester l'âge qu'il convient d'atteindre, sur une échelle graduée. Positionnez le sujet à la localisation correspondant à son âge actuel. Expliquez-lui bien ce que vous allez faire jusqu'à ce que vous soyez sûr d'une parfaite compréhension de sa part. Demandez-lui alors de se déplacer très lentement en direction de l'âge que vous avez déterminé. Demandez-lui également de bien sentir tout ce qui se passe en lui. Lorsque le sujet aborde la localisation correspondante vous pouvez constater un changement très net dans sa physionomie et son attitude. Il est possible qu'il vous fasse part d'une gêne ou d'un malaise. Il se produit aussi fréquemment un changement de direction : alors que la personne marchait bien droit, elle se met à bifurquer vers la droite ou la gauche. Ces éléments sont pour vous une confirmation de votre test. Si elle n'a pas lieu reprenez depuis le début.

Faites s'asseoir le sujet à la position trouvée et effectuez un traitement comme vu ci-dessus. Puis ramenez la personne lentement à son âge actuel. Testez si une nouvelle exploration est nécessaire et procédez de la même manière. N'oubliez pas qu'il est souvent nécessaire d'explorer le futur ! Terminez le traitement en demandant au sujet de sentir les changements positifs intervenus pendant la séance et demandez-lui d'avancer lentement vers l'avenir en emportant ses nouvelles possibilités. Cet ancrage dans le futur est une étape importante qui doit être réalisée avec beaucoup d'attention et être adaptée à chaque cas particulier. Ne submergez pas l'organisme d'informations. Il a besoin d'un temps d'intégration.

LES GRANDS ESPACES

Les ECIS s'étendent très loin du corps physique. Il semblerait même qu'il n'y ait pas vraiment de limite. Vous pouvez d'ailleurs faire une expérience simple et souvent très riche. Asseyez-vous dans un endroit calme, fermez les yeux, et posez-vous la question suivante : quel est l'espace total que j'occupe? Jusqu'où est-ce que je vais? À partir d'où ne suis-je plus concerné. Utilisez une formulation qui vous convienne.

Pour en revenir à la méthodologie décrite ci-dessus, il est indispensable que les localisations trouvées soient physiquement accessibles. Mais si vous trouvez une zone à dix, vingt, trente mètres ou bien plus? À ce moment-là vous avez deux possibilités : la technique des visualisations évoquée plus loin, ou le travail sur schéma. À défaut d'utiliser le schéma ci-après, les enveloppes subtiles de l'homme, dessinez un tout petit personnage sur une feuille de papier et réduisez ainsi, proportionnellement, l'espace qui l'entoure. De la même manière que vous pouvez effectuer des tests sur un schéma, il est aussi possible de pratiquer des interventions, mais de préférence du sujet. La technique est la même dans ce cas mais s'effectue sur le schéma.

Dans cette approche il faut demander au sujet ce qu'il éprouve au cours du traitement, pour deux raisons. La première est que votre intervention est peut-être purement imaginaire et votre schéma ne devient alors que ce qu'il est : un bout de papier. La deuxième concerne le cas où l'effet de votre intervention est réel, à ce moment-là vous pouvez provoquer chez le sujet des réactions importantes et il est tout à fait judicieux de s'en apercevoir! Nous avons en mémoire une situation où un stagiaire, qui venait de découvrir cette technique de traitement sur schéma, s'appliquait consciencieusement à effectuer des corrections autour du personnage en papier alors que son sujet donnait d'évidents signes de détresse sans qu'il s'en aperçoive! N'oubliez donc jamais que vous vous occupez d'une personne bien présente et bien vivante et soyez toujours à son écoute!

LES ENVELOPPES SUBTILES[1] DE L'HOMME

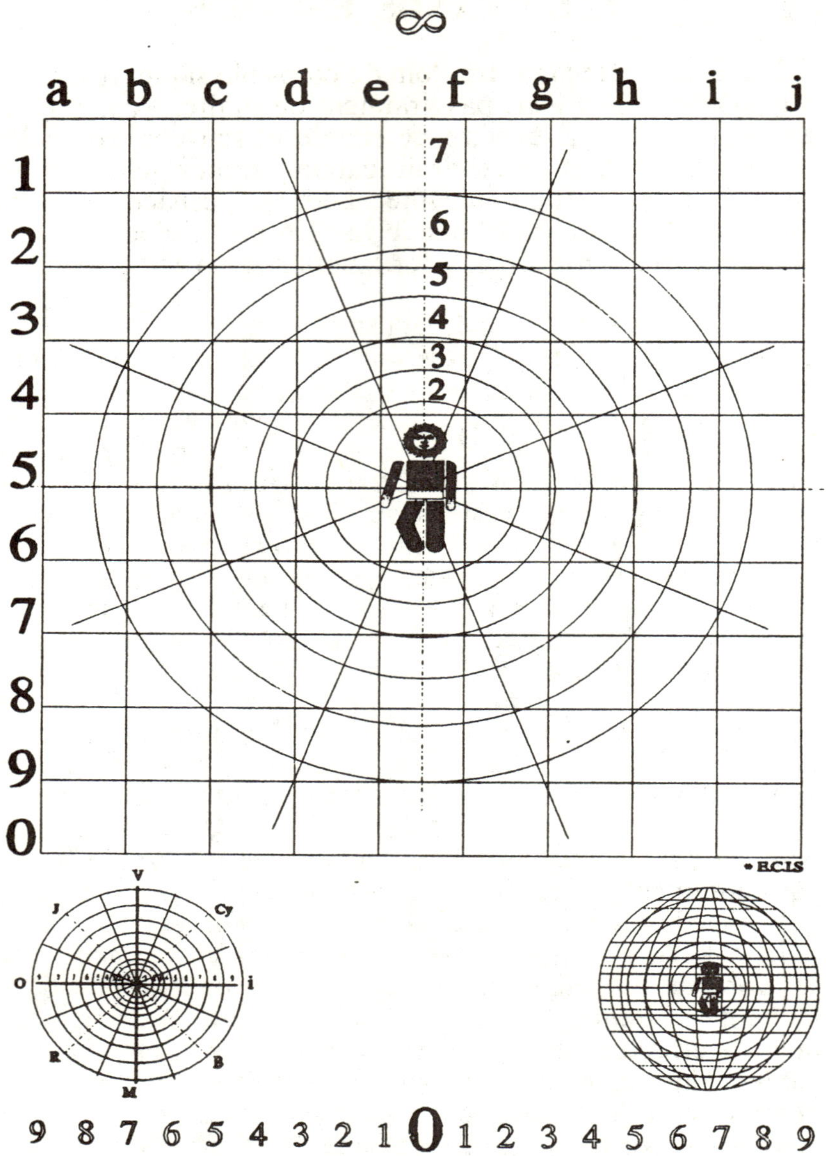

1. ECIS.

Le travail sur schéma concernant des localisations éloignées du corps physique nous amène, en fait, à intervenir sur les enveloppes collectives [1]. Vous devez également en tenir compte lors d'une intervention. En effet, votre action ne sera pas, dans ce cas, strictement localisée au sujet. D'une certaine manière vous allez traiter par cette méthode un groupe de personnes. Les implications de cette affirmation sont assez complexes à énoncer et nos concepts habituels nous sont d'un maigre secours. La pratique vous donnera des matériaux suffisants pour vous forger une opinion qui coïncide avec votre système de croyance personnel.

Nous pouvons citer un exemple qui fut, pour nous, à l'origine de la compréhension du caractère collectif des enveloppes éloignées. Nous étions en train de traiter sur schéma une zone pathogène située à grande distance du sujet. Nous n'avions alors qu'une expérience limitée de ce type d'intervention. Un ami, qui était présent pendant le traitement, nous fit alors part d'un malaise qu'il ressentait. Cette situation est fréquente : certaines personnes peuvent ressentir une gêne pendant une intervention lorsque certaines faiblesses dans leur structure énergétique les empêchent de réagir convenablement à l'importante décharge énergétique qui se produit à ce moment-là ou à la tension engendrée par la stimulation d'un blocage. Mais, curieusement, nous avons constaté après un rapide examen, que ce n'était pas un cas classique. En approfondissant notre investigation apparut un lien évident entre notre ami et la localisation que nous étions en train de traiter sur le sujet. Ils avaient cette structure en commun! Nous avons depuis lors suffisamment réalisé d'expériences qui ont confirmé ce fait qui est loin d'être une exception.

Lors d'un stage, organisé en Provence, au cours d'une pose entre deux séances, une stagiaire italienne, venue de Florence, « mal dans sa peau », nous demande de la traiter. Nous sommes en pleine nature. Nous établissons les indications du traitement à partir du « prisme humain », posé dans l'herbe, à même le sol. Les perturbations nous apparaissent si éloignées

1. Les sept enveloppes décrites au chapitre III ne sont pas les seules qui peuvent être perçues. Toutefois elles appartiennent en propre au sujet concerné. En revanche, les enveloppes perçues au-delà de ces sept enveloppes de base, sont communes à un groupe d'individus. Elles caractérisent des cellules collectives : famille, entreprise, patrie, humanité...

qu'une intervention autour de son corps physique aurait nécessité une échelle.

C'est par « transfert », la planche représentant momentanément la personne, que nous intervenons. Elle est âgée d'une quarantaine d'années et douée d'une sensibilité exceptionnelle. Elle nous décrit ses sensations au cours du traitement. Un long appel téléphonique ne nous permet pas de terminer. Ensuite, la cloche nous appelle pour le déjeuner. Nous nous apprêtons à passer à table lorsque la « patiente » nous rejoint et, dans un français dont elle ne maîtrisait manifestement pas les finesses, nous interpelle :

– Vous avez commencé un travail sur moi, il faut que vous « m'acheviez » avant le déjeuner ! J'ai la moitié du corps tout bizarre, comme endormi...

Nous prenons le temps de l' « achever »... Elle ne réapparaît qu'en fin de journée, le visage défait.

Elle n'avait pas déjeuné et avait passé l'après-midi dans sa chambre. Elle semble très perturbée, nous suppliant cette fois de la remettre « comme avant »... Elle nous signale l'émergence de souvenirs d'enfance traumatisants. Ils lui créent un tel malaise qu'elle préfère revenir à l'état précédant l'intervention. Nous nous regardons : nous savons qu'il vaut mieux ne pas interrompre le processus. De toute évidence, les éléments qui lui reviennent en mémoire et l'ont incitée à s'adresser à nous sont la cause de son désarroi. Nous ne la revoyons plus trois jours durant mais, en fin de semaine, elle réapparaît rayonnante, transformée :

– Je viens de renaître à moi-même nous précisait-elle...

Cette expérience illustre bien un phénomène, maintes fois observé. Le patient est allongé sur la table d'examen. Le thérapeute décèle des perturbations si éloignées du corps qu'il ne peut intervenir directement, l'espace disponible autour de lui étant trop restreint. Il opère à partir d'un schéma. Les modifications énergétiques sont cependant telles qu'il est arrivé que le patient demande l'interruption momentanée du traitement. Il s'établit donc bien une correspondance entre le personnage du schéma et le vivant. D'autre part il est intéressant de noter que l'effet du traitement se poursuit dans l'espace et le temps, à l'image de la pierre qui percute un plan d'eau calme.

LA PROJECTION DE LUMIÈRE COLORÉE

La colorthérapie traditionnelle utilise surtout la projection de lumière colorée. C'était la seule méthode utilisée, avec beaucoup de succès, par Gadhiali. Le gros inconvénient de cette approche, comme déjà signalé, est la durée des expositions, qui devient rapidement rédhibitoire. D'autre part, elle nécessite un matériel de projection qui n'est pas forcément très maniable et facile à transporter. Cela peut expliquer le faible intérêt affiché par les thérapeutes occidentaux pour cette technique.

La méthodologie est très simple et peut se calquer sur celle que nous venons de voir avec quelques adaptations. La lumière est toujours projetée sur le corps. Les localisations sont donc à déterminer au plus près de ce dernier, contrairement à la méthode des filtres. La couleur est à définir de la même manière. Mais il faut aussi fixer le temps d'exposition à partir d'une échelle.

Vous pouvez en constituer une très simplement sur un papier, graduée en minutes. Procédez ensuite à l'exposition et recommencez le processus jusqu'à ce vous ne trouviez plus de localisation.

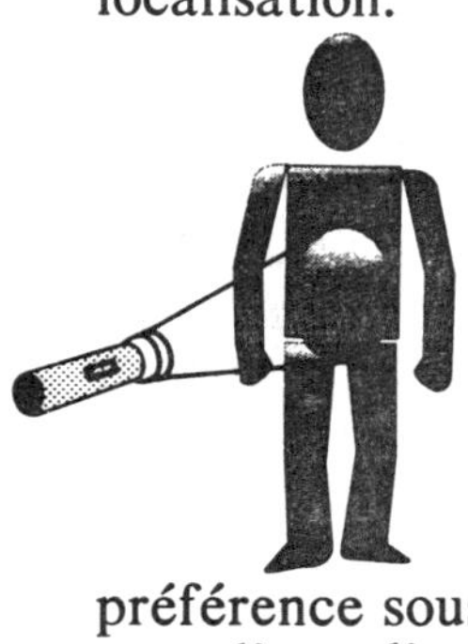

Avec cette méthode, les correspondances évoquées au chapitre VII entre les couleurs et la physiologie humaine sont très pertinentes.

Vous pouvez utiliser un projecteur de diapositives, mais une lampe électrique peut suffire. Découpez dans les filtres joints à cet ouvrage de petits rectangles que vous insérez ensuite dans des supports de diapositives, de préférence sous verre. Vous vous constituez ainsi une gamme complète, directement utilisable pour le traitement.

LES MÉDIATEURS

La couleur constitue un message vibratoire pour l'organisme. Il peut lui être directement proposé. Le corps l'utilise en fonction de ses besoins et ses possibilités. Une autre méthode est basée sur l'utilisation d'un intermédiaire chargé de stocker l'information, celle-ci pouvant être alors délivrée progressivement. De nombreuses substances sont capables d'enregistrer des informations vibratoires, elles sont pratiquement toutes à base d'eau. Cette dernière est d'ailleurs la plus simple à utiliser. Les principales autres substances qui conviennent sont : l'argile, le glucose, l'huile, l'air. Chacune est à tester afin d'être adaptée à chaque cas.

L'eau convient à un usage interne pour un traitement de fond. Par exemple, de l'eau exposée à la couleur orange possède des qualités tonifiantes qui peuvent convenir en cas de refroidissement, de grippe... L'eau exposée à la couleur bleue peut être utilisée pour ramener progressivement à la normale une attitude agressive ou anxieuse... Ne prenez pas ces exemples comme des absolus à appliquer à la lettre, testez toujours en fonction de chaque cas! Ce que vous trouverez pourra parfois vous surprendre, mais faites confiance à vos tests et constatez les résultats, ces derniers sont les seuls critères à prendre en compte.

L'argile peut être utilisée en usage interne ou externe. Les indications sont celles classiquement assignées en fonction des pathologies. La couleur intervient alors comme un complément qui se révèle efficace. Par exemple, lorsqu'elle est soumise à un rayonnement cyan, elle possède des vertus thérapeutiques sur les brûlures internes (gastrite, ulcère...) ou externe. Nous renvoyons le lecteur aux nombreux ouvrages spécialisés.

Nous utilisons l'huile surtout dans le cas d'affections ostéo-articulaires, comme complément et prolongation d'une action ponctuelle par projection ou par la technique des filtres. Nous demandons au sujet de se masser régulièrement (les moments favorables sont déterminés par des tests) les zones concernées avec une préparation spécialement adaptée à son cas. Il convient de tester l'huile à utiliser : amande douce, arachide, ricin (conseillée par Edgar Cayce)... Nous avons obtenu des résultats intéressants sur des arthroses, des arthrites et même un cas nécessitant une intervention chirurgicale sur un ménisque.

Certains ouvrages anglo-saxons signalent l'utilisation de l'air comme support pour l'information colorée dans le cas de pathologies respiratoires. Nous n'en avons pas d'expérience.

Eclatement de cellules tumorales HELA sous l'influence de sons émis au xylophone, expérience réalisée à l'université de Jussieu dans le laboratoire de biologie par Hélène Grimal, biologiste, et Fabien Maman.

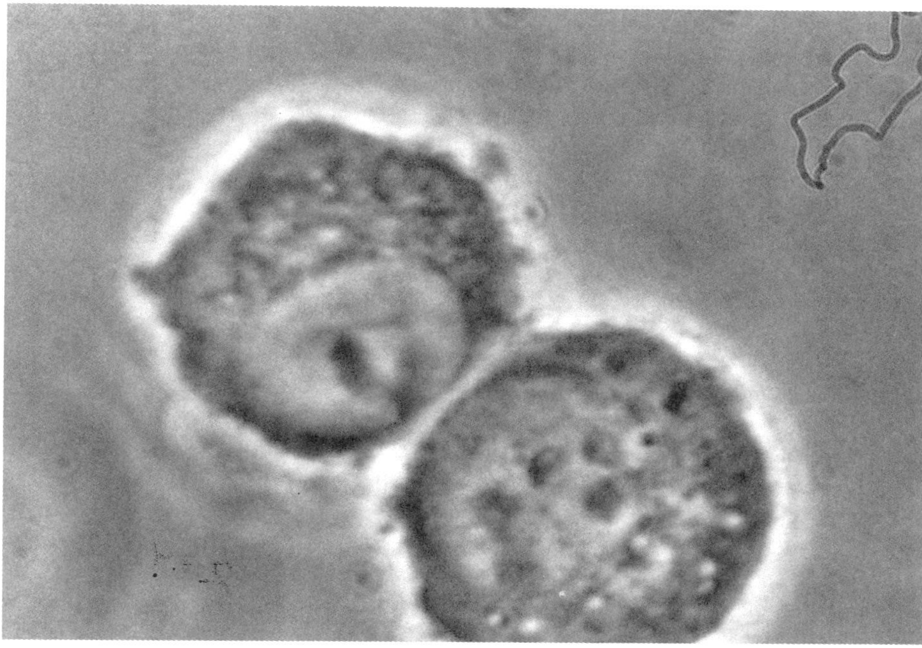

DO - XYLOPHONE - DEBUT DE L'EXPERIENCE -
Amplitude de 300 B-A, 30 cm du microscope

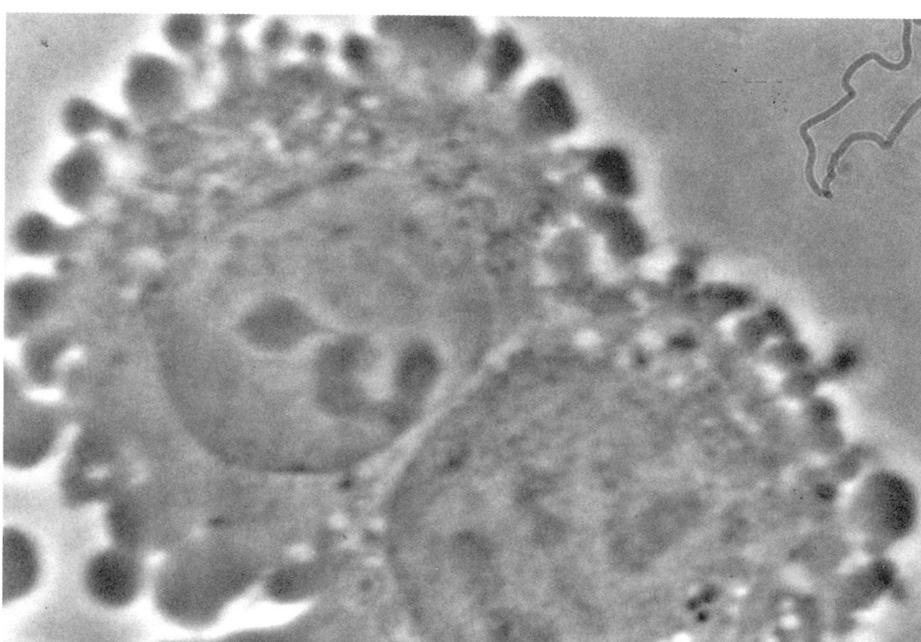

SI - FIN DE LA GAMME JOUÉE CHROMATIQUEMENT-
Fin d'expérience au bout de 21 mn d'influence sonore

mode d'emploi du «prisme humain»

Ce document comporte le schéma coloré d'un personnage, une charte de 12 couleurs correspondant aux 12 filtres de traitement ainsi que deux échelles graduées*.

La détection des informations en vue d'un traitement peut se faire par radiesthésie, par la prise de pouls au niveau de l'artère radiale ou de la carotide - RAC -*. Elle peut se faire plus simplement encore par perception digitale.

Avant d'intervenir, préciser les noms et prénoms du «patient», écrits en caractères d'imprimerie et en noir, sur une étiquette placée sur le schéma.

Important : cette intervention implique l' *accord de celui-ci.*

Poser ensuite mentalement et très clairement la question :
quels sont les niveaux et l'équilibre énergétiques de Madame ou Monsieur X ?
les déterminer sur l'échelle graduée, de part et d'autre du 0.

Demander ensuite où et à quel niveau faut-il intervenir à l'aide des filtres colorés ?

On précise ensuite le plexus - chakra- ou le point d'acupuncture sur lequel on va opérer.

En indiquant du doigt l'endroit préalablement défini, l'autre main teste les couleurs des filtres à utiliser au-dessus des touches colorées de la partie gauche du document.

Vérifier et préciser ensuite l'emplacement à traiter, directement sur le sujet.

Agiter ensuite lentement le filtre sélectionné au-dessus de la plage à traiter, jusqu'à ce que la perturbation ait disparu.

Vérifier à nouveau les niveaux et équilibres énergétiques ; si l'intervention était correcte, ceux-ci sont rééquilibrés.

Tester à nouveau afin de voir si une autre perturbation se manifeste, ce qui est la plupart du temps le cas. Traiter cette partie de la même façon.

* Réflexe Auriculo Cardiaque du docteur NOGIER
l'échelle du haut correspond à l'amplitude et à l'équilibre du CORPS ENERGIE,
celle du bas de page permet de tester la tension ou toute autre valeur.

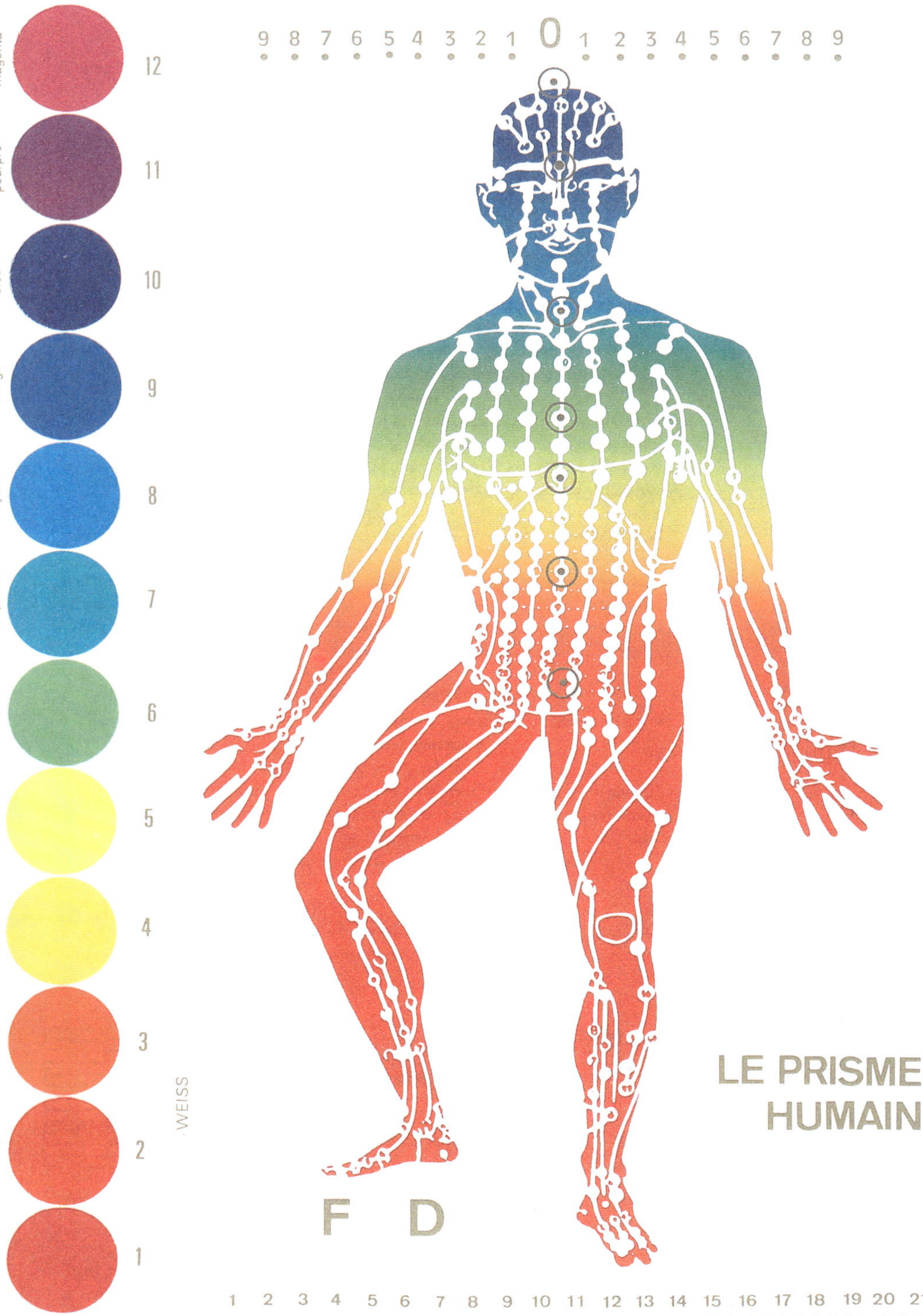

magenta 12
pourpre 11
bleu 10
indigo 9
cyan 8
turquoise 7
vert 6
citron 5
jaune 4
orange 3
rouge 2
écarlate 1
9 8 7 6 5 4 3 2 1 0 1 2 3 4 5 6 7 8 9
WEISS
LE PRISME HUMAIN
F D
1 2 3 4 5 6 7 8 9 10 11 12 13 14 15 16 17 18 19 20 21

les couleurs du cercle chromatique[1]

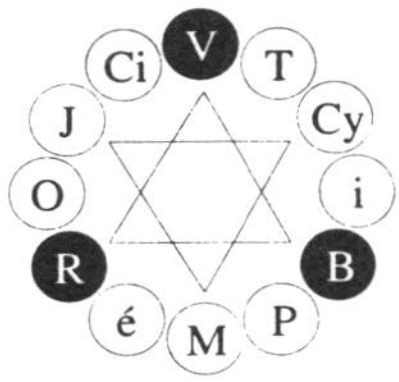

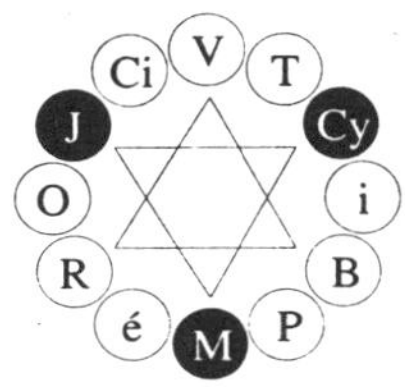

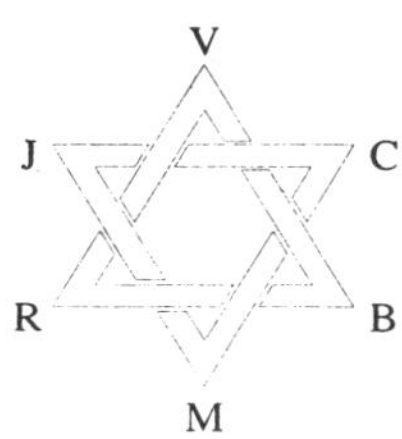

Un rayon lumineux, projeté à travers un prisme, décompose la lumière en une palette de 7 couleurs[2] qui sont : **rouge, orange, jaune, vert, cyan, indigo, bleu**

couleurs lumière

Il existe une infinité de couleurs, mais il suffit de trois pour les générer toutes. Ce sont les trois couleurs R V B : **rouge vert bleu**

L'illustration de la planche au recto, en bas à gauche, ▲ montre l'image résultant de l'addition de trois faisceaux de lumières colorées. En faisant varier les rapports de ce mélange, appelé synthèse additive, on peut créer plus de 16 millions de nuances. Ainsi de petits points lumineux Rouge, Vert, Bleu forment la synthèse des images de la télévision.

couleurs matière

Ce qui a été dit s'applique à des sources de lumières colorées. A l'opposé, la superposition de matières colorées, telles qu'encres ou filtres colorés, absorbe plus ou moins la lumière. L'illustration de droite ▼, montre la superposition de 3 disques colorés. Ce sont les couleurs primaires soustractives ou couleurs «matière» **J M C** :

jaune magenta cyan

L'image du bas, montre la superposition partielle des trois filtres : Jaune, Magenta, Cyan. Cette synthèse est appelée soustractive, car chaque superposition de couleur soustrait de la lumière par rapport au blanc du fond, jusqu'à l'absorption complète. L'imprimerie est basée sur la synthèse soustractive des couleurs matière J M C.

Le spectre[2], limité par le Rouge et le Bleu forme une boucle ouverte à laquelle manquent les Pourpre, Magenta, Ecarlate, résultant de leur fusion. Le cercle chromatique, reliant couleurs primaires et secondaires, ferme la boucle.

L'Hexagramme ci-contre synthétise ces deux approches en présentant l'avantage de réunir les deux synthèses en une figure unificatrice comportant toutes les teintes colorées possibles. Dans notre approche thérapeuthique, basée sur l'emploi de filtres colorés, douze couleurs suffisent pour couvrir tous les champs d'applications. Ce sont :

rouge / vert / bleu
jaune / magenta / cyan

plus les six couleurs intermédiaires suivantes :

orange / citron / turquoise
indigo / pourpre / écarlate

Chacune d'elles a sa complémentaire. Deux couleurs sont dites complémentaires lorsque leur combinaison forme du blanc en Additif et du noir en Soustractif. Reliées par les lignes rouges * dans le cercle chromatique, ce sont :

rouge / cyan	**citron / pourpre**
orange / indigo	**vert / magenta**
jaune / bleu	**turquoise / écarlate**

Dans l'hexagramme, deux couleurs diamétralement opposées - pointes ou creux - sont complémentaires. Les rapports dans les combinaisons entre les trois couleurs de base sont représentés ci-dessous :

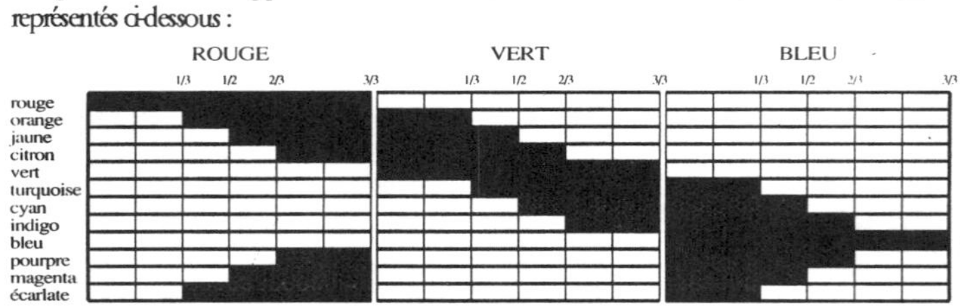

Le cercle chromatique permet de comprendre l'action des couleurs à partir des propriétés des primaires R V B :

rouge	vert	bleu
énergie potentielle	**couleur de relation, équilibre**	**structure, inhibition, frein**

Dans un parallèle avec une voiture, le Rouge est le moteur, le Bleu les freins, le Vert le conducteur. En accélérant celui-ci libère l'énergie du moteur - Orange -. Il contôle, à l'aide du frein, - Bleu -, la vitesse du véhicule pour l'adapter aux aléas de la route. Cela implique un juste rapport entre la puissance du moteur et celle des freins.

1. La synthèse de N couleurs par combinaison des primaires RVB et JMC.

2. La flèche colorée figurant au bas de la planche.

l'ordre des couleurs du

cercle chromatique

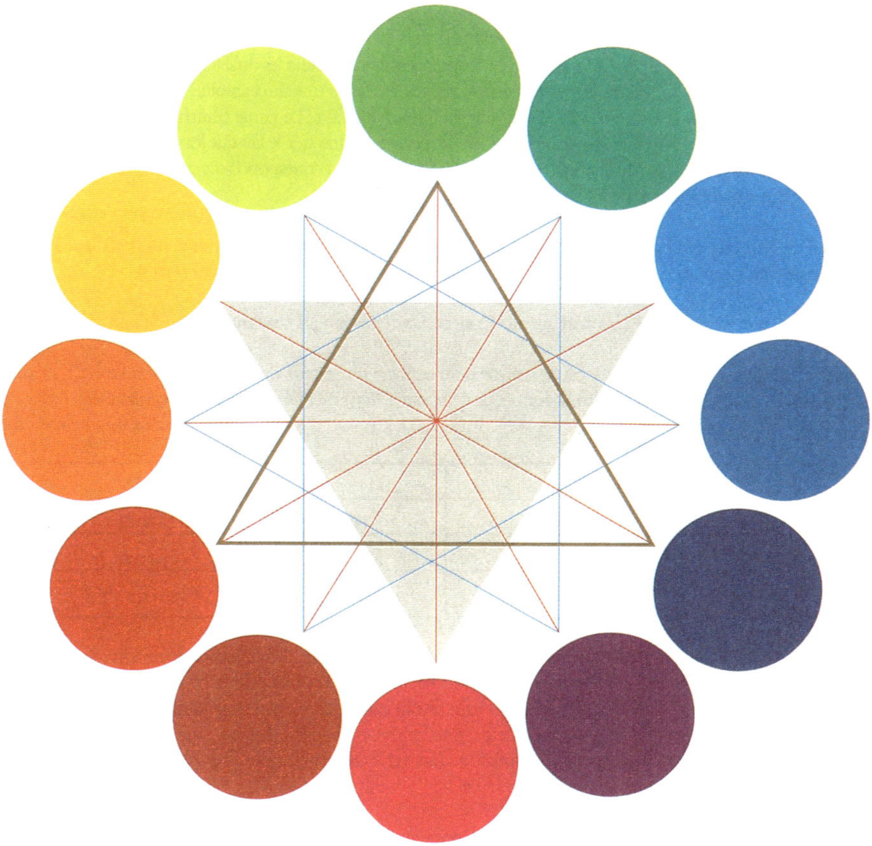

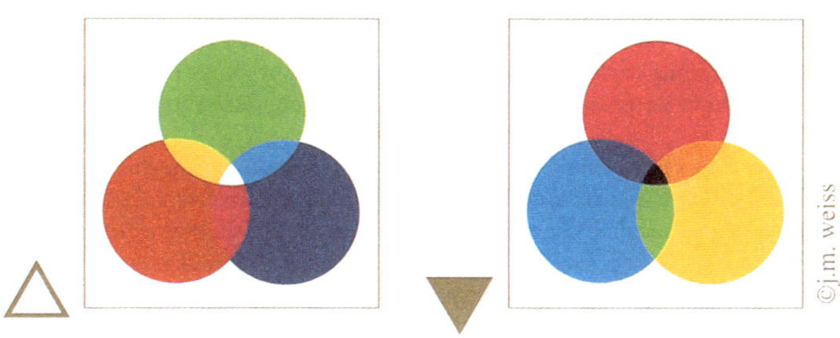

synthèse additive:
couleurs lumière

synthèse soustractive
couleurs matière

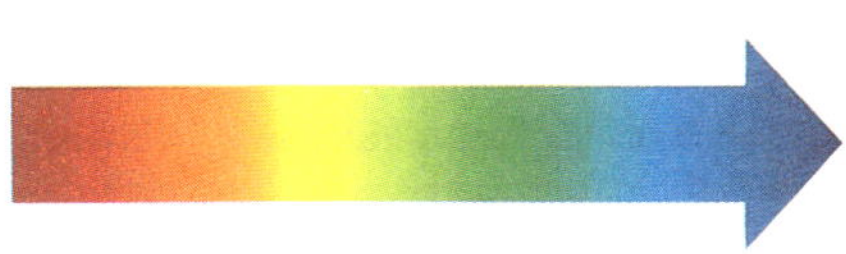

La rosace

La rosace réunit les analogies entre la couleur, le son, le zodiaque et le Yi king. Il existe une multitude de façons d'envisager des passerelles entre la ronde des couleurs et des domaines aussi variés que la numérologie, la musique, les sciences... Celles qui suivent sont à considérer comme des propositions relatives.

Au centre de la figure, le sceau de Salomon résume l'aspect génératif de toutes les dualités. L'entrelacement des deux triangles exprime le lien intime entre les deux faces de la réalité qui, elle, est unique et absolue. Le sceau est situé sur le T T 'ai Tchi, celui-ci exprime la même idée d'une manière plus dynamique. La partie blanche représente le Yang, la noire le Yin. Le phénomène de croissance progressif est bien exprimé, ainsi que le fait que lorsque l'un des deux pôles atteint son état maximum, il contient déjà en germe l'autre pôle. Le Yang correspond aux couleurs chaudes qui sont mobiles, le Yin aux couleurs froides plus statiques.

Autour de ces deux symboles sont disposées les planètes. Pour la correspondance, nous utilisons un outil de l'Astrologie conditionnaliste, le système RET. Celui-ci se réfère à 3 niveaux progressifs d'information :

Représentation (schémas, images, mots), Existence (concret, faits, émotions,) Transcendance (au-delà du conscient).

Chaque planète du système solaire peut se comprendre comme un vecteur de communication. Le RET permet d'attribuer, à chacune, une formule simple formée de deux lettres. Voici un tableau qui résume ces données :
Les lettres R, E, T, désignent le niveau de départ, les lettres r, e, t, le niveau d'arrivée. Ces orientations sont représentées

	R	E	T
r	Soleil rR	Jupiter rE	Uranus rT
e	Vénus eR	Mars eE	Neptune eT
t	Mercure tR	Saturne tE	Pluton tT

par des flèches sur la Rosace. Il est possible à l'aide de ce système très simple, d'élaborer des définitions d'une grande richesse pour chacune des planètes. Les trois niveaux du RET et les trois pôles colorés constituent deux structures homologues. Le centre du système solaire, avec son haut niveau énergétique correspond au rouge. La périphérie, avec son bas niveau d'énergie et son haut niveau d'intégration correspond au bleu. Le vert, avec sa fonction concrète et duelle, correspond à Mars. Ainsi apparaît la correspondance **RET/Rouge-Vert-Bleu**. Les planètes se disposent ainsi tout naturellement autour du cercle, face à leur couleur.

Le zodiaque se situe autour des planètes. Les saisons expriment une organisation quaternaire. Le découpage entre ces saisons se situe à ces moments très privilégiés de l'année que constituent les équinoxes (égalité jour/nuit) et les solstices (jour le plus long et nuit la plus longue). Le jour est un excitant positif et correspond aux couleurs chaudes, la nuit un excitant négatif qui correspond aux couleurs froides. Les deux équinoxes sont à mettre en parallèle avec l'axe vert/magenta des couleurs intermédiaires. Les solstices, quant à eux, sont à rapprocher de l'axe orange/indigo des couleurs extrêmes. Les quatre saisons correspondent alors aux quadrants rouge/jaune/cyan/bleu.

Le pourtour de la rosace comporte une ronde d'hexagrammes. Ces figures du Yi King sont formées de 6 étages, chacun est composé de traits ▬ Yang et ▬ ▬ Yin. La progression des hexagrammes autour de la figure représente la naissance et le déploiement respectif du Yang et du Yin. A l'image du T 'ai Tchi situé au centre, nous pouvons observer l'étroite imbrication des deux pôles. La naissance se situe en bas de la figure alors que le pôle qui diminue disparaît vers le haut. Chaque figure correspond à un signe du zodiaque, un son de la gamme chromatique et une couleur.

Un terme résume chaucune des quartes : énergie/forme/temps/structure. La première quarte est rouge, elle correspond au départ, au dynamisme, à l'éveil, la force, l'énergie. La deuxième est jaune, elle fige dans la forme le dynamisme de la précédente. Elle représente l'espace. La troisième est cyan. Elle exprime les cycles, la durée, le temps. La quatrième, bleu, correspond à l'arrivée, la fin, ainsi qu'à l'organisation , la structure

Enfin, les termes esprit/matière expriment l'opposition entre rouge/bleu et la fusion dans le magenta qui ramène à l'unité, et la dualité du vert qui à la fois réunit et sépare les deux pôles.

la rosace des correspondances:

couleurs / sons
yi king / zodiaque

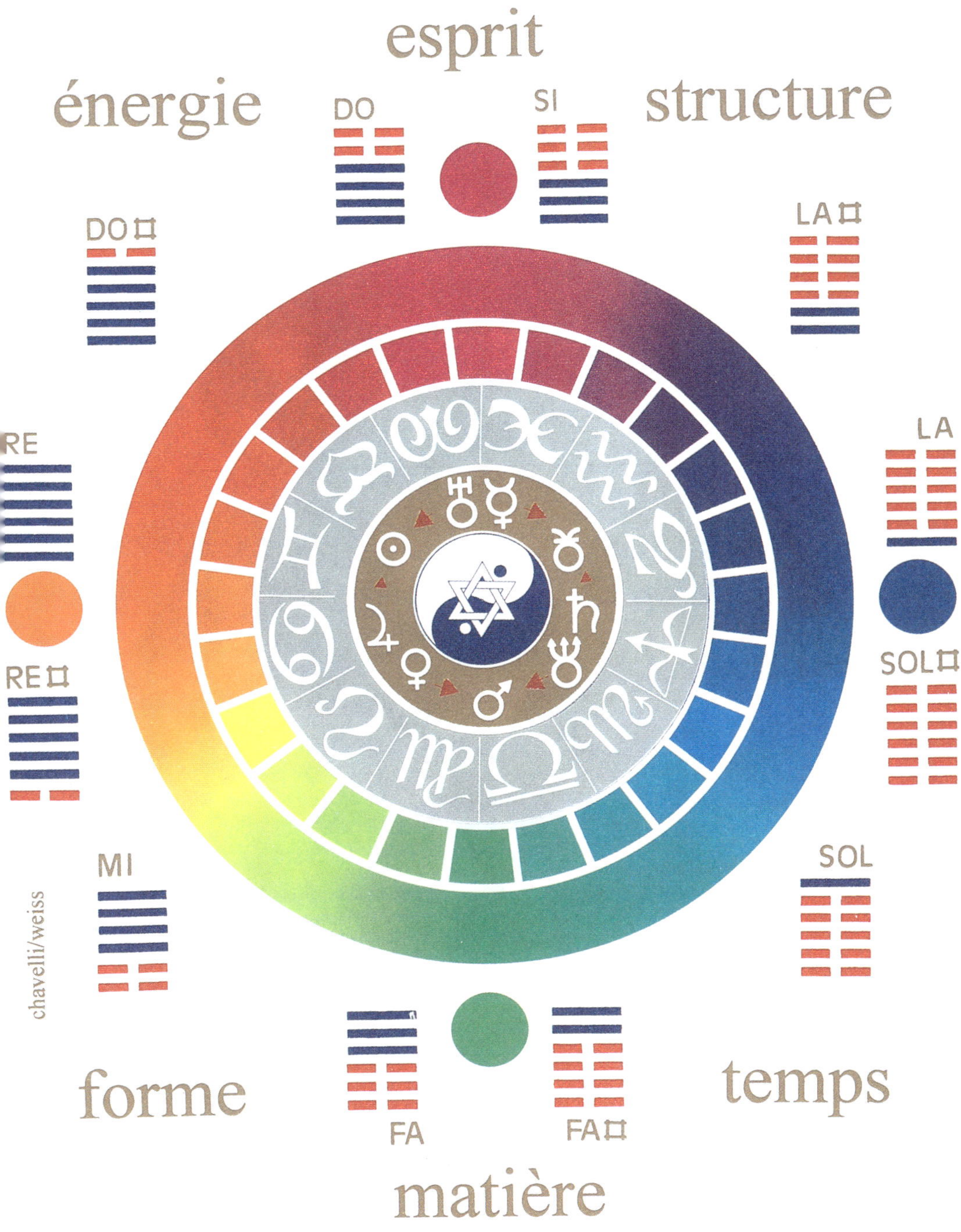

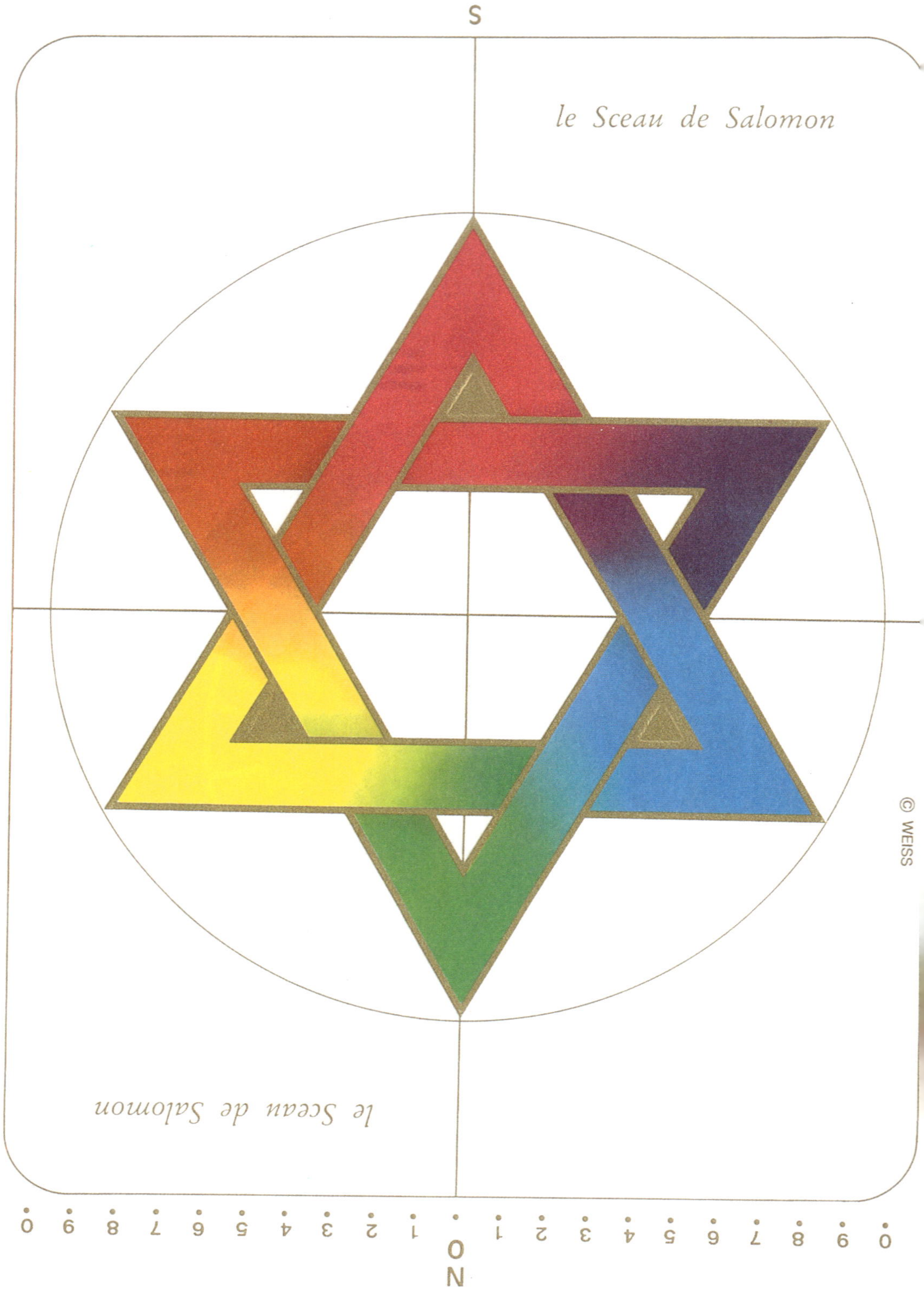
S
le Sceau de Salomon
le Sceau de Salomon
© WEISS
0 9 8 7 6 5 4 3 2 1 · 1 2 3 4 5 6 7 8 9 0
O
N

À
DECOUPER
SUIVANT
LES POINTILLÉS

TEST D'EQUILIBRE PAR LES COULEURS

notre équilibre énergétique
dépend
de la faculté qu'a l'organisme
d'absorber
toutes les couleurs
de
l'Arc en Ciel.

lorsque nous fixons du regard
une couleur durant un certain temps,
l'organisme tend à la neutraliser
en lui superposant
une teinte en opposition,
dite complémentaire.

pour savoir si vous êtes en harmonie
avec toutes les couleurs,
posez la bande perforée
de façon
à faire apparaître
l'un des disques colorés,
fixez-le du regard
durant
une minute environ.
reportez rapidement le regard
sur la carte en blanc :
la couleur complémentaire
doit apparaître nette et intense.
dans le cas contraire
vous êtes en manque.

recommencez
avec chacune
des 12 couleurs
ci-contre.

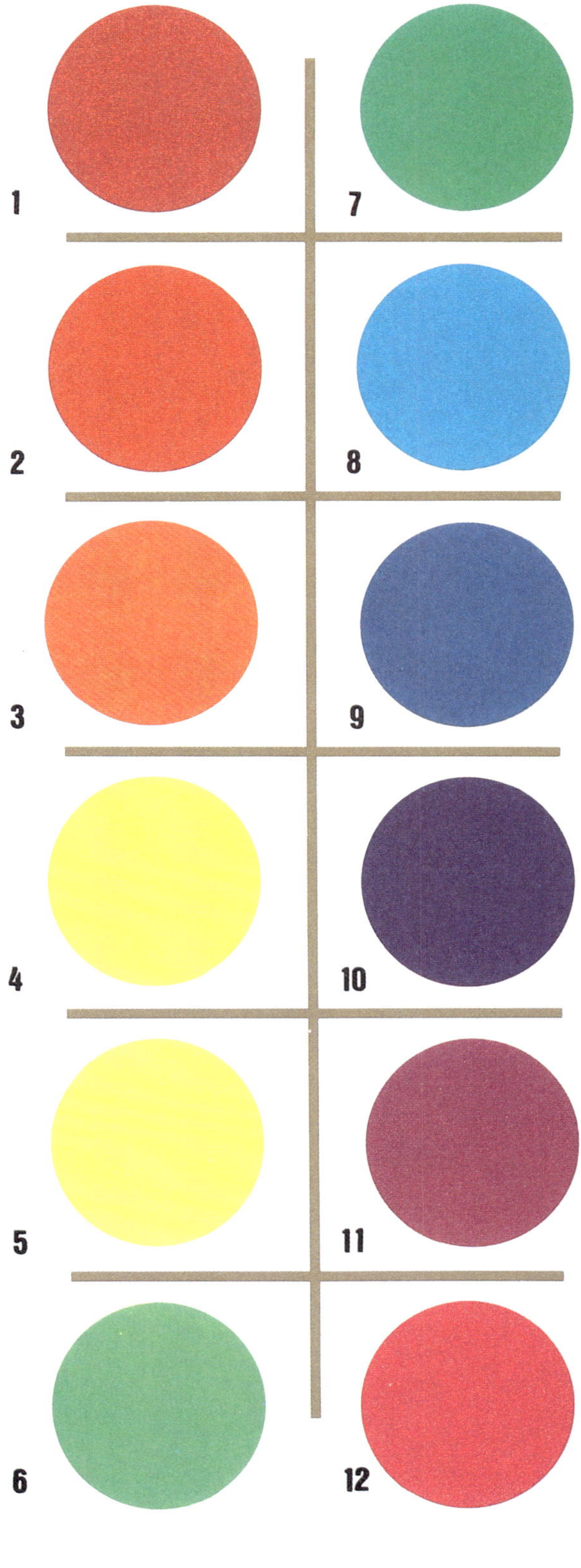

WEISS

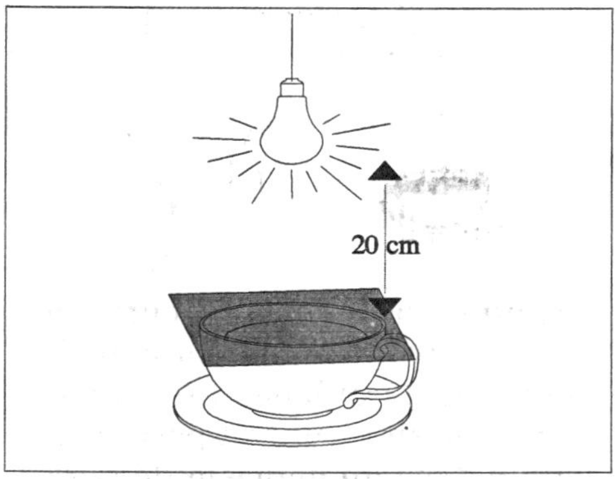

Pour transmettre l'information colorée à l'eau ou à l'huile, il suffit d'exposer cette dernière à la lumière correspondante. Soit vous utilisez la lumière solaire en posant un récipient et en intercalant un filtre, soit vous envoyez directement la lumière à l'aide d'un projecteur ou d'un flash électronique. Vous pouvez utiliser une lampe (75 watts suffisent). Dans ce dernier cas, placez la lampe à une vingtaine de centimètres de la matière à traiter, et surtout n'approchez pas le filtre trop près de la lampe pour ne pas le détériorer! Les durées doivent être déterminées par un test. Pour l'air, il faut constituer un petit montage avec, par exemple, un appareil pour inhalation, en obligeant l'air à traverser un faisceau de lumière colorée.

LES VISUALISATIONS

Avant d'aborder ce paragraphe, il faut dissiper un malentendu, quant à ce mot. Pour la plupart, visualiser des couleurs, signifie les voir concrètement, en fermant les yeux. Si cela est vrai pour certains, pour d'autres c'est une impossibilité qui crée un barrage et les fait renoncer. En réalité, il suffit d'imaginer une couleur, en se la remémorant, pour en tirer parti.

Les effets des visualisations sont les mêmes que ceux de projections colorées de couleurs « physiques ».

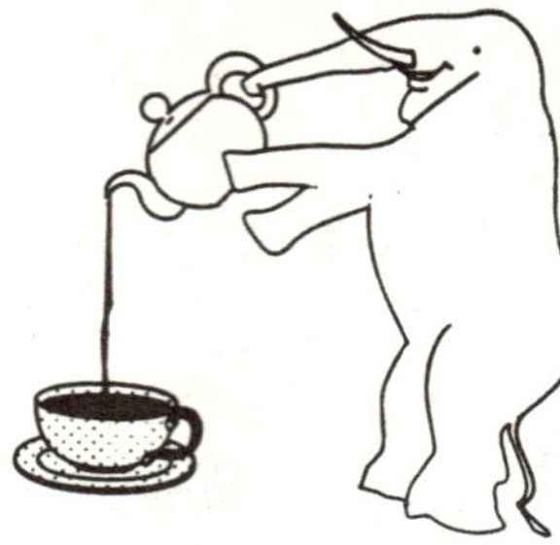

Les lamas tibétains enseignent à leurs disciples l'art de visualiser comme un entraînement à la maîtrise de la pensée, celle-ci conditionnant le déroulement de la vie. Ils comparent l'intellect de l'homme normal au comportement d'un éléphant fou, faisant irruption dans un magasin de porcelaines... Mais, s'empressent-ils d'ajouter, l'éléphant une fois dressé, sait servir le thé sans en verser une goutte dans la soucoupe! Ils comparent aussi le cortège de nos pensées aux mouvements d'un oiseau sautant sans trêve de branche en branche...

Les visualisations consistent pour eux à observer des formes géométriques, tout le temps nécessaire, afin d'être en mesure de les évoquer les yeux fermés. Afin de développer cette faculté et d'éviter les automatismes, les formes changent à la fois de structure et de couleur.

Le plus simple, pour s'entraîner, consiste à observer un morceau de tissu coloré, par exemple de la feutrine, posé sur un fond blanc. Prenez votre temps, observez sa forme, sa texture et sa couleur, comme si vous deviez en faire le dessin de mémoire. Fermez maintenant les yeux, afin de vérifier la qualité de l'observation. Vous devez parvenir à vous souvenir de tous les détails. S'il manque quelque élément du puzzle, ouvrez les yeux, observez de nouveau, fermez-les de façon à le compléter. L'image a disparu? Recommencez patiemment jusqu'à satisfaction. En plus de l'intérêt que cet exercice présente en colorthérapie, c'est un merveilleux moyen de développer son pouvoir de concentration et de création de formes-pensées...

Vous avez maintenant en mémoire l'image observée. Normalement elle se forme quelque part derrière le front. Essayez maintenant, les yeux toujours fermés de l'évoquer au niveau de la gorge, puis du cœur, etc.

Faites-en autant pour chaque couleur de filtre jusqu'à ce que vous soyez en mesure de graver chacune d'elle dans votre mémoire. Avec un peu d'entraînement vous sentirez si une couleur évoquée pour tel ou tel chakra convient ou non. Au début, si cela vous est plus facile, utilisez le support d'une fleur posée sur un morceau de tissu, mat de préférence, la corolle d'une marguerite posée sur un fond de velours noir, par exemple.

Afin de parvenir à un niveau supérieur, entraînez-vous à mémoriser l'hexagramme en couleurs afin de l'évoquer mentalement là où vous le souhaitez, sur vous ou sur un tiers. Nous connaissons un ostéopathe, œuvrant en énergétique, qui le projette mentalement sur ses patients, avec des résultats parfois spectaculaires. L'important est la constance dans l'entraînement.

Les visualisations constituent une approche simple et puissante des phénomènes énergétiques. Les images que vous formez en vous, et à l'extérieur de vous, sont des guides pour l'énergie. La seule limite à leur pratique ne peut être que l'inhibition des capacités créatrices. Alors ouvrez-vous au fantastique univers coloré qui peut enrichir votre vie et améliorer votre santé. Voici pour exemple une visualisation que nous propose Ostrom dans l'ouvrage déjà cité :

> Après vous être fixé au sol, visualisez ou regardez la couleur que vous avez décidé d'utiliser. Prenons, par exemple, l'orange. Imaginez un petit nuage orange se formant à environ vingt-cinq centimètres de votre menton. Inspirez profondément en inhalant doucement un peu de ce nuage orange. Pendant que vous exhalez, imaginez que vous flottez dans un air sans couleur. Le nuage orange en face de vous contient une quantité infinie de couleurs et vous n'en manquerez jamais. Prenez une nouvelle inspiration profonde en remplissant bien vos poumons. En expirant cette fois, voyez l'orange sortir de vos poumons et former un nuage autour de votre corps. Continuez à inhaler des quantités de plus en plus importantes d'orange. Pendant que vous exhalez, voyez l'orange sortir par tous les pores de votre peau, repoussant la disharmonie et les énergies négatives. Imaginez le souffle orange autour de votre corps, apportant de l'énergie et protégeant le corps physique...

Laissez s'exprimer en vous l'imagination créatrice. Construisez des mondes de lumière en vous et autour de vous. Maîtrisez la toute-puissance des images et soyez les bâtisseurs de votre propre vie.

Chapitre VII

LES EFFETS DE COULEURS

Dans les précédents chapitres nous nous sommes efforcés de démontrer que les couleurs à utiliser pour un traitement doivent impérativement être adaptées à la personne particulière à laquelle ce traitement est destiné. Autrement dit, pour une même maladie, deux personnes n'ont pas forcément besoin de la même séquence colorée. Est-ce à dire qu'il est impossible de déterminer, pour chaque couleur, un domaine d'action physiologique spécifique?

La réponse à cette question est à la fois simple et complexe : simple parce qu'elle peut se limiter à un « non » ferme et catégorique, compliquée parce qu'il est nécessaire de lever le paradoxe apparent avec la spécificité individuelle des traitements.

Ce chapitre à pour objectif de répondre à cette question de la manière la plus complète possible en détaillant, pour chaque couleur, les différents effets physiologiques constatés par les chercheurs qui se sont penchés sur ce sujet.

LE PARADOXE DES ENVELOPPES

Nous évoquons, dans l'introduction de ce chapitre, un paradoxe sur lequel nous allons nous attarder, tant ses implications nous semblent importantes. Imaginons deux personnes souffrant de diabète insulinodépendant, donc deux personnes chez qui les cellules du pancréas (îlots de Langerhans) ne sont plus en mesure d'assurer leur fonction de sécrétion d'insuline. Pour un médecin allopathe le traitement va consister à indiquer un régime alimentaire particulier et des injections régulières d'insuline.

Pour les mêmes cas quelle va être l'attitude d'un thérapeute énergéticien qui utilise les couleurs? Nous n'allons bien entendu pas développer la démarche complète qui a déjà été évoquée au chapitre précédent mais nous limiter à l'action thérapeutique dans son aspect technique. Vous savez maintenant que les couleurs n'agissent pas directement sur le corps physique mais par l'intermédiaire des ECIS (voir chapitre III). Ces dernières sont constituées en systèmes complexes ayant chacun ses lois de fonctionnement. Les enveloppes situées près du corps physique ont une activité et une organisation spatiale se rapprochant de ce dernier, à l'inverse des enveloppes éloignées. Autrement dit, il peut y avoir un rapport entre un organe physique et telle localisation spatiale dans une enveloppe proche. En revanche, un tel lien perd tout son sens pour les enveloppes éloignées. D'autre part, il existe des résonances spécifiques entre certaines zones des enveloppes et les couleurs. Par exemple, on retrouve l'arc-en-ciel déployé au niveau de la deuxième enveloppe (voir planche « le prisme humain »). Pour en revenir aux deux diabétiques, si l'intervention par les couleurs se situe à un moment sur les enveloppes proches, il y a des chances pour qu'elle soit localisée dans la zone occupée par le pancréas avec une couleur tournant autour du jaune. En revanche, si l'intervention porte sur des enveloppes éloignées, localisation et couleur peuvent devenir complètement différentes pour les deux personnes. Bien entendu notre description est volontairement simplifiée mais elle doit bien vous faire comprendre la grande différence qui existe entre les différentes ECIS.

Les effets dont il est question dans ce chapitre correspondent à ceux obtenus par une utilisation des couleurs au niveau des premières ECIS. Comme nous vous l'expliquons ci-dessus, l'intervention au niveau des enveloppes éloignées relève de systèmes de référence différents. Les éléments théoriques correspondants ne sont pas, à l'heure actuelle, suffisamment élaborés pour nous permettre une description systématique. Il faudrait, par exemple, pour la cinquième enveloppe, développer une topographie des valeurs et croyances qui structurent implicitement notre existence et sont à l'origine de nos formes physiques.

Vous pourrez constater, dans les pages qui suivent, une grande homogénéité du système de correspondances entre la physiologie et les couleurs. En particulier les symétries par rapport à l'axe central vert/magenta et par rapport au centre (couleurs complémentaires) donnent des effets généralement antagonistes : par exemple l'orange stimule la respiration et correspond à l'inspir, alors que l'indigo, sa couleur complémentaire, ralentit la respiration et correspond à l'expir. Mais ces deux couleurs ne doivent pas être dissociées, elles doivent plutôt être appréhendées comme un axe sur lequel peut évoluer la fonction concernée.

Les effets correspondant à chacun des pôles ne doivent donc pas être considérés de manière stricte, mais plutôt comme des repères. N'oubliez pas la réactivité de l'organisme qui peut, d'une façon parfois inattendue, renverser les causes et les effets : si l'orange est d'abord stimulant, il entraîne au bout d'un moment une inhibition. De la même manière, l'indigo, après une phase de ralentissement, permet à l'organisme de se reprendre et d'entraîner une phase d'excitation.

Cet aspect paradoxal des énergies colorées doit demeurer en permanence à l'esprit du colorthérapeute.

Les descriptions qui suivent tirent leur principale source des travaux de Gadhiali.

LES COULEURS CHAUDES

Nous regroupons sous cette appellation générique les couleurs suivantes : écarlate, rouge, orange, jaune et citron.

Ces couleurs ont un effet stimulant sur l'ensemble de l'organisme par action sur le système nerveux sympathique qui est une fonction du système nerveux autonome. Celui-ci s'occupe, dans le corps, de toutes les fonctions automatiques : digestion, battements du cœur, régulation thermique... Il est divisé en deux systèmes antagonistes : le sympathique et le parasympathique. L'action du sympathique permet à l'organisme de faire face à une activité intense, et d'une manière générale de répondre à toute sollicitation extérieure : accélérateur du cœur, dilatation des bronchioles, libération du glucose dans le foie, dilatation de la pupille... En revanche, certaines fonctions, non immédiatement nécessaires, sont inhibées : diminution de la motilité du tube digestif, des sécrétions digestives...

Les pathologies en affinité avec les couleurs chaudes sont celles qui amènent l'organisme à réagir vivement (pathologies aiguës), elles sont à caractère essentiellement inflammatoire.

Ces couleurs ont un effet acidifiant. Des expériences que nous avons effectuées avec un appareil de mesure du pH ont permis de le mettre en évidence.

Écarlate

L'écarlate est la première couleur chaude qui émerge de la fusion des couleurs extrêmes (le magenta). Il s'agit d'une couleur initiatrice de processus, très tonifiante. Elle a un effet globalement stimulant sur l'organisme, mais son action se porte préférentiellement sur la circulation sanguine dont elle augmente la pression. Cette action s'explique par le fait qu'elle provoque une vasoconstriction et une tachycardie (accélération du cœur). Mais une autre raison vient du fait que l'écarlate est un stimulant des reins et des surrénales lorsqu'il est utilisé dans les zones correspondantes. Les reins sont les principaux organes excréteurs. Ils jouent un rôle critique dans le maintien de l'homéostasie (maintien d'un milieu intérieur constant). Ils évacuent du corps beaucoup d'éléments métaboliques : acide urique, urée... Ils exercent une sévère sélection sur les produits qu'ils excrètent, afin de maintenir un équilibre au sein de l'eau et des électrolytes dans l'organisme.

Les glandes surrénales, comme leur appellation l'indique, sont situées dans la partie supérieure de chaque rein. Elles sécrètent de nombreuses hormones dont la principale est l'adrénaline. Ces hormones permettent à l'organisme de répondre à une dépense énergétique intense : hyperglycémie, tachycardie, stimulation des fonctions d'éveil, d'attention, de vigilance, expliquant les réactions de fuite ou d'attaque face à un stress. Les surrénales sont intimement liées, dans leurs actions physiologiques, au système sympathique. Nous avons déjà évoqué l'action des couleurs chaudes sur ce système. L'écarlate peut être efficace dans toute pathologie caractérisée par un hypofonctionnement des surrénales, comme la maladie d'Addison.

L'écarlate a un effet stimulant sur l'ensemble du système reproducteur, et en particulier sur les gonades. Chez les hommes les testicules produisent trois types d'hormones dont la testostérone est la plus importante. Elles ont des effets masculinisants (poils, barbe, moustache, peau épaisse et rugueuse...) et une action stimulante sur les muscles et le squelette.

Chez les femmes les ovaires produisent les œstrogènes poétiquement surnommées « hormones des amours », qui sont responsables du cycle génital et ont des effets féminisants. Mais les ovaires produisent également de la testostérone qui est dénommée à tort « hormone mâle » puisqu'elle est présente chez les deux sexes. D'autre part, elle est le principal déterminant sexuel biologique. Il est à noter également que les testicules produisent des œstrogènes qui n'ont pas d'effet connu chez l'homme. L'écarlate a un effet aphrodisiaque, il stimule également les fonctions menstruelles (effet emménagogue). Il permet de faciliter l'expulsion lors de l'accouchement (effet ecbolique). Nous retrouvons ici le symbolisme de l'écarlate qui est la couleur de départ, le jaillissement spontané de la force de vie, la sortie de l'état de fusion.

Rouge

Le rouge correspond à l'élément hydrogène.

Le rouge est en rapport avec le phénomène de l'inflammation. Celle-ci peut se définir par l' « ensemble des phénomènes réactionnels se produisant au point irrité par un agent pathogène » (G. H. Roger). C'est une réponse aiguë non spécifique qui se déroule pratiquement toujours de la même manière : dilatation et augmentation de la perméabilité des petits vaisseaux sanguins (rougeur, chaleur, œdème), circonscription de l'inflammation, migration et accumulation des leucocytes, phagocytose. Le but de l'inflammation est d'empêcher qu'un corps étranger n'envahisse l'organisme, de nettoyer la région concernée, et de permettre la réparation du tissu endommagé.

Le rouge est également en rapport avec des substances nommées pyrétogènes, sécrétées lors d'inflammations ou d'infections, qui provoquent la fièvre. Celle-ci est un syndrome bien connu :

> [...] caractérisé par l'élévation de la température du corps avec accélération du pouls et de la respiration, oligurie, sécheresse de la langue et parfois délire.
>
> *Dictionnaire des termes techniques de médecine*,
> Garnier-Delamare,
> Maloine, 1985.

Les pyrétogènes recalibrent le thermostat situé dans l'encéphale à une température supérieure : l'organisme, qui se trouve à une température plus basse, doit donc produire de la chaleur (frissons, vasoconstriction, grelottements). Il stimule le système nerveux sensoriel. Les cinq sens, malgré de grandes différences anatomo-physiologiques, sont concernés : vue, ouïe et équilibre, toucher, goût et odorat. Le rouge peut donc être utilisé dans tous les troubles sensoriels. Les résultats obtenus dépendent de l'origine de l'affection, ils sont d'autant plus probants que la cause se situe au niveau du tissu nerveux ou relève d'un processus inflammatoire. Dans les autres cas il convient d'utiliser les couleurs correspondantes. La lumière rouge était très employée dans les usines de produits photographiques, mais elle provoquait un certain nombre de troubles nerveux. Elle a par la suite été remplacée par une lumière orange, puis verte, puis enfin jaune/vert produite par des lampes au sodium.

C'est un stimulant du foie lorsqu'il est appliqué dans la zone correspondante. Le foie est un organe du système digestif, c'est la plus grosse glande de l'organisme. Il est à noter également que c'est l'organe habituellement le plus chaud du corps. Il reçoit du sang en provenance de deux sources : du sang oxygéné issu de l'aorte par l'artère hépatique, et du sang veineux chargé en nutriments par la veine porte hépatique. À chaque minute, 1,5 litre de sang traverse le foie, dont l'essentiel par la circulation porte. C'est à ce niveau que les substances absorbées par les intestins sont métabolisées. En plus de ce rôle, le foie assure de multiples autres fonctions : détoxication de l'organisme, production de la bile qui facilite la digestion des graisses, intervention dans les phénomènes de coagulation sanguine, stockage du glycogène, du fer, des vitamines A et D, synthèse d'urée et de corps cétoniques, production d'albumine... Il a un effet constructeur sur certains éléments figurés du sang : érythrocytes (globules rouges) et plaquettes. Les érythrocytes servent, grâce à l'hémoglobine, au transport de l'oxygène et du dioxyde de carbone. Il est à noter que l'oxygène est le principal vecteur énergétique au sein de l'organisme, or le rouge correspond, comme nous l'avons vu par ailleurs, au quadrant de l'énergie. Il a donc une action efficace en cas d'anémie, cette affection se caractérise en effet par un nombre décroissant d'érythrocytes dans le sang. Les plaquettes participent à la coagulation sanguine et à d'autres phénomènes hémostatiques. Nous avons déjà vu que le foie assure la production d'un certain nombre de protéines intervenant dans la coagulation sanguine, le rouge possède donc une action assez globale sur les phénomènes hémostatiques. Il a une action sur la circulation sanguine par la stimulation du muscle cardiaque par la voie du système sympathique. Cet effet a été mis en évidence au cours d'une expérimentation effectuée à l'hôpital Ambroise-Paré à Boulogne-sur-Seine.

Il a des effets sur le système tégumentaire : peau et structures complémentaires (poils, glandes et ongles). Ce système assure un certain nombre de fonctions essentielles au sein de l'organisme : protection physique et bactériologique, thermorégulation, excrétion, production de vitamine D. La peau, limite entre le monde extérieur et l'organisme, est aussi le lieu d'apparition d'affections variées : acné, verrues, dermatites, eczéma, psoriasis, impétigo, herpès... Le rouge a un effet salutaire sur ces affections en entraînant une vive réaction d'expulsion.

Au Moyen Âge, on enveloppait les varioleux dans des couvertures rouges et l'on a constaté que, dans les cas de rougeole, la guérison était plus rapide dans une chambre à rideaux rouges.

Médecine mondiale, 14 mars 1974, page 45.

On l'utilise aussi en cas de brûlures dues aux rayons X ou aux ultraviolets.

Orangé

L'orangé correspond à l'élément calcium dont il est la couleur spectroscopique.

C'est un constructeur du poumon et un stimulant respiratoire lorsqu'il est utilisé dans la région correspondante. La respiration joue un rôle vital au sein de l'organisme. Son équilibre est rapidement perturbé par des phénomènes très variés. Nous avons vu le rôle du rouge sur les érythrocytes, qui sont les moyens de transport essentiels de l'oxygène dans le corps. L'orangé permet la mise en mouvement et l'expression de l'énergie contenue dans le rouge. Ici, les phénomènes physicochimiques, liés à la respiration, permettent une gestion efficace de l'énergie correspondante, en assurant les échanges avec l'environnement. Les pathologies pulmonaires principales sont : la tuberculose, l'emphysème, la pneumonie et la pleurésie. Si les deux premières relèvent bien de la couleur orangé, les deux dernières, de par leur nature inflammatoire, gagneront à être traitées avec des couleurs « ultravertes », c'est-à-dire froides.

Il stimule la glande thyroïde, glande endocrine logée sur la trachée artère, sous le larynx. Les effets essentiels des hormones thyroïdiennes, dont la principale est la thyroxine, sont reliés au métabolisme et à la croissance. Elles augmentent la consommation d'oxygène et la production de chaleur, encore des effets énergétiques. Une autre action de ces hormones se situe au niveau du métabolisme des glucides dont elles accroissent l'oxydation.

La thyroïde produit également la calcitonine qui, comme son nom le laisse deviner, fait baisser le taux de calcium sanguin. Ce principal minéral de l'organisme est nécessaire à la formation des os et des dents, aux activités cardiaques et squelettiques, à la coagulation du sang, au fonctionnement normal de la cellule et des systèmes nerveux et musculaires. L'orangé a une action sur toutes les pathologies liées à une activité insuffisante de la thyroïde : hypothyroïdie, crétinisme, myxœdème, goitre... Il a un effet constructeur au niveau du tissu osseux. Celui-ci est composé essentiellement d'une charpente organique (partie souple), et de sels inorganiques (partie dure). Les plus importants de ces sels sont le calcium et le phosphore. Comme nous l'avons vu ci-dessus l'action de la calcitonine a un effet important sur la formation de l'os par effet calcique. L'orangé est donc indiqué en cas de fracture et d'ostéoporose. Afin de montrer le lien analogique entre les différents domaines appréhendés par la théorie des couleurs, nous pouvons considérer l'orangé comme le facteur de mise en mouvement du corps. Or, un des principaux facteurs de la croissance osseuse réside dans les tensions mécaniques infligées aux os. Sans cette action, il est prouvé que l'os ne se développe pas normalement (voir l'ostéoporose des astronautes séjournant longuement en apesanteur). Le squelette possède plusieurs fonctions importantes dans l'organisme dont les plus évidentes sont d'ordre mécanique : support/charpente, mouvements dépendant de la structure liée à l'organisation générale des articulations. Il a un effet dépresseur sur les glandes parathyroïdes. L'indigo, couleur complémentaire de l'orangé, a l'effet inverse. Les fonctions de ces glandes sont développées dans le chapitre correspondant. Il possède une action libératrice sur les crampes et spasmes musculaires (effet antispasmodique). Nous retrouvons l'effet de libération et de mise en mouvement de l'orangé par rapport à l'action du rouge. Tout le monde sait ce qu'est une crampe, phénomène très répandu : paradoxalement, leur cause précise est encore inconnue. Il possède un effet stimulant sur les glandes mammaires (effet galactogogue). Il favorise la production de lait.

Il possède un effet stimulant sur l'estomac lorsqu'il est utilisé dans la zone correspondante, en particulier sur sa motilité. Celle-ci est un élément important de la digestion. Les contractions péristaltiques assurent un brassage efficace et permettent un passage du chyme vers le duodénum. À l'extrême, l'orangé peut avoir un effet vomitif. Au-delà de ces actions purement mécaniques, l'estomac sécrète du mucus (protection et lubrification), de l'acide chlorhydrique et des pepsinogènes (digestion des protéines). L'orangé stimule ces sécrétions, jusqu'à atteindre trois litres par jour!

Stimulant de la motilité du gros intestin, l'orangé a un effet salutaire en cas de constipation, affection très répandue. Il a aussi un effet libérateur sur les gaz contenus dans le gros intestin (effet carminatif). Il possède enfin un effet décongestionnant au niveau de tous les tissus par son action centrifuge.

Jaune

C'est la couleur-clef du système nerveux, surtout pour l'aspect moteur. C'est la couleur de construction de la cellule nerveuse. Le système nerveux peut être considéré comme le principal vecteur de communication intercellulaire, avec le système endocrinien. Les cellules nerveuses, les neurones, ont pour fonction de recevoir et transmettre les messages sous forme d'influx nerveux. Le jaune est une couleur particulièrement efficace en cas de paralysie. Elle peut également être utilisée pour toute pathologie du système nerveux : tabès (dégénérescence des cordons postérieurs de la moelle), poliomyélite (destruction d'origine virale des neurones moteurs des cornes antérieures de la moelle), syringomyélie (formation d'une cavité dans la substance grise de la moelle et du tronc cérébral), sclérose en plaques (destruction disséminée des gaines de myéline entourant les neurones), perturbations fonctionnelles du tronc cérébral, du cervelet ou des noyaux gris centraux (la plus répandue étant la maladie de Parkinson qui atteint les personnes de plus de cinquante ans)... Les maladies comme la myélite, l'encéphalite, la méningite, relèvent plutôt de couleurs ultravertes.

Il stimule le système lymphatique, le réseau sanguin étant incapable à lui seul de drainer tous les liquides du corps. Le système lympathique est là afin d'éponger l'excédent liquidien.

La lymphe s'écoule lentement : trois litres en vingt-quatre heures rejoignent le courant sanguin. Le système lymphatique a deux fonctions : une action immunitaire et le drainage des liquides interstitiels qui contiennent de nombreuses protéines échappées des capillaires sanguins. Le fonctionnement harmonieux de ce système assure une saine composition de notre mer intérieure qui baigne toutes nos cellules, c'est dire l'importance de celui-ci.

Il agit sur le système digestif lorsqu'il est utilisé dans la zone correspondante. Il stimule en particulier le pancréas et les intestins. Le pancréas, dans sa fonction exocrine, est une glande du système digestif qui sécrète un suc chargé de très importantes enzymes digestives. Les intestins, quant à eux, sécrètent du mucus ainsi qu'un suc chargé, lui aussi, en enzymes digestives. Mais le jaune stimule également la production de bile et d'acide chlorhydrique (effet digestif et cholagogue). Le pancréas possède également une fonction endocrine qui intervient dans le métabolisme, en particulier celui des glucides. C'est ce qui explique l'action thérapeutique du jaune en cas de diabète sucré, dont la cause est une insuffisance de sécrétion de l'insuline par le pancréas.

Par son action sur la motilité de l'intestin grêle, le jaune stimule le péristaltisme, ce qui accélère le passage du chyme alimentaire (effet cathartique). C'est un dépresseur de la rate. Nous parlerons de celle-ci dans le chapitre du bleu, complémentaire du jaune, qui stimule cette glande. Il a, de plus, un effet vermifuge.

Citron

Le citron, de par sa situation de première couleur chaude par rapport au vert, a une action sur toutes les pathologies chroniques. Celles-ci, en effet, par leur nature se situent du côté des couleurs froides. Le citron ramène ces pathologies en douceur vers un équilibre (représenté par la couleur verte) en introduisant, dans sa composition, une touche du rouge extrême.

Il a une action fluidifiante au niveau des liquides de l'organisme, en particulier du sang. Il a un effet stimulant sur la fibrinolysine, une enzyme qui peut décomposer la fibrine et dissoudre les caillots. Cette couleur peut donc s'utiliser en cas de présence de caillot intravasculaire : thrombus (caillot fixé à une paroi de vaisseau) ou embole (caillot libre).

De par son effet expectorant, il provoque la toux. Celle-ci a comme fonction le nettoyage des voies respiratoires. Il correspond aux éléments phosphore et soufre dont il est la couleur spectroscopique. Cela explique son action sur la construction des os et des dents dont le phosphore est l'un des composants essentiels. C'est ce qui explique également que le citron soit un stimulant cérébral qui peut être utilisé au cours des périodes de sollicitation importante du cerveau ou en cas de défaillances de celui-ci. Il exerce un léger effet stimulant sur tout le système digestif.

C'est un stimulant du thymus, glande constituée de tissu lymphoïde située derrière le sternum. Les éléments concernant le thymus sont issus de l'ouvrage du docteur Diamond : *Le Corps ne ment pas* (Éditions, Le Souffle d'Or, 1989).

Principales fonctions du thymus :

– il est important pour l'immunité : production et activation des lymphocytes T qui reconnaissent les agresseurs de l'organisme;

– il possède un facteur de croissance;

– il est impliqué dans la force de contraction musculaire;

– il stimule la circulation lymphatique;

– il gère la circulation d'énergie dans le corps et effectue immédiatement les corrections nécessaires;

– il est affecté par le stress.

Vert

Le vert est la couleur de l'azote qui joue un rôle vital dans les cycles vitaux sur terre. En tant que couleur intermédiaire entre les rouge et bleu extrêmes du spectre, il possède des effets rééquilibrants sur les plans physique et cérébral. Il tend à ramener toutes les fonctions de l'organisme dans les limites normales de l'homéostasie et régule tous les rythmes : respiration, battements cardiaques...

Il a un effet stimulant sur l'hypophyse (glande pituitaire), qui joue un rôle central au sein du système endocrinien. Elle libère en effet des hormones à destination des autres endocrines : gonadostimulines, thyréostimulines, corticostimulines... On comprend ainsi que le vert ait des effets sur l'ensemble des fonctions de l'organisme. L'hypophyse sécrète aussi d'importantes hormones dont l'hormone de croissance. La carence de cette dernière provoque le nanisme hypophysaire.

C'est un stimulant de la fonction musculaire. Il a également une action constructive sur la cellule musculaire. Il peut être utilisé dans toutes les pathologies de ce tissu : dystrophies (affaiblissement musculaire progressif), myasthénies (grande fatigue musculaire). Il peut également être avantageusement utilisé pour toute activité sportive par l'action régulatrice qu'il exerce sur les fonctions cardiaque et respiratoire. Il peut être considéré comme l'« antibiotique » de la colorthérapie (effet germicide, désinfectant, antiseptique, bactéricide).

LES COULEURS FROIDES

Cette appellation générique regroupe les couleurs suivantes : turquoise, cyan, indigo, bleu et pourpre.

Ces couleurs ont un effet sur l'ensemble de l'organisme par stimulation du système nerveux parasympathique. Nous avons déjà parlé du système nerveux autonome qui contrôle, dans le corps, toutes les fonctions automatiques. L'action du parasympathique permet à l'organisme de se maintenir dans un état de calme relatif en procédant à toutes les opérations nécessaires à son fonctionnement : ralentissement du rythme cardiaque, constriction des bronchioles, constriction de la pupille, stimulation des fonctions digestives...

Si les couleurs chaudes du spectre ont des effets de nature inflammatoire, les pathologies en affinité avec les couleurs froides sont celles qui, intervenant sur l'organisme, provoquent des effets à long terme de nature plutôt tumorale. Ces couleurs ont également un effet alcalinisant, et généralement sédatif.

Turquoise

C'est la couleur symétrique du citron par rapport à l'axe vert/magenta. Le citron a un effet positif sur les pathologies chroniques, alors que le turquoise a un effet sédatif sur les pathologies aiguës. Suivant la même polarisation, le turquoise est un dépresseur cérébral, il peut être utilisé en cas de suractivité mentale.

Il a un effet constructeur sur les tissus épithéliaux. Ces derniers constituent le revêtement de la plupart des surfaces libres de l'organisme, que ce soit à l'intérieur ou à l'extérieur du corps. Nous avons déjà parlé de la peau dans le chapitre consacré aux effets de la couleur rouge. Le turquoise peut donc être utilisé dans toutes les pathologies où ces cellules sont endommagées. C'est le cas pour les brûlures, les ulcères, surtout lorsqu'on l'utilise pour dynamiser de l'argile.

Cyan

Le cyan soulage les démangeaisons et les irritations (effet antiprurit). Cet effet est en opposition à celui du rouge, sa couleur complémentaire.

Il a tendance à augmenter la transpiration (effet diaphorétique ou sudorifique). La sueur est produite au niveau de la peau par les glandes sudoripares. C'est une solution aqueuse de chlorure de sodium contenant des traces d'urée, d'acide lactique, de sulfates, et de phosphates. Elle a donc une fonction éliminatoire. Elle a aussi un rôle important dans le contrôle de la température corporelle : se déposant à la surface du corps, elle entraîne une perte de chaleur par évaporation. Dans des conditions climatiques difficiles, le rythme de production de la sueur peut atteindre un litre et demi par heure! Le cyan, couleur complémentaire du rouge qui est un réservoir de chaleur, permet sa libération. Sédatif doux, il possède les propriétés inverses de celles du rouge : il fait baisser la fièvre et combat les inflammations (effets fébrifuge et antiphlogistique).

Il a un effet stimulant sur l'épiphyse (glande pinéale), dont la physiologie est encore mal connue. Un article intéressant paru dans le numéro d'octobre 1988 de la revue *La Recherche* nous fournit certains éléments des travaux les plus récents concernant cette glande. L'épiphyse est sensible à la lumière :

> [...] recouverte ou non par la paroi du crâne, elle demeure photosensible [...] indirectement chez les mammifères. Cette sensibilité se fait sentir pour toutes les longueurs d'onde du spectre visible et de l'ultraviolet. Le maximum de sensibilité spectrale se situe à des longueurs d'onde de 500 à 545 nm [...].

Ce qui indiquerait que le vert aurait un effet stimulant plus net que le cyan. L'épiphyse sécrète principalement la mélatonine dont le rythme de production est gouverné par l'horloge située dans les noyaux suprachiasmatiques et entraîné par la photopériode. Elle fournit à l'organisme des informations temporelles : durée de la nuit, moment dans l'année. Toujours d'après cet article, les effets de la lumière sur la pinéale passent par la rétine. D'autre part, la mélatonine exerce un contrôle sur la température corporelle. La photosensibilité est utilisée dans le traitement de certaines formes de dépression en exposant les malades :

> [...] tôt le matin et tard le soir à une lumière suffisamment intense pour inhiber la synthèse de mélatonine. Ainsi reproduisent-ils une photopériode de type estival.

Ces traitements obtiennent, paraît-il, de remarquables succès.

Indigo

L'indigo est un stimulant et un constructeur des glandes parathyroïdes lorsqu'il est appliqué sur la zone correspondante. Nous avons déjà évoqué ces glandes dans le sous-chapitre consacré à sa couleur complémentaire : l'orange. Il est d'ailleurs un dépresseur de la thyroïde. Les parathyroïdes sont des petites glandes logées sur la thyroïde. Elle sécrètent la parathormone qui est le principal agent régulateur du métabolisme du calcium et du phosphore. Elle a pour action principale la décalcification osseuse. L'hyposécrétion de cette hormone génère une calcémie très basse, ce qui a pour effet une très grande excitabilité du système nerveux et une tétanie. L'indigo est alors tout indiqué. Bien entendu, l'hypersécrétion, qui peut provoquer de dangereuses décalcifications, doit être traitée avec la complémentaire : l'orange.

C'est un dépresseur respiratoire, il ralentit la respiration et les échanges chimiques correspondants.

Si l'orange correspond au maximum d'effet centrifuge, l'indigo, quant à lui, possède un maximum d'effet centripète. Il est donc constrictif et astringent. Il diminue les sécrétions des plaies et de la muqueuse intestinale (effet anti-diarrhéique) et possède en particulier un effet hémostatique. L'indigo, comme le cyan, fait baisser la fièvre (effet antipyrétique). À l'opposé de l'orange, il a une action inhibitrice sur la production du lait maternel (effet antigalactogogue).

Il stimule le système immunitaire et active la production de phagocytes (neutrophiles et macrophages). Ces cellules participent à la défense de l'organisme en absorbant les corps étrangers après s'être attachés à eux. L'action de l'indigo explique ses effets salutaires sur les abcès et les granulomes. L'indigo, par un très important effet sédatif, peut engendrer une anesthésie.

Bleu

Le bleu est un stimulant et un constructeur de la rate. Celle-ci est un organe lymphoïde logé sous le diaphragme dans la région hypocondriaque gauche. La rate filtre le sang et en constitue une réserve. D'autre part, comme tous les éléments lymphoïdes, elle a une fonction immunitaire. Le bleu favorise la production des lymphocytes. C'est donc une couleur-clef du système immunitaire.

Couleur extrême du spectre, il a de forts effets inhibiteurs. Il est l'angatoniste du rouge par rapport à l'axe médian vert/magenta. Il induit une inhibition importante dans l'ensemble de l'organisme : ralentissement du cœur, diminution de l'activité musculaire, induction du sommeil, diminution de l'activité du système nerveux (complémentarité du jaune).

À l'opposé du jaune, c'est un dépresseur du système lymphatique et du pancréas.

Pourpre

Le pourpre est la couleur symétrique de l'écarlate par rapport à l'axe des couleurs intermédiaires (vert/magenta). Ces deux couleurs ont des effets antagonistes. Le pourpre est ainsi un dépresseur des reins et des surrénales. À l'opposé de l'écarlate, qui stimule les fonctions d'éveil et de vigilance, le pourpre induit la relaxation et le sommeil (effet soporifique), il a aussi un effet antalgique. C'est en effet une couleur de « fin de cycle » (de l'écarlate au pourpre en balayant tout le cercle chromatique), de complète extinction.

Il diminue la pression sanguine par effet de vasodilatation et bradycardie (ralentissement de l'activité cardiaque). Il contrôle et régule la fièvre (effet antipyrétique). Enfin il est anaphrodisiaque.

Magenta

Le magenta agit sur les mêmes organes et fonctions que l'écarlate et le pourpre, mais là où l'écarlate stimule et le pourpre inhibe, le magenta régularise, équilibre... Il a également un effet constructeur sur les tissus correspondants. Nous appelons l'écarlate et le pourpre les attributs du magenta. De la même manière, le citron et le turquoise peuvent être considérés comme les attributs du vert.

Le magenta agit sur tout le système circulatoire, les reins, les surrénales, et le système reproducteur. C'est, avec sa couleur complémentaire le vert, une clef de la colorthérapie, de par sa situation privilégiée dans l'ordonnancement des couleurs.

Chapitre VIII

LE SCEAU DE SALOMON

Ne demande pas si le Principe est en ceci ou en cela : il est en toute chose
Il est en toute chose, mais n'est point identique aux êtres, car il n'est ni différencié ni limité.

Chouang Tseu

L'image, universellement connue, du sceau de Salomon ou bouclier de David ou encore hexagramme, constitue une clef de la compréhension des forces qui président à la dynamique de la vie. Elle résume aussi la synthèse des couleurs et démontre la genèse infinie des combinaisons colorées tout en constituant un merveilleux support de méditation.

Quelle peut-être sa relation avec le champ vibratoire du corps humain?

S'il est bien connu que certains volumes, certains idéogrammes, génèrent des effets dits de « forme », un mandala comme l'hexagramme peut-il, par-delà la disposition harmonieuse de sa structure et de ses couleurs, protéger, restaurer, rééquilibrer les énergies et... accélérer la maturation du vin?

HISTORIQUE

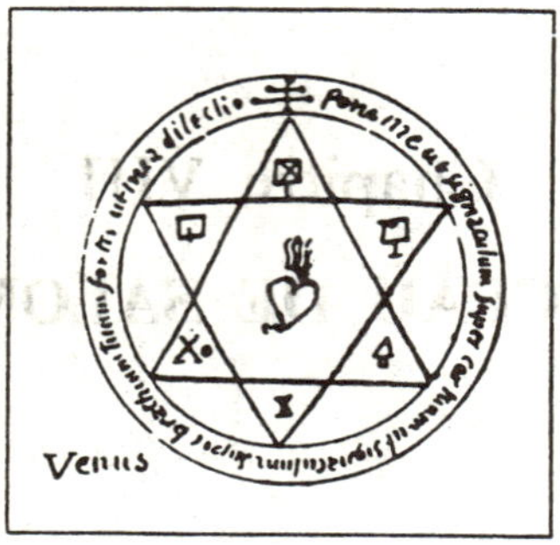

L'hexagramme étoilé bien que figurant sur le drapeau d'Israël n'est pas un symbole spécifiquement hébreu. Pour les Arabes aussi, et bien d'autres peuples, il représente l'union du microcosme et du macrocosme. Couramment utilisé comme amulette de fécondité à l'âge du bronze, en particulier dans le bassin méditerranéen, les deux triangles réunis symbolisent l'union des principes actif et passif, masculin et féminin.

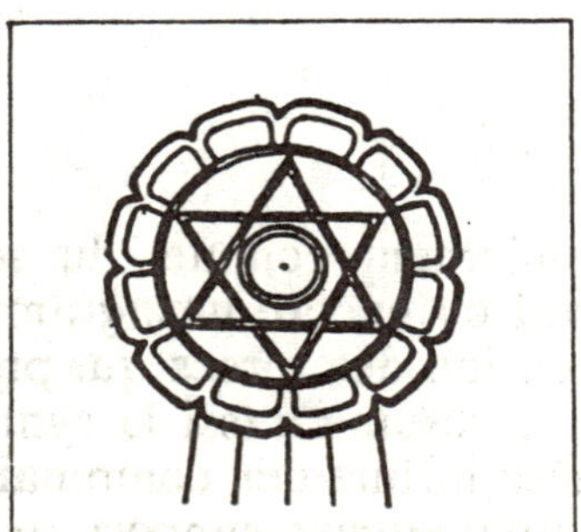

Il s'agit-là d'une figure universelle retrouvée jusqu'en Amérique précolombienne, telle celle qui figure à l'intérieur d'un emblème solaire sur un monument situé à Uxmal, Yucatan, Mexique.

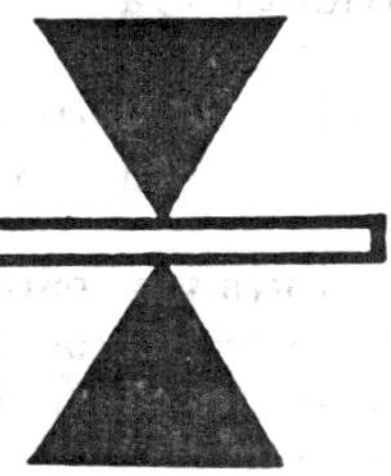

Une tribu indienne d'Amérique du Nord exprime, de façon similaire, la Création par le dessin de deux triangles opposés mais séparés, à l'inverse de l'hexagramme où ils sont entrelacés.

En Inde où la tradition y voit l'union de Civa et de la Shakti, il est connu sous le nom de Yantra.

C'est vraisemblabement de Perse, où l'on célébrait le culte d'Ahura Mazda, qu'il a été transmis au peuple d'Israël, alors captif, en même temps que la thérapie par les couleurs, pratiquée aujourd'hui encore en Inde, précisément par les Parsis – originaires de Perse. On y retrouve des similitudes avec la tradition égyptienne qui représente l'unité trinitaire du plan divin par un triangle pointe vers le haut et la multiplicité de notre monde par la même figure mais pointe en bas.

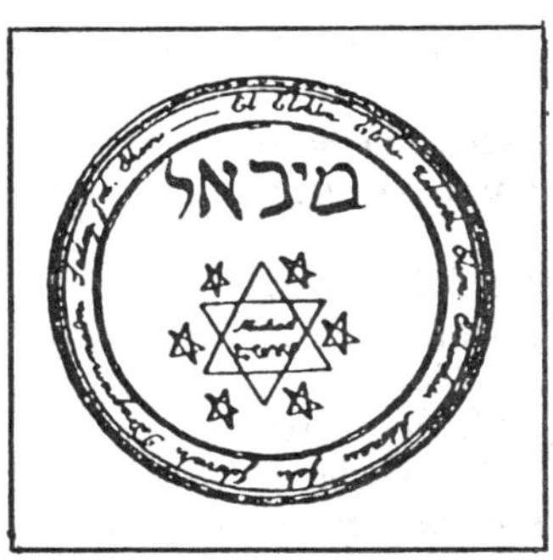

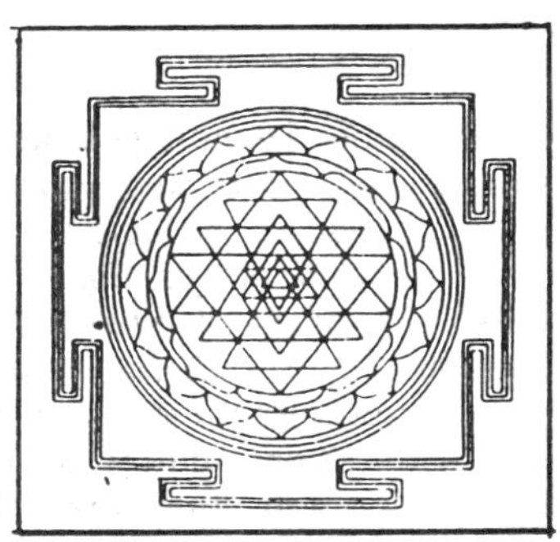

Le Talmud en fait mention au VIe siècle. L'anneau de Salomon comportait ce signe, symbole de domination sur les démons. Au Moyen Âge, où on lui reconnaît des pouvoirs spécifiques, il sert de talisman au cours de cérémonies de magie, tant en Ocident qu'en Orient.

Voici ce qu'en dit Michel Gall [1] :

Pour les conteurs des *Mille et Une Nuits*, l'anneau de Salomon a plus d'importance que le personnage lui-même. À première vue cet anneau a des propriétés alchimiques.

Il fut offert à Salomon peu après son couronnement, alors qu'il se promenait dans une vallée située entre Hébron et Jérusalem, par les quatre anges gardiens chargés des vents, des eaux, des démons, des animaux ou, plus simplement, des quatre éléments.

Chacun des anges lui donna une pierre précieuse qu'il enchâssa dans un anneau de bronze et de fer, la partie en bronze servait à sceller les ordres qu'il donnait aux bons djinns, la partie en fer, les ordres destinés aux démons.

Pour la majorité des commentateurs, l'anneau portait un sceau. Pour certains, il s'agit d'un hexagramme, pour d'autres d'un pentacle – étoile à cinq branches.

Une tendance dit « gardons-nous bien de confondre l'étoile à cinq branches de Salomon et celle à six branches, plus communément appelée " bouclier de David ".

L'autre tendance affirme que l'étoile à six branches a toujours été pour les Orientaux le signe primordial, tandis que le pouvoir affecté au pentacle ou « pied de druide » a surtout été prisé par les Occidentaux.

La querelle est loin d'être tranchée. Suivons donc la ligne plus communément admise, selon laquelle le sceau de Salomon à six branches, est composé de deux triangles équilatéraux inversés et superposés. On peut l'inscrire dans un cercle.

En son centre, est inscrit le Nom des Noms, le « Mot du Pouvoir ». [...]

Les descriptions les plus poussées de ce sceau ne se trouvent pas dans les *Mille et Une Nuits* mais dans les nombreux grimoires publiés en Europe et attribués à Salomon.

Le plus connu de ces grimoires a maintes fois été publié en plusieurs langues : c'est le *Mafteah Shalomo* ou *Clavicules de Salomon.* Parmi les autres, citons l'*Œuvre divine* et le *Livre d'Asmodée*.

Ces grimoires indiquent aussi comment tracer sur le sol le sceau magique, et précisent que la localisation du cercle où sera enfermée l'étoile a une grande importance. En arabe, ce cercle est baptisé « Al Mandal ». Rappelons que le mot *mandala* est actuellement utilisé par les psychanalystes, il désigne sous la forme d'un cercle inscrit dans un carré, la projection défensive de la psyché.

D'après les analystes de ces grimoires, le symbole du sceau de Salomon exprime toujours la conjonction de deux opposés : un principe et son reflet inversé dans le miroir des eaux. Les deux triangles inversés et superposés représentent aussi le macrocosme. L'étoile à cinq branches représente le

1. MICHEL GALL, *Le Secret des Mille et Une Nuits*, Éditions Robert Laffont.

microcosme, l'union des inégaux et de l'homme ordinaire. Pour les alchimistes – de l'arabe *al-kîmiya* – leur signe est une véritable somme de la pensée hermétique : les différents petits triangles qui le composent contiennent les quatre éléments, les quatre climats, les sept métaux de base et les sept planètes.

Pour C.G. Jung, le sceau représente l'union du monde personnel et temporel du Moi avec le monde non personnel, intemporel, du Non-Moi. Le sceau de Salomon est un des rares symboles qui ne se soit jamais émoussé. Les psychanalystes l'emploient encore aujourd'hui. Pour les « structuralistes », il correspond probablement à l'une des matrices intéressantes de notre esprit.

[...]

Les Indiens lui ont fait un sort considérable. Ils lui donnent le nom de « Yantra » – mot qui signifie à peu près sceau. Le Yantra aurait, à l'origine, représenté l'union de Civa et de Shakti, la hiérogamie fondamentale. Le triangle pointe en haut symbolise le sexe masculin et le feu, le triangle pointe en bas, le sexe féminin et l'eau.

[...]

Sublimant le sexe, les tantristes ont inventé le « Cri-Yantra » qui a l'ambition de symboliser la Force en expansion.

[...]

Certains hébraïstes prétendent que les Hindous leur ont emprunté leur symbole. Cela n'est pas sûr. L'étoile, comme symbole du judaïsme n'est signalé ni dans la Bible, ni dans le Talmud, ni dans la littérature rabbinique ancienne [...]

Nous arrêtons là cette citation en renvoyant le lecteur à l'ouvrage original. Nous la citons tant nous y retrouvons de points communs entre nos intuitions et les multiples observations des propriétés de cette « image » – avec tout le respect qu'elle nous inspire : les nôtres et celles confirmées par bien d'autres chercheurs.

L'inventaire n'est pas clos...

LA SYMBOLIQUE DE L'HEXAGRAMME

L'hexagramme est formé d'une étoile à six branches composée de deux triangles équilatéraux entrecroisés résumant ainsi l'axiome hermétique d'Hermès Trismégiste dans la Table d'Émeraude :

Ce qui est en haut est comme ce qui est en bas.

Le triangle pointe en haut représente l'élément Feu, le triangle pointe en bas l'Eau. Le triangle du Feu tronqué indique l'Air et à l'opposé la figure de l'eau coupée à la base correspond à l'élément Terre.

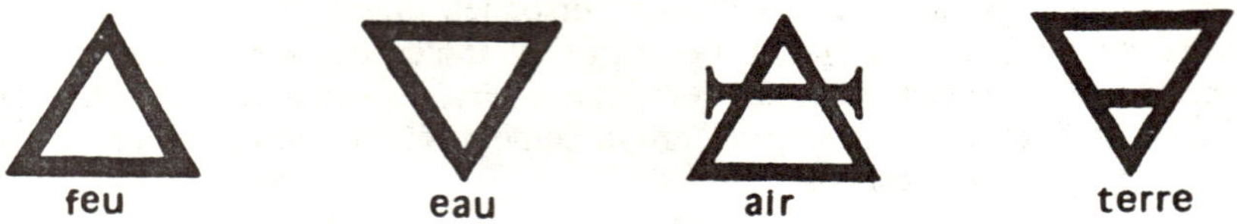

Les plus anciennes traditions évoquent cette notion de deux forces œuvrant de concert.

De tous les symboles exprimant cette conjonction, celui du Tao est le plus proche de l'hexagramme. Il s'agit de deux figures imbriquées à parts égales à l'intérieur d'un cercle. L'une en noir ou bleu Yin comporte un point blanc ou rouge, l'autre en blanc ou rouge Yang, un point noir et bleu.

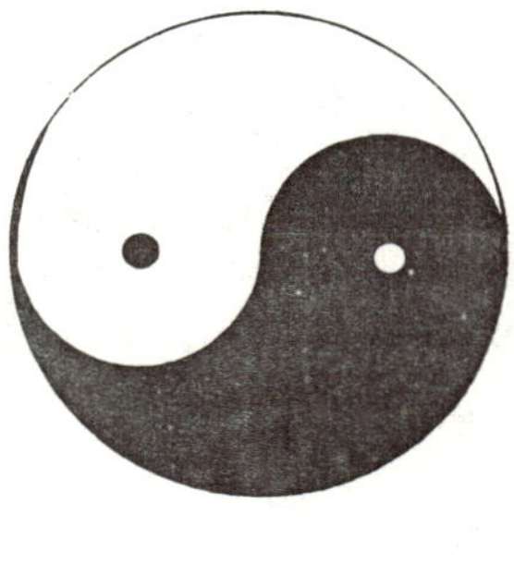

Au-delà de leur apparente opposition, ces images expriment la complémentarité et la relativité de toutes choses... l'absolu n'étant pas de ce monde.

Entre le noir et le blanc s'étale une infinité de nuances, mais on ne peut séparer ce qui est relié... Yin et Yang sont les deux aspects nécessaires de la vie, à la fois opposés, complémentaires et relatifs.

La force électromagnétique fonctionne sur le même principe de polarité dans lequel l'énergie ne peut s'exprimer que dans la différence de potentiel plus ou moins manifesté par l'oscillation entre ces extrêmes.

Cet aspect d'antagonisme primordial se retrouve au niveau des couleurs, ce que nous allons voir en revenant à l'étude du spectre. Pour commencer observons l'organisation chromatique de l'hexagramme d'un double point de vue : symbolique et structurel.

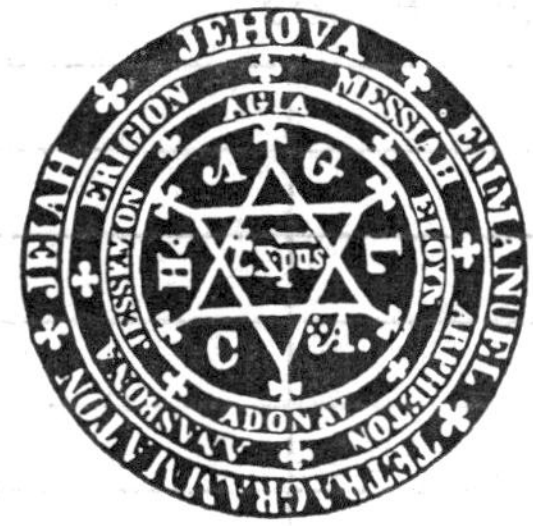

LE SPECTRE BOUCLÉ

Si nous observons le spectre des couleurs, tel qu'il peut être obtenu à partir de la décomposition de la lumière par un prisme, le vert occupe la partie centrale. Il est ainsi la couleur médiane, intermédiaire. Il est un pont jeté entre les deux couleurs les plus éloignées : le rouge et le bleu, les deux extrêmes du spectre. On ne peut pas trouver deux couleurs plus éloignées que celles-ci du point de vue de leur fonction, elles ne se rejoignent jamais dans le spectre. Cette constatation est très importante. C'est le vert qui étabit une médiation, il relie le rouge et le bleu en les séparant.

Le rouge est le pôle de l'énergie, il est par nature non manifesté. L'énergie ne se repère que par ses effets. Le bleu est le pôle de la structure, il est également par nature non manifesté. Avez-vous déjà rencontré une structure à l'état pur?

Le rouge est donc générateur de force, de mouvement. Le bleu, quant à lui, est le vecteur de l'organisation. C'est assurément chez les Chinois que cette dualité est le mieux exprimée avec le célèbre couple Yin/Yang, déjà évoqué ci-dessus.

Aussi, tant qu'elle [la Voie] *n'a pas de désir*
État Yin permanent de concentration et de repos
Elle contemple sa spiritualité
Transcendante à tout mode et à toute puissance
Tant qu'elle a le désir
État Yang permanent d'expansion et de mouvement
Elle contemple sa spirale
En se déroulant le non manifesté produit le manifesté.

Lao Tseu (*Tao Te King*)

Voici un tableau qui résume, à l'aide de termes opposés, cette dialectique fondamentale :

Yang	**Yin**
mâle	femelle
actif	passif
lumière	obscurité
jour	nuit
soleil	lune
vertical	horizontal
ascension	descente
haut	bas
expansion	rétraction
centrifuge	centripète
dur	doux
chaud	froid
sec	humide
émission	réception
positif	négatif
oui	non
mouvement	inertie
vie	mort
extérieur	intérieur
vitesse	lenteur
esprit	matière
abstrait	concret
origine	finalité
cause	effet
force	faiblesse
ciel	terre
énergie	matière
entropie	néguentropie

Le rouge est Yang, force centrifuge d'expansion, de dilatation, de génération. Le bleu est Yin, force centripète de cohésion, de structuration, d'organisation. Cette dialectique de base doit se comprendre dans un sens dynamique, le non manifesté engendrant le manifesté. Cette vie est donnée par le vert, couleur concrète, pulsative, duelle. Elle est un véritable pont de vibration matérielle jeté entre les deux pôles : le rouge et le bleu. Il les sépare en les réunissant, comme les mers séparent et unissent les continents et leur apportent la vie.

Le dynamisme de cette dualité est tel, et leurs interactions si importantes, que vous pourrez trouver, dans certains ouvrages, la correspondance inverse :

Yang = bleu; Yin = rouge.

Cela peut se comprendre facilement. Dans l'absolu, les deux extrêmes se rejoignent, ce n'est qu'une vision relative qui peut les différencier. Considérez la figure suivante :

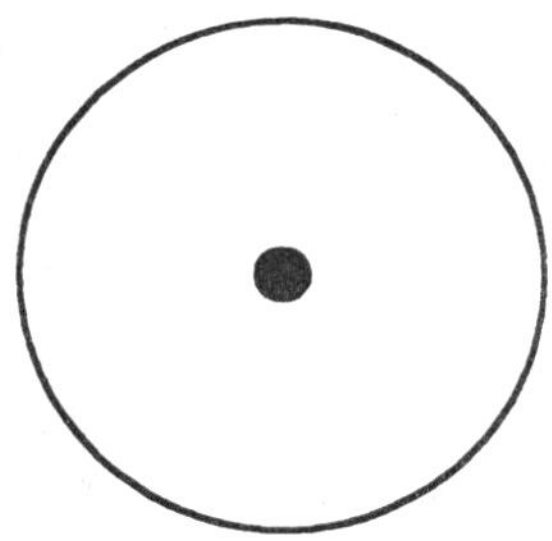

Où situez-vous le Yang? Sur le point central générateur ou sur le cercle élément dilaté? Même question pour le Yin : sur le point concentration maximale ou le cercle constricteur et formateur?

Si nous réunissons les deux extrêmes du spectre, le rouge et le bleu, nous « bouclons » celui-ci pour obtenir une structure fermée. Nous connaissons les couleurs engendrées par cette fusion (voir chap. II), la partie centrale étant constituée par le magenta. Dans cette couleur le rouge et le bleu, enfin réunis, fusionnent. C'est le retour à l'unité originelle. En face du magenta, qui représente la fusion, l'union, le vert exprime la séparation, la dualité. C'est la couleur existentielle, la couleur intermédiaire sur la terre, la pellicule de vie qui sépare le rouge des énergies terrestres et le bleu des énergies célestes.

LA CROIX DES COULEURS DYNAMIQUES

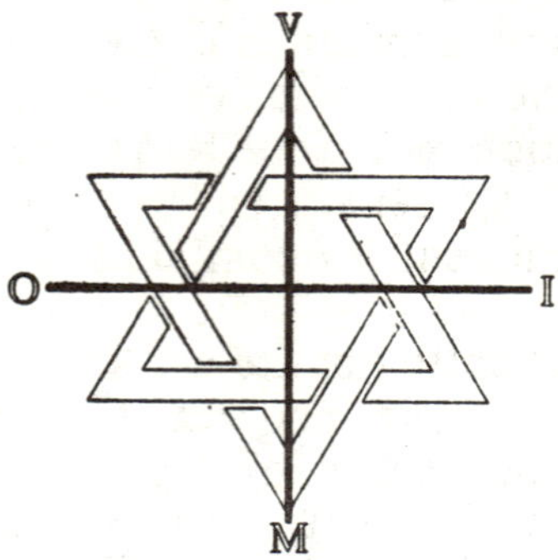

Apparaît un premier axe dans l'hexagramme : l'axe vert/magenta. Il est constitué de deux couleurs intermédiaires, complémentaires entre elles. C'est une première polarisation du sceau qui sépare celui-ci en deux parties : le côté des rouges et celui des bleus. Ce premier découpage fait partie du langage populaire qui distingue les couleurs chaudes des couleurs froides. La perception qui émerge de la sensation de ces couleurs est en effet la chaleur ou le froid. Une infinité d'autres perceptions peuvent naître au contact de ces couleurs. D'une manière assez globale le pôle d'activité, de dynamisme, s'exprime avec les rouges, alors que les bleus ont un effet apaisant, statique. Ils symbolisent l'espace.

Cet axe intermédiaire introduit une première symétrie entre les couleurs chaudes et froides. Nous trouvons ainsi les couples de couleurs suivants : citron/turquoise, jaune/cyan, orange/indigo, rouge/bleu, écarlate/pourpre.

La couleur de maximale expression du pôle rouge est l'orange. C'est le « porte-parole » des couleurs chaudes dans le sens de la plus grande extension de l'activité. Il a un effet défoulant et libérateur sur le rouge qui le précède et que nous pouvons définir comme un réservoir d'énergie concentrée, comme un ressort comprimé. Comment est produit cet orange? Tout simplement en ajoutant un peu de vert au rouge, c'est-à-dire un peu de vie à cet élément d'énergie non manifestée. Le vert vient animer et libérer le rouge en l'incarnant. De cette action naît l'orange, qui est donc la couleur la plus active, la plus centrifuge de l'hexagramme.

À l'opposé de l'orange se trouve l'indigo, sa couleur complémentaire. Nous pouvons adopter le même raisonnement pour cette couleur, mais cette fois dans la zone des couleurs froides, dont elle peut être également considérée comme le « porte-parole ». C'est en effet la couleur la plus inhibitrice, la plus centripète. Comment est produit l'indigo? Il suffit de mettre un peu de vert dans le bleu pour l'obtenir, c'est-à-dire amener à l'existence et à la manifestation le pôle bleu que nous avons défini comme celui de l'organisation. L'orange et l'indigo peuvent être considérés d'une manière assez schématique comme l'accélérateur et le frein d'un véhicule.

Apparaît ensuite un second axe de couleurs complémentaires : l'axe orange/indigo des couleurs extrêmes. Cet axe, combiné à celui vu précédemment, constitue la croix des couleurs dynamiques. Vous comprenez maintenant l'importance « cruciale » de ces couleurs pour la pratique thérapeutique, en particulier l'axe vert/magenta.

Cette croix a pour effet direct de procéder à un nouveau découpage de l'hexagramme. Les deux moitiés sont maintenant polarisées. Nous observons quatre quadrants différenciés : rouge, jaune, cyan et bleu. Après avoir déterminé les fonctions du rouge et du bleu, il reste à analyser maintenant celles du jaune et du cyan.

LA CROIX DES COULEURS STATIQUES

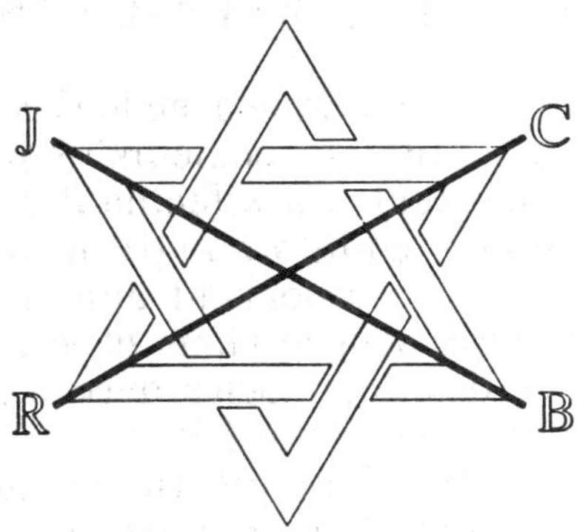

Le jaune naît d'un mélange équilibré de rouge et de vert. Connaissant ces deux éléments, nous pouvons en déduire le résultat de leur combinaison. Avec l'orange, le rouge est dominant. Ici, l'égalité des deux composantes introduit une pause. Le jaune est une couleur statique qui traduit la fusion du rouge et du vert. L'énergie se libère avec l'orange. Ici elle s'actualise dans une rémanence sensible qui génère des formes. Avec le jaune apparaît l'espace.

Le cyan naît, quant à lui, d'un mélange équilibré de bleu et de vert. L'indigo résulte de leurs combinaisons. Mais ici aussi, l'égalité quantitative des composantes engendre une pause. Le cyan est aussi une couleur statique qui exprime la fusion du bleu et du vert. Qu'est-ce qu'une structure vivante, exprimée, révélée ?

L'action de l'indigo imprime dans la matière les marques de l'organisation subtile du bleu. Ces traces génèrent la durée qui imprègne et ordonne notre existence. Avec le cyan apparaît le temps qui nous structure en rythmant notre vie. Apparaissent ainsi deux axes de couleurs complémentaires : l'axe rouge/cyan et l'axe bleu/jaune. Ces deux axes constituent une croix que nous appelons croix des couleurs statiques, ou couleurs d'état. Il y a une différence entre ces deux axes. L'axe rouge/cyan correspond chez l'homme à des comportements (attaque/défense) qui relèvent de sa propre initiative, alors que l'axe jaune/bleu correspond à des éléments (activité/repos) beaucoup plus conditionnés. Nous développons ces notions dans le chapitre X qui est consacré à la psychologie des couleurs.

LES CINQ ÉLÉMENTS

En complétant la croix statique avec le vert, qui est le point de liaison, de conjugaison, cinq couleurs s'équilibrent harmonieusement et logiquement. En effectuant un découpage du spectre des couleurs cet équilibre apparaît mieux. Les deux extrêmes, rouge et bleu, s'ordonnent autour du centre vert. Les deux intermédiaires sont le jaune et le cyan. Il est alors possible d'envisager des homologies avec d'autres systèmes qui utilisent la même base numérique.

Les Chinois ont élaboré une théorie énergétique de l'être humain basée sur l'observation de la nature. Ils ont ainsi mis en évidence cinq éléments constitutifs de la vie sur terre : Bois, Feu, Terre, Métal, Eau.

Ils ont établi les correspondances suivantes :

– Bois = est = printemps = foie;
– Vésicule biliaire = colère = vert;
– Feu = sud = été = cœur;
– Intestin grêle = joie = rouge;
– Terre = centre = fin d'été = rate;
– Estomac = soucis = jaune;
– Métal = ouest = automne = poumon;
– Gros intestin = tristesse = blanc;
– Eau = nord = hiver = rein;
– Vessie = peur = noir.

Connaissant maintenant l'ordonnancement des couleurs, grâce à l'hexagramme, vous pouvez légitimement vous interroger sur les correspondances chromatiques citées ci-dessus. Il est difficile d'y trouver une cohérence structurelle. Il semble que ces couleurs correspondent à une optique « naturaliste » : au printemps les couleurs de la nature sont à dominante verte, l'été est marqué par la chaleur associée au rouge, la fin de l'été voit la nature jaunir, l'automne et le blanc semblent difficiles à associer. L'hiver est sombre par réduction de l'ensoleillement. Il s'agit ici d'une vision « exotérique ».

Voici ce qu'en dit J.-A. Lavier :

Pour comprendre le classement des couleurs dans les Cinq Éléments, il faut en faire l'analyse (spectre) dans la zone *Yang* (Bois et Feu), et au contraire la synthèse dans la zone *Yin* (Métal et Eau). Dans ces conditions, le vert est au Bois en tant que couleur « froide », et le rouge, couleur « chaude », au Feu. En d'autres termes, et en dehors du fait que les feuilles sont vertes et les flammes rouges, la température moyenne de la saison d'un élément de la zone *Yang* est en quelque sorte proportionnelle à la température de sa couleur...

Au métal, la synthèse des couleurs aboutit au blanc bleuté de la lumière du jour (disque de sir Isaac Newton), qui est aussi la couleur de la plupart des métaux non oxydés. Quant à l'eau, c'est l'absence de toute couleur, le corps noir au zéro absolu. Que le jaune soit la couleur de la Terre n'est pas surprenant, sachant que la raie D du sodium, le jaune monochromatique, est au centre exact du spectre visible...

J.A. Lavier,
Bio-énergétique chinoise,
Éditions Maloine, 1985.

Le découpage établi entre analyse et synthèse est intéressant, d'autant plus que nous retrouvons les deux synthèses. Dans cette optique le spectre est au complet dans le Yang. Malheureusement seul le rouge et le vert sont pris en considération, que devient le côté du bleu? Par ailleurs, il est surprenant de placer le jaune au centre du spectre étant donné notre connaissance des trois couleurs primaires. L'argument de la raie D du sodium n'est pas convaincant : le doublet D est intense à 589 nm. Or le spectre s'étale de 400 à 780 nm. Le calcul est simple : le centre est à 540 nm, soit pratiquement sur le vert moyen. Un autre élément réside dans le manque d'homogénéité : si le spectre est au Yang, pourquoi le centre du spectre serait-il à la charnière entre Yang et Yin?

Nous préférons une relation plus naturelle. En plongeant au cœur des saisons, dans leur dynamique originelle, nous obtenons une correspondance entre les quatre couleurs de la croix statique et les quatre saisons. Quant à la fin de l'été, elle correspond à l'équinoxe d'automne et à la couleur intermédiaire, le vert.

Ainsi :

– Printemps = rouge, Été = jaune,
Fin d'été = vert, Automne = cyan,
Hiver = bleu.

Les deux systèmes ne s'excluent nullement et peuvent être complémentaires.

LES CINQ TISSUS

En 1838, deux biologistes allemands, Theodor Schwann et Mathias Schlieiden, ont énoncé la théorie cellulaire. Les corps des êtres vivants sont constitués de minuscules éléments de base : les cellules. Celles-ci, au cours du développement embryonnaire, expriment certaines de leurs possibilités et s'organisent en tissus destinés à des fonctions différenciées.

Deux tissus correspondent à un développement des facultés dynamiques de la cellule : contractilité et conductivité. Le premier est relatif au tissu musculaire dont les cellules sont longues et cylindriques, le second au tissu nerveux constitué de neurones. Il est à noter que ces cellules, très spécialisées, ont pratiquement perdu leur faculté de se diviser par mitose.

Ces deux tissus, étant donné leur qualité dynamique, sont à mettre en rapport avec les couleurs chaudes. Le rouge est à rapprocher du tissu musculaire pour son aspect potentiel énergétique, le jaune du tissu nerveux dont il est le principal stimulant.

Les tissus épithéliaux forment le revêtement de la majorité des surfaces libres de l'organisme (internes et externes). Le cyan a une action très nette sur ces tissus. Le tissu conjonctif, comme son nom l'indique, a une fonction de liaison et de maintien des autres tissus, il a aussi une importante fonction immunitaire. Ces deux caractéristiques nous permettent de le mettre en rapport avec la couleur verte.

Le tissu osseux est un tissu un peu spécial issu du conjonctif. Ces fonctions principales correspondent à la structure de l'organisme : protection, forme, support, mouvement, réserve de minéraux. Étant donné ces fonctions, il est à mettre en relation avec la couleur bleu.

LE SYSTÈME SOLAIRE

L'astrologie doit se conjuguer au pluriel, tant sont nombreux les courants et écoles qui en relèvent. Il y en a pour tous les goûts, des plus stricts aux plus mystiques. Nous ne voulons pas nous insérer dans un débat qui n'est pas le nôtre. Nos préférences correspondent à nos exigences et nos désirs. En ce qui concerne les planètes, nous ferons référence à l'astrologie conditionaliste. Il s'agit d'un courant novateur, qui possède, grâce à Jean-Pierre Nicola, qui les a élaborés, de puissants outils conceptuels. Faisons appel ici à l'un de ces outils qui concerne les planètes.

Le système RET se réfère à trois niveaux progressifs d'information nommés :

Représentation/Existence/Transcendance.

Ces termes, devant la rigueur philosophique, sont discutables. Nous les prenons dans leur acception la plus large en entendant, pour « Représentation » le monde des schèmes simples, des mots-clefs, des concepts, des apparences, des modèles, du connu et du conscient. Pour « existence » : le monde des faits, des phénomènes perçus, des événements manifestes. Pour « Transcendance », le monde des ensembles, des lois inconnues, de l'au-delà des perceptions, de l'invisible. Jean-Pierre Nicola, *Pour une astrologie moderne* (Éditions du Seuil, 1977).

Chaque planète du système solaire peut se comprendre comme un vecteur de communication. Le RET permet d'attribuer, à chacune, une formule simple formée de deux lettres.

Voici un tableau, extrait de l'ouvrage cité ci-dessus, qui résume ces données :

	R	E	T
r	Soleil rR	Jupiter rE	Uranus rT
e	Vénus eR	Mars eE	Neptune eT
t	Mercure tR	Saturne tE	Pluton tT

Les lettres R, E et T désignent le niveau de départ. Les lettres r, e et t désignent le niveau d'arrivée. Il est possible à l'aide de ce système très simple d'élaborer des définitions d'une grande richesse pour chacune des planètes. Prenons un exemple pour illustrer notre propos.

Les personnes désireuses d'approfondir ces notions peuvent se référer aux ouvrages d'astrologie conditionaliste.

Considérons la planète Vénus et sa formule eR. Le niveau de départ (représentation) est celui des mots, des modèles, des images... Le niveau d'arrivée (existence) est celui des sensations, des émotions... Le passage de l'un à l'autre peut se comprendre comme l'impact émotionnel des schémas et des modèles, comme une incarnation, une somatisation, des idées et images préconscientes. Au niveau du langage, l'intérêt est posé plus particulièrement sur l'aspect phonétique (ton, sonorité...), au détriment du sens. Vénus est traditionnellement la planète de l'amour. Le niveau R est celui de l'unique, le niveau E celui du « duo-duel », ainsi la formule eR peut aussi se comprendre comme le fait de vivre à deux (concrètement) à partir de modèles et idéaux communs, d'un langage commun. Ces quelques explications sont loin d'épuiser le sujet, leur seul objectif est une illustration du système RET.

Les trois niveaux du RET et les trois pôles colorés constituent deux structures homologues. Le centre du système solaire, avec son haut niveau énergétique correspond au rouge. La périphérie, avec son bas niveau d'énergie et son haut niveau d'intégration correspond au bleu. Le vert, avec sa fonction concrète et duelle, correspond à Mars. Ainsi apparaît la correspondance RET/rouge-vert-bleu. Certains sont peut-être choqués par le fait que nous peignons en vert ce pauvre Mars belliqueux auquel le traditionnel rouge va comme un gant. Et pourtant, dans sa fonction de maintien du niveau E, Mars se pose en funambule du réel, entre les représentations rouges de l'univers condensé et les fantasmagories bleues des autres univers. Le rouge est un facteur de précipitation et d'implication qui sied à merveille au niveau R. Le bleu est un agent de prise de distance et de remise en question qui convient au niveau T.

Vous retrouvez les correspondances suivantes sur la planche intitulée « Rosace » :

Rouge	⇒	Soleil	
Orange	⇒	Vénus	(passage du rouge au vert)
Citron	⇒	Jupiter	(passage du vert au rouge)
Vert	⇒	Mars	
Turquoise	⇒	Saturne	(passage du vert au bleu)
Indigo	⇒	Neptune	(passage du bleu au vert)
Bleu	⇒	Pluton	
Pourpre	⇒	Uranus	(passage du bleu au rouge)
Écarlate	⇒	Mercure	(passage du rouge au bleu)

Avec ces planètes, ou plutôt les couleurs qui leur correspondent, les trois niveaux primaires se parlent, communiquent. Remarquez la place de Mercure, Pluton et Uranus sur l'hexagramme. Au niveau des couleurs qui n'existent pas dans le spectre, à l'opposé du vert concret et matériel de Mars, sans contact avec le niveau E. Au niveau psychologique, ces couleurs correspondent souvent à une fuite dans l'imaginaire, surtout pour le magenta! Il est possible d'élaborer ainsi toute une gamme de correspondances entre les fonctions planétaires considérées par groupes ou isolément et les données de la psychologie des couleurs.

Il est intéressant de colorier une carte du ciel en suivant ces correspondances et en jouant sur la saturation des couleurs en fonction de la hiérarchisation planétaire. La dominante des niveaux extensifs (R, E et T) peut ainsi facilement se repérer par les différences d'intensité des « zones » rouge, verte et bleue. En ce qui concerne les niveaux intensifs (r, e et t), la nuance est plus subtile, parce qu'elle fait référence à des « croix » colorées, par exemple la croix rouge/cyan/pourpre/citron, et il faut une plus grande habitude des couleurs pour les repérer rapidement.

ET LE ZODIAQUE ?

Le zodiaque est un produit de choix pour les analogies et il est l'objet de soins attentifs du monde astrologique et des domaines voisins. Douze couleurs et douze signes ! Il suffit de trouver le point de départ et le tour est joué ! Ce n'est pourtant pas aussi simple...

Le zodiaque possède essentiellement une organisation quaternaire avec les saisons. Le découpage entre ces saisons se situe à ces moments très privilégiés de l'année que constituent les équinoxes (égalité jour/nuit) et les solstices (jour le plus long et nuit la plus longue). Le jour est un excitant positif et correspond aux couleurs chaudes. La nuit est un excitant négatif qui correspond aux couleurs froides. Les deux équinoxes sont à mettre en parallèle avec l'axe vert/magenta des couleurs intermédiaires. Les deux solstices, quant à eux, sont à rapprocher de l'axe orange/indigo des couleurs extrêmes. Les quatre saisons correspondent alors aux quadrants définis au début de ce chapitre. Les couleurs statiques (rouge, jaune, cyan, bleu) s'appliquent aux quatre signes « fixes » Taureau, Lion, Scorpion et Verseau.

Les correspondances, telles qu'elles découlent des considérations précédentes, figurent sur la « Rosace » (voir chap. IV). Il n'y a pas un parallèle parfait entre les douze couleurs et les douze signes. En effet, les signes qui encadrent les solstices se répartissent autour de l'axe orange/indigo, et ceux qui encadrent les équinoxes se répartissent autour de l'axe vert/magenta et correspondent aux couleurs que nous appelons attributs du vert et du magenta. Seuls les signes intermédiaires des saisons peuvent se calquer exactement sur la croix des couleurs statiques. Ces différentes correspondances permettent de se référer aux acquis de l'astrologie en ce qui concerne les rapports entre le zodiaque et l'homme pour mieux comprendre l'effet des couleurs. Nous utilisons cette voix très féconde dans le chapitre X consacré à la psychologie des couleurs.

COULEURS ET SONS

Sur l'échelle infinie des sons que la nature peut générer, notre monde occidental en a privilégié certains. Ce sont les douze notes de la gamme dite chromatique. Ce mot vient du grec *khrôma* « couleur, ton musical ». Les grecs avaient donc déjà noté une analogie entre intervalles colorés et intervalles sonores. Cette gamme est composée de douze notes séparées par des tons égaux (gamme dite tempérée). Cette parfaite régularité date seulement du XVIIIe siècle. Elle a été instaurée par souci de commodité, mais elle présente l'inconvénient de s'éloigner des découpages harmoniques naturels. La gamme classique des sept notes (*do, ré, mi, fa, sol, la, si*), appelée gamme diatonique, est traditionnellement associée à la succession des sept couleurs du prisme (rouge, orange, jaune, vert, cyan, indigo, bleu). Cette correspondance semble logique et naturelle. Un changement d'octave peut être alors mis en relation avec une variation de l'intensité de la couleur.

Mais que faire alors des couleurs qui ne sont pas présentes dans le spectre (le magenta et ses « attributs »)? N'ont-ils pas d'équivalent sur le plan des vibrations sonores? Pourtant la tentation est grande d'élaborer une analogie plus large : douze notes et douze couleurs, n'est-ce pas séduisant? Mais cette mise en relation ne doit pas simplement reposer sur une analogie de circonstance. Il est nécessaire de mettre en rapport deux structures cohérentes. Nos connaissances dans le domaine des vibrations sonores ne sont pas suffisamment étendues pour nous permettre des certitudes dans ce domaine. Toutefois, certaines recherches nous ont amenés à un rapprochement provisoire, en attendant qu'un spécialiste des vibrations sonores puisse extraire une structure à même de corréler nos constatations empiriques.

Tableau des fréquences [1] :
gamme tempérée base LA 3 = 440 Hz

	Écarlate	Rouge	Orange	Jaune	Citron	Vert	Turquoise	Cyan	Indigo	Bleu	Pourpre	Magenta
	do	*do #*	*ré*	*ré #*	*mi*	*fa*	*fa #*	*sol*	*sol #*	*la*	*la #*	*si*
1	32,7	34,6	36,7	38,9	41,2	43,6	46,2	49	51,9	55	58,3	61,7
2	65,4	69,3	73,4	77,8	82,4	87,3	92,5	98	103,8	110	116,5	123,5
3	130,8	138,6	146,8	155,6	164,8	174,6	185	196	207,6	220	233	246,9
4	262	277	294,6	311,2	330	349	370	392	415	440	466	494
5	523	554	589	622	660	698	740	784	831	880	932	968
6	1046	1109	1175	1244	1318	1397	1480	1568	1661	1760	1865	1976
7	2093	2218	2349	2489	2637	2793	2960	3136	3322	3520	3729	3951
8	4186	4435	4699	4978	5274	5588	5920	6272	6645	7040	7459	7902
9	8732	8870	9397	9956	10546	11175	11840	12544	13290	14080	14917	15804

UN PEU DE NUMÉROLOGIE

L'hexagramme correspond au chiffre 6 et à la relation existant entre les nombres 1, 2 et 3 :

$$6 = 1 + 2 + 3;$$
$$6 = 1 \times 2 \times 3.$$

Six est un nombre pair, féminin et passif. C'est un nombre parfait, en rapport avec les six périodes de la Création, représentée par l'hexagramme, inscrit tout à la fois dans un cercle et dans l'hexagone. Le sept est implicite, « caché » en quelque sorte, au centre du dessin. Il transparaît dans la figure ci-dessous avec la particularité d'être le centre, commun aux deux triangles confondus.

1. E. Leipp directeur de recherche au CNRS, responsable du Laboratoire d'acoustique de l'université Paris VI.

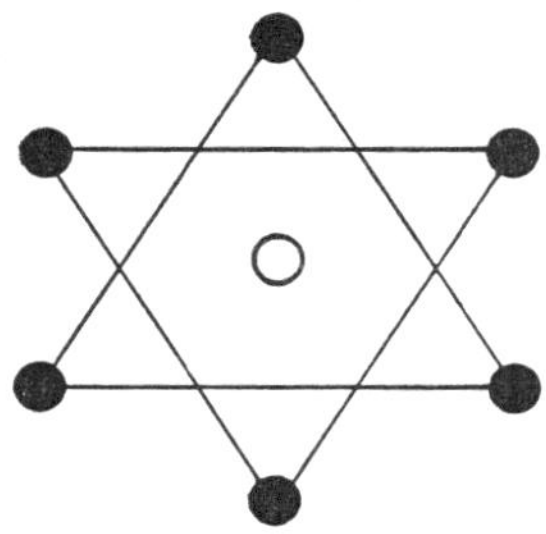

Le centre, point virtuel, correspond au principe divin. Il s'extériorise et se manifeste par le cercle qui représente le cosmos, l'infini, l'éternité. Il exprime la cause, en amont de la Création. La somme des points donne 7, chiffre de la création et du repos, engendré par l'action conjuguée du ciel et de la terre. C'est l'image de l'esprit animant la matière.

La terre passive reçoit l'activité de son complément, le ciel. Cette opposition marque aussi une action de dépendance : l'un entraîne, l'autre est entraîné. Ce jeu d'action-réaction se poursuit à chaque instant de la vie. Il est le symbole de la dualité dans l'apparence des choses, alors que le retour à l'unité s'exprime par la compréhension du jeu nécessaire de l'alternance dans la fusion des extrêmes.

L'HEXAGRAMME, TALISMAN OU ÉMETTEUR DE FORME ?

La légende rapporte que par ce mandala le roi Salomon avait pouvoir sur les esprits, qu'il agissait sur les maladies, les nocivités. Il délivrait, paraît-il, de l'envoûtement. Cette image, clef du grand œuvre, rappelle que l'homme a pouvoir de créer, multiplier, transmuter les éléments, en vertu de l'axiome hermétique déjà évoqué :

Ce qui est en haut est comme ce qui est en bas.

L'hexagramme constitue aussi un instrument d'action. Il en existe plusieurs tracés. Selon l'entrelacement, il a une action dynamique A ou protectrice B.

À l'origine, il est tel que représenté sur la partie droite du dessin ci-dessous.

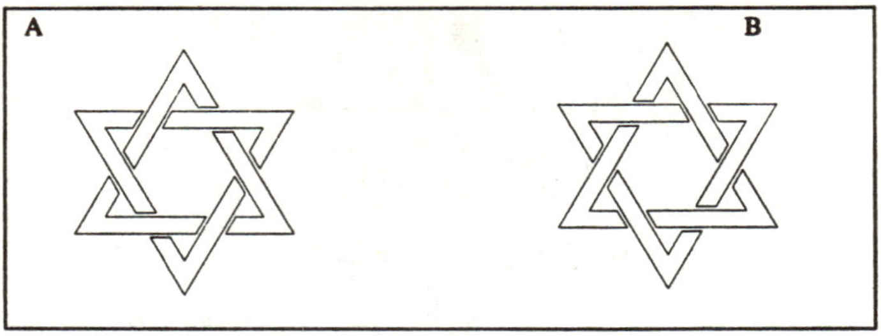

Sa puissance d'émission varie selon ses dimensions. La taille idéale correspond à un hexagramme inscrit dans un cercle de 134 millimètres de diamètre. Inutile d'en réaliser de plus grandes dimensions! C'est d'ailleurs la taille de la planche du « sceau-miroir », imprimée recto-verso.

En plaçant un filtre de couleur sur un dessin noir et blanc, on constate qu'il émet dans la longueur d'onde de la couleur du filtre, mais si l'on utilise un hexagramme polychrome, on s'aperçoit qu'il rayonne dans toutes les longueurs d'onde de la lumière.

L'hexagramme représente aussi un support de prière. La pensée est une force puissante, puisque tous les objets créés par l'homme, de la hache de pierre de l'homme de Cro-Magnon aux capsules spatiales en route vers Saturne, ont leur source dans l'image qu'il s'en fait... Nous avons tendance à l'oublier, nous vivons dans un univers de milliards de pensées matérialisées, celles de notre génération mais aussi celles qui nous ont précédés. En pensant, à l'instar de son créateur, l'homme crée; mais encore faut-il que cette force-pensée immatérielle trouve un support pour se manifester, que ce soit le sable, la pierre, le papier ou le phosphène qui en reçoit l'empreinte...

La surface hexagonale interne de l'hexagramme constitue un support idéal de focalisation d'une pensée, d'une prière... encore faut-il que celle-ci soit positive, favorable à la vie. Dans le cas contraire ses effets se retourneront contre leur auteur.

L'hexagramme est l'expression d'une force intelligence/amour. Il se suffit à lui-même; il est ainsi inutile de l'associer à d'autres symboles ou dispositifs. L'image de l'hexagramme en couleurs constitue un merveilleux point d'appui pour la méditation. Sa contemplation, de par l'enchaînement harmonieux des couleurs et des formes, suscite un sentiment de joie.

La superposition des trois couleurs primaires jaune, magenta et cyan, ordonnées selon un angle de 120 ° génère de façon presque magique les douze couleurs esssentielles définies et utilisées dans les traitements par le docteur Ghadiali. Ce sont celles qui figurent sur la planche colorée du « prisme humain ».

D'un point de vue occulte, tout est symbole, un point dans un cercle, un carré, un triangle, un décagone, etc., mais l'hexagramme représente une forme plus puissante par son adéquation à la réalité humaine. Le triangle inférieur rejoint le triangle supérieur, avec lequel il fusionne. C'est une représentation de l'homme considéré comme le creuset alchimique permettant la fusion de la double nature qui l'anime : la puissante source de vie animale et la lumière qui le relie aux énergies célestes. – Omnia, médium commigny canton de Genève.

En disposant une bouteille de vin très ordinaire entre deux images du sceau et deux générateurs de Lakhovsky, le géobiologue Guy Thieu a, en quelques heures, obtenu une bonification significative de ce vin. L'expérience ne réussit pas en l'absence des deux images... En superposant dos à dos deux hexagrammes, l'un actif, l'autre protecteur, de façon à faire coïncider très précisément leur dessin et leurs couleurs, comme s'ils étaient vus en transparence, on obtient une image encore plus puissante pour rééquilibrer et amplifier les enveloppes vibratoires. La flamme d'une bougie consacrée, posée en son centre accentue encore son pouvoir émissif. Pour l'emploi de l'hexagramme en thérapie ou afin d'harmoniser un lieu, consultez le chapitre IV.

L'HEXAGRAMME SUPPORT DE MÉDITATION

Comme tout symbole, l'hexagramme peut servir de support de méditation et nous aider à élargir notre champ de conscience. Comment? En étant davantage « présent à nous-mêmes », en nous « habitant » mieux... Il suffit de disposer d'un peu de silence et de temps.

Assis, détendu, face au symbole éclairé correctement et placé à environ un mètre cinquante, colonne vertébrale droite, détendu, portez votre attention sur la respiration. Le regard fixé sur le sceau, situez votre attention au niveau du Hara.

Observez successivement :
– l'espace situé entre le cercle doré et l'hexagramme;
– le triangle rouge, vert, bleu;
– le triangle jaune, magenta, cyan;
– la totalité de l'hexagramme;
– l'hexagone blanc du centre, espace où la pensée peut prendre forme.

Qu'avez-vous ressenti? Notez les sensations. Avez-vous perçu des couleurs apparaissant autour du dessin? Elles sont complémentaires de celles du sceau.

La pratique régulière de cet exercice ouvre un champ de conscience qui entraîne un sentiment de sérénité, de confiance et de relation harmonieuse avec tout ce qui est le macrocosme et le microcosme dont nous sommes Partie, à l'image d'un hologramme dont chaque fragment, contient l'information du Tout...

> Si la partie contient l'image du Tout, chaque pensée de la partie réagit sur le Tout.

C'est ainsi que l'homme, à chaque instant, participe de la Création qui se poursuit depuis le *fiat lux*...

Troisième partie

PERFECTIONNEMENT ET ÉVOLUTION

VOUS voici presque au bout du voyage. Si vous avez mis en pratique l'enseignement des deux premières parties, vous êtes maintenant capable d'effectuer correctement des tests et des interventions, vous avez également des idées très précises sur les couleurs. Nous vous proposons maintenant d'aller plus loin.

Nous vivons dans un environnement coloré. Quelles en sont les incidences? Comment pouvons-nous gérer au mieux notre milieu afin qu'il devienne, par l'action des couleurs, générateur de santé? Ces notions sont développées au chapitre IX.

Vous avez pu vérifier les effets des couleurs sur notre corps. Elles ont également un impact sur notre esprit. Il est important de connaître leurs effets psychologiques. Ce sujet est évoqué au chapitre X. La méthode proposée au chapitre VI nécessite seulement le jeu de filtres colorés joint. Le matériel à mettre en œuvre est donc très simple. Il en est de même des techniques qui concernent le modulaur ou l'hexagramme. Mais est-il possible d'obtenir de meilleurs résultats avec des moyens techniques plus sophistiqués? Afin d'y apporter une réponse nous avons développé des appareils générateurs présentés au chapitre XI.

Enfin, le chapitre XII est orienté résolument vers l'avenir, tant il reste à faire en ce domaine!

Chapitre IX

LES COULEURS AU QUOTIDIEN

Les couleurs submergent l'homme au point qu'il a perdu conscience de leur signification et de leurs propriétés.
Quel rapport entre la mode et les couleurs?
Comment s'habiller, quelles couleurs porter?
Avec quelles couleurs décorer un appartement?
Ma couleur préférée est le bleu, quelle en est la signification?
Le noir et le blanc sont-ils des couleurs?
Pourquoi les jeunes s'habillent-ils en noir?
Avec quelles couleurs décorer la chambre d'un enfant? Et pour l'école?
Peut-on réellement rajeunir par les couleurs...?

Autant de questions posées au cours des conférences, auxquelles nous nous efforçons de répondre.

Nous baignons dans une telle « cacofolie » de couleurs que nous avons perdu conscience de leur existence...

À chaque instant, à la télévision, dans la rue, dans le métro, dans les magasins, dans les boîtes de nuit, les couleurs nous sollicitent, nous submergent. De la même façon que nous nous habituons à la surabondance de bruits, nous finissons par ne plus percevoir les couleurs. Elles s'annulent par profusion puisque leur mélange aboutit au gris. Et pourtant, elles nous conditionnent à notre insu...

Madame a-t-elle conscience qu'en choisissant un collant rouge, elle exprime un besoin de stimulation sexuelle, à moins que cela ne s'adresse à son compagnon...? Et Monsieur sait-il que lorsqu'il choisit un tee-shirt bleu plutôt qu'un jaune, c'est d'apaisement dont il a besoin...?

Ainsi les couleurs que nous portons ne sont pas le fait du hasard. Chacun d'entre nous s'en fait une certaine idée, tout en les considérant plutôt comme un élément superficiel, un décor. Mais le bouton de rose ne contient-il pas structure et couleur confondues?

Il est des couleurs que l'on aime, d'autres un peu moins et certaines pas du tout! Sait-on que ces sentiments révèlent de notre équilibre, notre tempérament, nos tensions et notre état de santé? Au point qu'un chercheur, le professeur Max Luscher, les a étudiées et les révèle grâce au test qui porte son nom (voir chap. X). Il démontre que les personnes en harmonie avec toutes les couleurs du spectre sont « bien dans leur peau »; alors que celles qui sont focalisées de façon exclusive sur l'une d'elles indiquent un déséquilibre.

Une enquête, menée à l'initiative d'une styliste [1], financée par des industriels de la chimie des colorants et du textile, portait sur l'idée suivante : le choix des couleurs à la mode est-il un phénomène aléatoire et par conséquent imprévisible ou ressort-il d'un principe et, s'il en est ainsi, peut-on le prévoir et agir en conséquence?

L'intérêt est double : vendre davantage en répondant à un besoin potentiel mais surtout éviter l'accumulation d'invendus du fait d'erreurs dans le choix des coloris.

Une recherche statistique portant sur une quinzaine d'années a confirmé l'intuition de la styliste. La préférence marquée pour une couleur découle du principe suivant : la nuance en vogue finit par provoquer un phénomène de rejet par saturation, ce que l'expression populaire exprime en ces termes : « cette couleur me sort par les yeux ». Ainsi, il y a de

1. Nadia Hafez Besançon, styliste égyptienne.

cela quelques années, un certain vert Véronèse dominait la mouvance des coloris dans les tenues de sport, tant sur les pistes de neige qu'à la plage. Il s'est imposé jusqu'à saturation... Il s'en est suivi le reflux et l'apparition des coloris parme, précisément à l'opposé de ces verts. L'organisme, en perpétuelle recherche d'équilibre entre le froid et le chaud, le sec et l'humide, les couleurs chaudes et froides du spectre coloré, entre en résonance avec une couleur à un point au-delà duquel il bascule. Il aspire alors tout naturellement à la couleur complémentaire, c'est-à-dire une couleur opposée à celle qui avait cours. Toutefois, des incidences d'ordre social et cosmique modulent ce pronostic, sinon nous passerions indéfiniment du noir au blanc.

Des spécialistes étudient ces tendances en s'efforçant de les pressentir et de répondre à cette aspiration populaire inconsciente.

COMMENT « FAUT-IL » S'HABILLER ?

Cette question posée lors des conférences, nous amène à des réflexions bien en amont du choix des coloris... L'évidence d'une hiérarchie pensée/vibration fonction/organe entraîne tout naturellement le souhait d'un retour à l'harmonie entre l'Homme et les lois naturelles. Il faut qu'il retrouve un équilibre, indépendamment des ukases de la mode et des médias.

Le caractère merveilleux d'unicité de chaque être et la loi des rythmes incitent au rejet des recettes passe-partout quant au choix des couleurs à porter.

QUELLES COULEURS PORTER ?

Avant de répondre, il faut d'abord déterminer si l'on choisit une couleur pour soi ou l'image que l'on souhaite en donner, l'idéal étant la concordance des deux. Pour un rendez-vous de recherche d'emploi vaut-il mieux adopter une tenue qui inspire confiance et sérieux ou n'en faire qu'à sa tête et se présenter en tenue d'arlequin? La liberté peut être aussi de jouer le jeu en adoptant, quand il le faut, la tenue et les couleurs qui conviennent à la situation.

La contemplation de l'enchaînement des douze couleurs du cercle chromatique provoque une sensation d'harmonie comme si elles correspondaient entre elles par quelque langage secret. Elles entraînent une sensation de joie dynamique comme celle que suscite le spectacle dynamique des tenues multicolores égayant nos pistes de ski, accentuée par la pureté de la lumière réfléchie par la neige! Pourquoi un peu de cette joie colorée n'éclaire-t-elle pas la grisaille de nos rues dont la dominante exprime inconsciemment une certaine peur de vivre et d'oser?

Pourquoi l'homme rejette-t-il la couleur au point de s'enfermer dans la morose neutralité des gris? Est-il devenu amnésique au point d'avoir oublié la somptuosité colorée des tenues du grand siècle? Le gris, dans le test des couleurs de Luscher est associé au désengagement, au refus de toute responsabilité. Il correspond à l'expression populaire : « Ça n'est pas mon problème », comme si cette affirmation suffisait à le tenir à l'abri des aléas... alors que les faits nous démontrent chaque jour que tout interfère.

Les couleurs ont des propriétés qu'il faut savoir utiliser. Les couleurs chaudes stimulent, les autres apaisent. Ainsi selon notre humeur, nos besoins de stimulus, nous sommes à même d'en disposer comme nous le faisons des aliments. Dans un restaurant self-service, d'un jour à l'autre, nous éprouvons le besoin de diversifier les menus répondant ainsi à un besoin profond de l'organisme. Ce même principe qui nous guide dans le choix de nos aliments doit s'exercer pour celui des coloris dont nous nous parons, mais qui nous conditionnent aussi.

Les couleurs peuvent être considérées comme des aliments d'une nature plus subtile. Aussi, laissons nous guider par l'instinct qui, en fonction de notre état, « sait » quelles couleurs conviennent.

Un ami, sceptique, s'interrogeant quant à leurs propriétés thérapeutiques pratiques, nous demandait si les couleurs pouvaient aider sa fille. Tout juste pubère, elle éprouvait des douleurs l'obligeant à garder la chambre lors de ses périodes. Seule la chaleur d'une bouillotte la soulageait. Pourquoi dans ce cas, ne pas utiliser les radiations du rouge proche de l'infrarouge? Nous lui avons suggéré le port d'un collant ou d'un slip écarlate lors de ce passage éprouvant. Un éclat de rire fut la réponse. Pourtant, l'expérience se révéla positive, au point que les désagréments de l'adolescente disparurent définitivement ! Depuis nous observons les mêmes effets bénéfiques auprès des femmes concernées par ce problème. La solution les fait d'abord sourire, tant elle paraît simple. L'explication peut être l'effet de résonance et l'affinité de cette zone avec la couleur rouge.

QUELLES COULEURS POUR CHAQUE JOUR ?

L'une des solutions pratiques tient en une palette de douze couleurs, faite de tee-shirts, pulls, robes ou pantalons, disposées dans l'ordre, de façon à les avoir sous les yeux en ouvrant sa garde-robe, jouissant ainsi de la joie qu'elles suscitent au saut du lit !

Ce sont celles utilisées en traitement : écarlate, rouge, orangé, jaune, citron, vert, turquoise, cyan, indigo, bleu, pourpre et magenta.

En nous imprégnant des énergies subtiles que recèlent ces couleurs, efforçons-nous d'en ressentir les résonances. C'est une clef qui, en nous ouvrant petit à petit à la richesse infinie de notre monde intérieur, rétablit le sentiment d'union à l'essentiel... Qu'importe si dehors le ciel est gris, puisque la chaleur orangée de ce tee-shirt nous sourit et nous réchauffe le cœur. Et s'il y a hésitation entre cette couleur et un rose magenta, peut-être aurez-vous besoin de sa vibration mi-rouge mi-bleue au cours de la journée...

Certaines personnes optent pour une couleur comme on choisit un emblème. Elles nous rappellent l'expérience d'un ami qui avait décidé de se nourrir exclusivement de pommes. Il y a renoncé au bout d'un an, après avoir laissé une partie de sa dentition dans l'aventure...

Sur le même ton, nous recevons un jour la visite d'un couple de capilliculteurs – nous savons depuis qu'ils traitent de la chevelure... – qui, ayant assisté à une conférence, décide d'opter chacun pour une couleur. Lui est très grand, mais vêtu de rose de pied en cap, cheveux et chaussures comprises, contraste étrangement avec sa compagne toute menue et tout de bleu vêtue. Notre surprise passée, ils nous confirment leur intérêt pour la couleur, au cas où nous en aurions douté...

Comme ils nous demandent conseil sur les coloris à proposer à leur clientèle, nous croyons devoir les mettre en garde contre un tel radicalisme : le choix exclusif d'une couleur jouant le rôle d'un filtre les prive des autres radiations de la lumière.

La couleur des choses est la partie réfléchie, l'autre étant absorbée. Ainsi le vert des feuillages est en fait la radiation que la plante rejette. Elle absorbe essentiellement sa couleur complémentaire, c'est-à-dire le magenta. Dans le cas évoqué de la dame en bleu, le risque était la dépression due au choix exclusif de ce ton qui, saturant ses ECIS, la privait des couleurs chaudes et dynamiques du spectre. Huit jours plus tard elle revenait seule se faire soigner, en larmes et déprimée. Quant à lui, nous ignorons encore les conséquences de son engouement pour le rose !

L'hiver, l'observation révèle, chez de nombreux patients, un déficit en couleurs chaudes, tout particulièrement de la fin novembre à la mi-février. Le 21 décembre marque le niveau le plus bas des énergies Yang dans la tradition chinoise, en même temps qu'il amorce leur remontée qui culmine au 21 juin. C'est aussi la période où les nuits sont les plus longues, nous privant ainsi d'une certaine force de vie dispensée par le soleil. La position très basse de l'astre sur l'horizon entraîne la transmission privilégiée de la partie froide du spectre. Les bleus prédominent les jours de grisaille et de brouillard.

Pendant cette période de l'année les défenses immunitaires sont au plus bas et la tension artérielle au plus haut, il s'ensuit que la mortalité est la plus élevée. L'hiver correspond aussi statistiquement au pic des dépressions enregistrées dans le monde (*Psychiatrie*, février 1985). Celui-ci se situe entre le 15 décembre et le 15 janvier. C'est l'entrée dans l'automne, avec la diminution progressive de la durée du jour par rapport à celle de la nuit, qui engendre le fameux SAD (Syndrome Automnal Dépressif) :

La lumière joue donc un rôle fondamental dans l'humeur et le comportement. Chez l'homme on s'en était déjà aperçu avec certaines personnes dépressives allant mieux si elles bénéficiaient d'un ensoleillement plus important (par exemple en faisant un voyage vers le sud) mais qui rechutaient dans la déprime à leur retour. De même, des études sur les populations de l'Arctique avaient montré que le taux des dépressions était très élevé pendant l'hiver polaire, période pendant laquelle la luminosité est de durée brève et son intensité faible. C'est à la suite de ces observations que l'on a pu constater, de façon précise, le rythme saisonnier du SAD chez l'homme.

Les premiers signes peuvent apparaître fin août début septembre, avant même l'arrivée réelle de l'automne, avec par exemple des crises d'angoisse liées à des indices de changement de saison proche...

Mais c'est avec le changement de temps, avec l'apparition de conditions météorologiques nuageuses et pluvieuses, lorsque le jour raccourcit progressivement, que la déprime s'installe véritablement... En décembre et janvier le SAD est à son maximum, entraînant de nombreux arrêts de travail, la prise de somnifères, de tranquillisants, d'antidépresseurs, tout cela sans grand effet puisque ce qui manque est un élément extérieur chronobiologique : la lumière.

Dr Schwob,
La Chronobiologie,
Éditions François Bourin, 1991.

Ajoutons à cela le fait que le froid, nous obligeant à nous couvrir dès l'automne, nous prive en même temps de l'énergie de l'air et de la lumière. Cela explique la baisse d'entrain saisonnière et le cortège de petits maux, rhumes, grippes et rhumatismes qui l'accompagnent. C'est aussi le grand repos de la nature qui précède la renaissance du printemps. L'homme, par la maîtrise du feu et de la lumière, s'est peu à peu écarté des rythmes naturels, en s'engageant sur une voie qui l'oblige à un perpétuel dépassement... L'absorption de couleurs chaudes à cette période de l'année, sous forme d'eau imprégnée de leurs vibrations (voir chap. VI), permet de compenser ces manques. Pour les mêmes raisons, des chaussettes de couleur rouge ou orange protègent mieux du froid que des chaussettes bleues.

Noir ou blanc ?

Pourquoi les jeunes s'habillent-ils souvent en noir?

Dans le test de Luscher, cette couleur est associée, dans sa signification profonde, à la mort. Les statistiques l'indiquent généralement en position de rejet, même en Extrême-Orient où le blanc, traditionnellement, correspond au deuil.

Le noir exprime aussi la contraction extrême. C'est la plus sobre mais la plus vorace des radiations puisqu'elle les absorbe toutes. Elle signifie tout à la fois la distinction suprême et la fin du mouvement qui aboutit à la mort. Elle est couleur lorsqu'elle recouvre une matière, elle est absence de lumière s'il s'agit de l'obscurité. Il en est de même du blanc matière qui réfléchit toutes les vibrations de la lumière.

Pour les jeunes, s'y mêle selon nous, un phénomène de mode, mais aussi de refus : celui d'un système de valeurs que la société leur impose et qu'ils remettent en question en le rejetant. Cela correspondant aussi à la révolte envers le père, qu'il faut, selon le mythe freudien, détruire afin de s'affirmer après s'être identifié à lui.

En matière de mode, le noir austère, associé à la concision, est symbole de l'élégance suprême. Il est toutefois souhaitable de l'animer en le panachant d'une note de blanc ou mieux encore, d'une couleur chaude. Cela peut avoir des effets pervers si l'on s'y confine. Nous avons observé la disparition d'abcès à répétition lorsque les femmes cessaient de porter des collants noirs.

Le noir, par l'absorption de toutes les radiations, y compris les moins désirables, permet de mieux « sentir » une ambiance et l'élément subtil et indéfinissable que dégagent les êtres. Peut-être cela explique-t-il ce choix pour les vêtements des religieux de certains ordres.

Paradoxalement, la couleur sombre des tenues observées dans certains pays chauds, – voir les hommes bleus du désert – en absorbant l'infrarouge de la lumière solaire, provoque une forte transpiration qui, créant une couche de vapeur entre le corps et le vêtement, les isole de l'extrême chaleur.

Pour des raisons inverses le blanc qui réfléchit toutes les radiations rejette en même temps les infrarouges. C'est aussi la couleur de protection de certains thérapeutes et gourous, par trop sensibles aux énergies parasites...

Le blanc, symbole de pureté, est aussi la couleur traditionnelle des robes et des parures de mariée...

Un habit arc-en-ciel ou la mode caméléon ?

Imaginez un couturier qui posséderait un caméléon. Représentez-vous l'animal, posé comme par hasard à l'émergence du spectre coloré issu d'un prisme, l'œil hypermobile, confondu par la somptuosité inhabituelle de sa robe arc-en-ciel. Concevez l'étonnement, puis le ravissement du couturier découvrant ce spectacle et l'interprétant comme une suggestion pour ses collections... Si l'habit ne fait pas le moine, il en revêt du moins l'image...

Si le fait de porter un slip rouge facilite la transition des cycles dans la vie de la femme, et si chaque couleur est en rapport avec une zone du corps, on peut penser, qu'en appliquant à chacune d'elles la couleur correspondante, l'organisme puisse se rééquilibrer par effet de résonance. Pourquoi ne pas appliquer ce principe à la création de combinaisons/collants arc-en-ciel [1]?

On peut aussi nuancer en imaginant des tons très adoucis pour les salles de yoga, favorisant ainsi la détente. Plus vifs pour les salles de culture physique où il s'agit de stimuler le corps et ses fonctions tout en le réharmonisant.

Quel divertissement que le spectacle de la rue et de ses arlequins multicolores évoluant à travers la masse grise et morne des foules de nos cités. Et pour Monsieur, celui de Madame offrant a son regard émerveillé ses courbes parées de l'éclat joyeux et dynamisant des vibrations de l'arc-en-ciel...

Le collant bas de gamme serait simplement imprimé par transfert comme cela se fait pour les motifs de tee-shirt. On peut envisager le haut de gamme en maille tricotée. Le bas des jambes en rouge sombre s'éclairerait progressivement pour se fondre dans l'orange du galbe des hanches et du ventre. Il fusionnerait dans un jaune or à hauteur du plexus solaire, et ainsi de suite jusqu'au sommet du crâne pris dans un capuchon magenta/fuchsia rouge et bleu où les couleurs seraint confondues...

Tout un programme pour les industriels de la maille et les teinturiers ! En tirant parti du phénomène mystérieux des illusions d'optique, on peut rêver et imaginer une mode adaptée à chacun.

On pourrait prévoir des zébrures verticales pour les gens de petite taille et ceux qui sont gênés par leur embonpoint. Quel vaste champ d'action pour les couturiers en recherche d'une mode qui pourrait se prolonger bien au-delà d'une saison !

---

1. Nous avons sollicité une douzaine d'industriels de la maille en France afin d'acheter des combinaisons que nous nous proposions de faire teindre. Nous n'avons obtenu aucune réponse...

LA LUMIÈRE AU QUOTIDIEN

La lumière c'est la vie et sans elle pas de couleurs, selon l'adage... ce qu'une expérience faite sur des têtards par l'ingénieur bioélectronicien Marcel Violet confirme dans son ouvrage *Les Secrets des patriarches* (Éditions Vie et Action, 1968). Voici un passage de son livre :

À l'époque où je recherchais, pour mes travaux, une eau chimiquement pure, j'ai fabriqué plusieurs litres d'eau synthétique en condensant dans un serpentin refroidi les gaz de combustion d'une flamme d'hydrogène. Ayant mis dans un cristallisoir environ un litre de cette eau, j'y déposai un têtard de grenouille, tout frétillant. L'animal s'immobilisa presque instantanément, membres tendus : il était mort.

Je fis barboter de l'air dans cette eau pour l'aérer, puis j'y mis un second têtard. Le résultat fut le même. J'enfermai alors cette eau synthétique aérée dans un ballon de verre, le scellai au chalumeau, puis déposai le ballon sur mon balcon. C'était l'été. Un mois après, je repris le ballon, en brisai la pointe et le vidai dans un cristallisoir. Dans cette eau, je mis à nouveau des têtards. Ceux-ci, loin de s'immobiliser comme leurs frères, un mois auparavant, frétillèrent et prospérèrent. Cette « eau de mort » était, après exposition, devenue une eau « vitale ». La preuve semblait faite. Une eau ordinaire, soumise aux radiations cosmiques qui baignent le globe, s'imprègne de ses radiations. Elle devient *vitale* et entretient la vie. Chauffée au-dessus de 65° ou mise en contact prolongé avec un métal, elle perd ses radiations et redevient une eau de mort...

Cette expérience suscite plusieurs réflexions. Si rien de matériel n'a pu pénétrer dans le flacon hermétiquement clos, c'est que quelque chose d'immatériel en a modifié les propriétés : à l'évidence la lumière et les vibrations qui nous parviennent du cosmos. Que penser alors de l'eau qui a séjourné dans des canalisations métalliques, privée de lumière, chargée en chlore ou stérilisée à l'ozone, telle celle que nous consommons quotidiennement?

La lumière a une action dynamisante sur l'eau en même temps qu'elle neutralise le chlore. Son effet sur les dépressions vient d'être confirmé aux États-Unis. Des patients devenus allergiques à tout médicament retrouvent leur équilibre après avoir été soumis à des expositions recto-verso de rayonnements lumineux émis par des sources halogènes. Des recherches similaires sont en cours dans certains de nos hôpitaux (hôpital du Vinatier à Lyon, voir *Sciences et Avenir* de novembre 1991).

Nous avons eu la confirmation de ces observations : l'hiver, lorsque nous sommes en manque de tonus, nous parvenons à nous recharger en nous exposant tout simplement à quelques éclairs de flash. Il faut savoir les doser car l'excès peut entraîner une réaction d'irritabilité, comme si notre système nerveux ne parvenait pas à contrôler une surabondance d'énergie pour laquelle il n'était pas préparé... La nature paraît sage quand elle ne nous prête que l'énergie que nous sommes en mesure de gérer !

Des flashes lumineux projetés sur de l'eau absorbée à petites gorgées constituent un traitement de fond. Ce processus est susceptible de compenser un manque de tonus, à condition de tester au préalable (voir chap. V) la quantité d'éclairs appropriée à tel cas, telle situation. L'eau doit être mastiquée avant d'être absorbée, comme lors de la prise d'oligo-éléments.

La tradition déjà préconisait de mastiquer le bol alimentaire jusqu'à ce qu'il perde toute saveur. Les naturopathes conseillent de « boire les solides et mâcher les liquides ». Le parfum dont la nature imprègne les fruits paraît être la source d'énergies subtiles qui ne s'assimilent qu'à l'étage supérieur de l'organisme.

LA COULEUR ET L'HABITAT

Si les couleurs que nous portons ont une action sur notre comportement, il en est de même pour celles de notre environnement et de notre habitat où nous passons la majeure partie de notre existence.

Il découle de ce que nous venons d'exposer que nous avons intérêt à vivre dans un environnement lumineux. C'est la couleur blanche qui convient le mieux car, par nature, elle réfléchit toutes les longueurs d'onde bénéfiques de la lumière. À condition d'éviter cependant le blanc clinique, dont le rayonnement finit par déprimer par absence de stimulus. Ce fait est observé dans les chambres d'hôpitaux dont on tend maintenant à moduler les coloris pastel.

Si le blanc, « cassé » par une touche d'ocre ou de gris,

convient pour un appartement, il paraît souhaitable d'en rompre la monotonie en l'animant de touches colorées mobiles, telles que portes – faciles à repeindre –, tapis, fauteuils, coussins, paravents, dont on peut faire varier à l'infini les combinaisons. La solution peut consister en une gamme de coussins de couleurs vives, – celles du cercle chromatique par exemple – jetés à la diable sur un divan ou à même le sol. Cela anime un décor en le rendant plus vivant. Il faut ensuite renouveler cet arrangement en l'adaptant à nos humeurs, à nos besoins. La couleur des sols et des plafonds interfère également en modifiant les sensations d'espace, de chaleur et d'ambiance.

Une recherche sur ces effets, à la demande d'une société spécialisée dans la couleur, aboutit aux constatations suivantes : un mur de couleur bleue augmente la sensation d'espace et paraît plus éloigné qu'il ne l'est réellement. À l'opposé, un mur de couleur rouge semble plus proche.

Un plafond peint en bleu « cassé » rehausse une pièce, alors qu'une tonalité chaude la limite. Pour le bleu, cela découle de sa relation à l'infini du ciel. La mode a été un moment à la polychromie, et il est vrai que la juxtaposition de tonalités harmoniques différentes pour les murs, le sol et le plafond augmente la dynamique d'une pièce. Il n'est toutefois pas souhaitable de vivre entre des murs de tons en opposition extrême, du fait des tensions qu'ils engendrent. À l'inverse, si la monochromie des murs apaise, elle entraîne rapidement un sentiment d'ennui par absence de stimuli.

Un sol de tonalité chaude crée une sensation plus agréable que l'inverse. On y marche plus volontiers pieds nus, ce qui est particulièrement vrai dans une salle de bains. Un sol de couleur chaude, ocre, beige, tabac, etc., en relation avec les nuances terrestres, est plus en accord du fait de notre rapport à la terre, qu'un sol à dominante bleue. On retrouve là encore la mémoire de la relation « atavique » de l'homme à la terre, relais entre les radiations terrestres et celles du cosmos...

La nature des couleurs, chaudes ou froides, modifie la sensation de chaleur d'un local. Ellen Marx raconte que les ouvriers d'une usine se plaignaient d'une impression de froid permanent, accentuée encore par l'orientation nord des baies. La direction pensa y remédier en augmentant la température des salles. Le malaise subsistait. Tout rentra dans l'ordre lorsqu'un décorateur coloriste suggéra de repeindre les cloisons vert véronèse bleuté en ocre pâle. Cela permit de ramener la température à la normale.

L'expérience inverse dans les chaufferies de navires, alimentées en charbon, démontre que des murs peints en bleu de cobalt diminuent très sensiblement le désagrément dû à l'excès de chaleur. Le jeu des oppositions chaud/froid, rouge/bleu, clair/obscur permet de modifier le milieu en fonction de la nature des pièces et de leur orientation. Des toilettes peintes en orange accélèrent les fonctions physiologiques et limitent le séjour de ses occupants... Une chambre à coucher rose ou ambre pâle est plus flatteuse pour un corps nu qu'une teinte froide... Il vaut mieux l'éviter dans des pièces orientées au nord dont le rayonnement bleu céleste accentuera encore l'effet réfrigérant.

Ces observations se vérifient sous nos latitudes. À l'opposé, par un mécanisme de compensation, la dominante de bleus associés au blanc prédomine dans les pays chauds : Grèce, pays méditerranéens, Afrique du Nord, etc. La couleur verte piège beaucoup de lumière et fait plutôt grise mine en regard de la somptuosité des verts de la nature. En revanche, ses effets rééquilibrants et compensateurs interviennent d'heureuse façon dans les endroits de forte tension telles que salles de jeux (tables de billard), de conférence, etc.

LA COULEUR EN EXTÉRIEUR

La couleur intervient aussi dans l'insertion de l'homme dans la nature et ses rapports avec l'environnement. En observant les vieux villages, de Provence en particulier, on prend conscience de la façon heureuse dont ils s'intègrent aux paysages, que ce soit dans les formes ou les coloris.

Un sentiment que nos grands ensembles n'engendrent guère... Les constructeurs d'autrefois œuvraient sans ce souci d'originalité à tout prix qui marque notre époque. Ils se sentaient reliés au lieu, tant pour le choix des matériaux que des contraintes imposées par le climat et la géologie.

Leurs maisons s'inspiraient des couleurs dominantes du sol et des roches. Le temps, l'expérience des générations qui se sont succédé et l'observation leur ont permis d'adapter les formes aux nécessités du terrain, avec une extraordinaire richesse inventive, jamais gratuite... C'est particulièrement évident au regard de cités telles qu'Aix-en-Provence, Gordes ou Roussillon en Lubéron. Même remarque pour nos fermes alsaciennes, bretonnes ou normandes. Cet enseignement paraît avoir échappé à nos urbanistes...

Effets physiques, psychologiques et physiologiques des couleurs

Couleur	Effets		
	Physique	*Psychologique*	*Physiologique*
Rouge	très visible, augmente le volume	chaud, dynamique, excitant	augmente la tension, accélère le cœur, stimulant
Orange	très visible, rapproche, augmente le volume	chaud, stimulant, joyeux, le plus tonifiant	favorise la digestion, accélère le cœur, stimulant émotif
Jaune	très visible, léger, lumineux, augmente le volume	chaud, stimulant intellectuel et mental	stimulant nerveux, digestif, détoxiquant
Vert	éloigne, neutre	apaisant, équilibrant, frais	sédatif, abaisse la tension, peut déprimer si excès
Cyan	léger, transparent, sensation de lointain	frais, apaisant, stimulant vital	reposant, abaisse la tension musculaire et la pression sanguine
Bleu outremer	peu visible, léger, repousse les distances	froid, triste, monotone	reposant, surtout pour l'œil, calme
Noir	absorbe toute lumière, pesant, diminue le volume	triste, correspond à la fin, la mort	déprimant par manque de stimulus
Blanc	lumineux, léger, frais, augmente le volume	clair, pur mais engendre monotonie et déprime s'il n'est pas associé à d'autres couleurs	stimulant par réflexion de toutes les radiations

Au cours de la décennie, 1970-1980, un groupe d'architectes fut consulté par l'administration afin de déterminer les causes de troubles psychosociologiques au sein de la population d'un grand ensemble – Chanteloup-les-Vignes près de Poissy. On suspectait la polychromie des bâtiments d'être l'une des causes du malaise. La recherche avait pour but d'apporter une réponse au même type de problèmes dans les banlieues des grandes agglomérations. À l'évidence, l'ensemble des bâtiments révéla des assemblages hétéroclites de couleurs gris-bleu béton, panaché de rose vinasse, cause d'un indicible malaise.

C'était, paraît-il, l'œuvre d'un grand artiste...

Avant que n'apparaissent des ordinateurs de traitement d'images, nous avions mis au point un appareil permettant d'effectuer des permutations de couleurs d'images à l'infini. Ainsi, en isolant chaque élément d'image, puis en les recombinant, après en avoir modifié les coloris à l'aide de « boîtes à couleurs », il était possible de générer une multitude de variantes. L'étude démontra que seuls les tons en rapport avec ceux du sol pouvaient rendre à l'ensemble un sentiment d'harmonie en réintégrant les masses dans le plan terrestre.

L'homme, depuis son apparition sur terre, porte au plus profond de lui l'image d'un certain ordre des choses qui le rattache à la nature et à ses lois. La plupart des artifices qu'il a élaborés l'en éloignent. Si les couleurs fluorescentes conviennent pour des éléments mobiles, ils dérangent lorsqu'il s'agit d'immobilier.

C'est d'ailleurs leur caractère insolite et choquant qui motive leur choix pour la signalisation, tant en mer que sur terre.

RAJEUNIR PAR LES COULEURS ?

Un passage du livre *Colortherapy*, de Linda Clark, publié aux États-Unis, raconte l'histoire d'Yvonne Martine, de Gary dans l'Indiana. Elle aurait rajeuni de vingt ans en « respirant la vibration » d'un certain rose.

A l'exemple de yogis qui peuvent transformer leur silhouette par un certain travail de méditation associée à la respiration, l'homme a la faculté de se « repenser » puisqu'il dispose d'une liberté : celle de modifier le regard qu'il porte sur lui. Yvonne a développé cette facilité, « aidée » par quelque bonne fée, comme elle le prétend...

Est-il possible d'arrêter l'horloge du temps afin de vivre, paraître, agir comme si nous avions vingt ans? L'article de K. Ayling l'affirme, ouvrant une voie nouvelle à la colorthérapie. Ceci est l'histoire d'une grand-mère qui approche la cinquantaine. Elle affirme et prouve qu'elle a réussi à inverser le processus du vieillissement grâce à l'aide venue d'en-haut.

Yvonne, avec sa silhouette mince, paraît avoir vingt-cinq ans. Son visage est dépourvu de rides et de traces de maquillage. Les mains, qui d'ordinaire trahissent l'âge, sont aussi douces que celles d'une jeune fille, malgré les travaux ménagers, les soucis que lui occasionnent la direction d'une école de mannequins.

L'organisation des collections et les programmes de mode qu'elle assure à la radio et à la télévision ne la marquent pas. Elle est la preuve vivante de sa méthode. Elle est de celles sur qui l'on se retourne deux fois dans la rue. Elle irradie un magnétisme qui échappe à toute définition...

Elle raconte : « Je venais de perdre mon mari, j'avais une mine atroce et passais mon temps à méditer, à prier, à lire pour comprendre... C'est alors qu'un miracle s'est produit, lors d'une vision à l'état de veille. J'étais couchée et somnolais. Tout à coup, j'ai vu une boule d'un rose profond et éclatant pénétrer, en flottant, dans ma chambre je devais respirer ce rose. Tout en la contemplant, émerveillée, sans peur aucune, un message parvint à mon esprit.

J'étais stupéfaite. Je connaissais bien les exercices de respiration contrôlée du yoga, mais pourquoi cette couleur? J'ai lu alors tout ce que je pouvais trouver sur la force vitale, le prana, la respiration et ses bienfaits. Trois semaines plus tard, la boule rose est revenue, plus grande, plus brillante. Le message était clair, insistant, je devais respirer ce rose. Comprenant qu'il s'agissait de quelque chose d'important, je me suis mise à étudier sérieusement les effets des couleurs sur le corps et l'esprit. Cela m'a ouvert un vaste champ d'expériences, débouchant sur leurs bienfaits. Depuis je les ai mis en pratique et transmis à d'autres...

J'ai appris que les psychiatres connaissent les effets des couleurs, que certaines apaisent, que d'autres stimulent, que combinées aux vibrations sonores, elles peuvent redonner la vigueur sexuelle... J'ai décidé d'utiliser cette découverte afin d'améliorer ma santé et celle d'autrui. J'ai pris mon temps : il a fallu près de neuf mois pour me transformer. Peu à peu mon miroir réfléchissait une image de moi plus séduisante; mon corps et mon esprit se mirent à changer. La déprime du lundi m'avait quittée; j'ai compris que j'avais changé lorsque je me suis aperçue que les gens ne me reconnaissaient plus. Je progressais vraiment.

Il m'arrivait de me demander si je ne me leurrais pas, mais les résultats étaient bien là. Mon double menton, mes poches sous les yeux, mes rides profondes de chaque côté de la bouche, mes taches brunes sur les mains, tout avait disparu ! Ma vie s'était transformée et j'y trouvais des attraits nouveaux ; finies les douleurs, les signes de l'âge ! Mon poids s'était harmonieusement réparti sur tout le corps. Une amie me dit un jour en plaisantant qu'à ce train-là, j'allais me retrouver petite fille avec des nattes et un cerceau ! »

Yvonne a transmis sa science même aux plus sceptiques, comme le prouve la quantité de lettres qui s'amoncellent sur son bureau.

J'aime ces lettres, dit-elle, elles sont ma récompense. Je n'ai cependant aucun des pouvoirs que certains m'attribuent. Je ne suis que l'instrument de l'esprit universel, tout-puissant, omniprésent... Elle prend quelques lettres au hasard : une femme de plus de cinquante ans continue à respirer du rose, après avoir perdu rides et poches sous les yeux. Un ancien mannequin qui avait dû abandonner son activité, à cause d'une prise de poids, présente à nouveau des maillots de bain. Un couple stérile a pu procréer et donner le jour à une superbe petite fille, etc.

Sa méthode

– Comment vous y prenez-vous ?

– Je respire tout simplement du rose, matin et soir...

– Quelle nuance de rose ?

– Un rose layette chaud avec une pointe bleu lavande, mais chacun doit trouver le rose qui lui convient. J'inspire profondément l'air, coloré en rose, plusieurs fois, après avoir choisi la partie du corps à traiter, une à la fois. Je retiens mon souffle, tout en visualisant, durant la période de rétention, la partie à traiter, lisse et sans rides. Cela trois fois de suite pour chaque partie. Il m'arrive de le faire dans la journée et même en conduisant.

– Quelle est la durée du traitement ?

– Pour moi cela a pris neuf mois, pour d'autres, un an, parfois quelques mois seulement. De façon pratique, choisissez un échantillon de tissu rose qui vous convient. Observez-le, concentrez-vous afin de le mémoriser pour l'évoquer mentalement. Imaginez ensuite un nuage rose vous enveloppant et pénétrant par vos narines pour se fixer sur la partie à traiter. Persévérez jusqu'à l'obtention des résultats désirés.

SOLEIL DE VIE, SOLEIL DE MORT

Le fait que des peuples, de l'Égypte ancienne à l'Amérique précolombienne, n'ont cessé de témoigner au dieu Soleil un culte – exigeant parfois le sacrifice de milliers de guerriers – peut prêter à sourire. Mais l'observation objective du comportement des peuples de l'hémisphère Nord à son égard ne peut laisser indifférents ceux qui se servent de la lumière pour soigner... Il était autrefois de bon ton, pour les personnes de condition aisée, de se protéger du soleil pour garder un teint clair. Elles se démarquaient ainsi de celles qui, œuvrant manuellement, ne pouvaient éviter le hâle... Les images de l'époque montrant les belles, abritant leur visage et leurs épaules, sous d'élégantes capelines en témoignent.

Cette mode s'est inversée aujourd'hui au point que le hâle est devenu une marque de forme et de bonne santé. Cela va pour certains jusqu'à insérer des allumettes entre les doigts des pieds ou la raie des fesses afin de bronzer plus homogène... L'aspect comique de cette situation masque un problème suffisamment grave [1] pour que des sommités médicales interviennent chaque année avant les vacances afin d'alerter l'opinion sur les dangers des expositions intempestives au soleil.

Des professeurs comme MM. Dubertret, dermatologue à l'hôpital Saint-Louis à Paris, Jean Meynadier, de l'hôpital Saint-Charles à Montpellier, ont exposé à la télévision, le résultat de leurs observatons en la matière. Leurs convictions, étayées par les recherches du professeur Cesarini de la Fondation Rothschild, sont que nous naissons avec un certain capital solaire sur lequel nos tirons des chèques au fur et à mesure de nos expositions. Ce capital varie selon les carnations : ainsi une personne blonde ou rousse dispose d'un actif inférieur à celui d'une personne à la peau mate.

Ces spécialistes estiment qu'aujourd'hui des adolescents de vingt ans ont déjà épuisé un capital que des générations de paysans d'autrefois n'avaient pas tari. Les plus vulnérables sont les enfants en bas âge exposés nus, des heures durant, sur les plages, alors qu'ils sont encore sans défense par rapport aux UV. Leur organisme n'a pas encore acquis la protection qu'entraîne une exposition progressive. Le fait

1. Les UVB (290-320 nm) sont les rayons les plus dangereux car ils entraînent des altérations de l'ADN des cellules cutanées, la dépression du système immunitaire conduisant aux cancers cutanés. Les effets des UVA (320-400 nm) sont également préoccupants car ils sont responsables d'un effet potentialisateur sur les cancers UVB induits.

Jean Mougin unité de photodermatologie de L'hôpital Saint-Louis, Paris.

est encore aggravé par la position du soleil au zénith. Entre onze et quinze heures, le filtre protecteur constitué par la couche atmosphérique se trouve d'autant plus réduite que les rayons la traversent perpendiculairement.

Le danger des rayons ultraviolets réside dans l'étalement de leur longueur d'onde qui oscille entre la lumière visible, à la limite du bleu violet et les rayons X à forte pénétration. Rappelons que les rayons X, du fait de leur courte longueur d'onde, permettent les pénétrations profondes utilisées en radiologie. Ces longueurs d'onde sont cancérigènes et ont des effets cumulatifs.

Nous avons été témoins de l'aventure vécue par des Suédois débarquant au Kenya, au moins de janvier, et s'exposant deux heures durant à un soleil équatorial de midi, en dépit de toutes les mises en garde. Le soir même ils étaient hospitalisés, victimes d'insolation grave. Après avoir été traités durant trois semaines de soins intensifs ils étaient réexpédiés dans leur pays d'origine... Une autre conséquence de l'excès est le vieillissement accéléré et les cancers de la peau avec l'apparition de tumeurs malignes provoqués par les UV à forte pénétration. Des femmes de quarante ans se retrouvent avec une peau parcheminée, ridée, parsemée de taches pigmentées ou plus claires. Le plus grave restant le cancer. Voici ce qu'en dit le professeur Tubiana [1] :

– Vous accusez le soleil d'être responsable de 10 % des cancers?

– Certains petits cancers de la peau sont faciles à traiter, il n'en va pas de même de ces mélanomes qui se développent à partir du brunissage et qui, donnant très vite des métastases, sont mortels dans plus de la moitié des cas. Rares il y a quarante ans, ils progressent dans nos pays de 3 à 4 % par an, à ce rythme, il y aura au début du XXIe siècle plus de morts par mélanome que par cancer du sein.

1. Interview de *Madame Figaro* (8.11.1991) « La lumière dans l'ombre », Éditions Odile Jacob.
Si elle améliore des maladies de peau comme le psoriasis et l'eczéma, l'exposition au soleil aggrave des pathologies virales comme l'herpès.

Comment pratiquer le soleil ?

Cet exposé sur le danger des rayonnements solaires excessifs doit être interprété comme une mise en garde. La pratique avisée des bains de soleil est un merveilleux moyen de recharge énergétique et d'épanouissement physique.

Un petit garçon chétif, au désespoir de ses parents, accumulait rhino-pharyngites et bronchites jusqu'au jour où, un vieux médecin de campagne, prescrivit une cure de bains de soleil à durée progressive. Le premier ne devait pas dépasser cinq minutes. Les suivants augmentaient de deux minutes chaque jour, cela jusqu'à atteindre une demi-heure. En l'espace de quelques semaines les problèmes disparurent. Il s'ensuivit une reprise de poids rapide.

Il faut comprendre que, si la lumière solaire est une énergie merveilleuse, elle ne peut être administrée sans préparation. L'exposition de l'organisme aux rayonnements solaires décroît de la fin de l'été jusqu'à l'arrivée de l'automne. Si bien que l'organisme progressivement sevré, se trouve carencé en fin et en début d'année. Statistiquement le pic des dépressions dans le monde occidental Nord se situe entre décembre et janvier. Imaginez le choc, pour un organisme affaibli, que représente une exposition d'une demi-heure à un soleil de février, lors des vacances de neige, à deux mille mètres d'altitude. Les rayons solaires à forte dominante UVB tombent verticalement, pratiquement sans le filtre de la basse atmosphère composée de vapeur d'eau et de poussières. Ce phénomène s'accroît avec l'apparition cyclique des taches à la surface du soleil et l'amenuisement du filtre que constitue la couche d'ozone. Il serait souhaitable de s'y préparer en consommant des aliments à haute teneur en vitamine A, tel que le jus de carottes ou l'huile de foie de poisson. Dans la mesure du possible une exposition raisonnable à des appareils d'UVA constitue une préparation. Si les parois en verre des fenêtres arrêtent les UV, ce n'est pas le cas de Altuglas, aussi peut-on envisager une pièce réservée aux « bains de soleil », protégée par ce matériau dépoli en lieu et place des carreaux de verre.

Il est souhaitable de s'enduire le corps de crèmes solaires à haut indice de protection les premiers jours d'exposition, tout particulièrement pour les enfants. Ne pas oublier de renouveler l'application après chaque baignade. On bronze aussi à l'ombre d'un arbre ou d'un parasol et d'une tonalité beaucoup plus harmonieuse et plus dorée qu'en plein soleil. Le bain d'air constitue une excellente thérapie en même temps qu'une « recharge » énergétique. L'exposition graduée aux rayonnements solaires constitue un moyen de recalcification idéal par la production des vitamines D et A, déclenchée par les UV.

Par ailleurs, le soleil provoque la production d'endorphines naturellement euphorisantes. En inhibant la sécrétion de mélatonine, il est l'antagoniste de la tristesse et de la dépression, en particulier celle de novembre, bien connue des thérapeutes.

Que faire en cas d'insolation ?

Le coup de soleil correspond à une brûlure progressive qui se manifeste au bout de quelques heures, si bien qu'il est déjà trop tard pour s'en protéger. Même les sujets à peau noire peuvent en être victimes, surtout en haute montagne où les UV de type B sont plus denses qu'au bord de la mer. Il faut aussi savoir que certains médicaments sont dits « photosensibilisants » parce qu'ils amplifient les effets des UV. Ce sont :

– les antibiotiques, notamment les tétracyclines et les sulfamines;

– les neuroleptiques utilisés en psychiatrie, en particulier la chlorpromazine;

– les laxatifs à base de plantes et certains diurétiques;

– les parfums et eaux de toilette, surtout celles à base d'essence de bergamote;

– la mélanidine, utilisée pour repigmenter la peau, très photosensibilisante.

L'insolation résulte d'un excès d'infrarouges et d'UV. C'est la couleur complémentaire de la longueur d'onde la plus proche de l'infrarouge, soit le rouge qui en neutralisera le rayonnement parasite, en l'occurrence les couleurs à dominante bleue tels le turquoise ou le cyan tout proche.

Placez-vous à une distance d'environ un mètre d'une source lumineuse occultée par un filtre turquoise. Exposez-vous à la radiation bleutée durant trois minutes. Recommencez un quart d'heure après et, si nécessaire, de quart d'heure en quart d'heure, jusqu'à disparition de la sensation de brûlure. Certains auteurs préconisent l'utilisation d'une lumière rouge. Cela revient à intervenir de manière « homéophatique » en provoquant dans un organisme déjà saturé un « ras le bol » qui le fait rejeter cette radiation. Rappelez-vous que tout est dans la juste mesure et que le mieux est souvent l'ennemi du bien.

Chapitre X

COULEURS ET PSYCHOLOGIE

« Il est d'une humeur noire », « j'ai une peur bleue », « elle rit jaune », « il est rouge de colère ou de honte », « elle est verte de peur », « je vois la vie en rose », « il n'y voit que du bleu », « il va se mettre au vert »... Le langage populaire révèle, dans sa sagesse proverbiale, des liens étroits entre les couleurs et des états ou attitudes d'ordre psychologique. Nous exposons, dans un autre chapitre, les liens entre les couleurs et la physiologie humaine. Les incidences psychologiques dérivent plus ou moins directement de ces relations. En particulier, l'action des fréquences colorées sur le système neurovégétatif engendre des conséquences émotionnelles facilement discernables. Cette action ne passe d'ailleurs pas seulement par la vue et concerne une réaction globale de l'organisme au « signal lumineux ».

Ce chapitre traite d'un sujet important mais assez complexe. Nous n'avons pas voulu, pour celui-ci, céder à la tentation de la vulgarisation facile. Il réclame donc, de la part du lecteur, une certaine attention.

La réponse de l'homme à la couleur dépend de nombreux éléments :

– son état physiologique;
– son état émotionnel;
– les liens conditionnels intellectuels et affectifs qui peuvent exister avec des états antérieurs...

Il est toutefois possible de dégager des valeurs intrinsèques des différentes couleurs, indépendamment des réactions individuelles. Ces effets génériques sont largement, et subtilement, utilisés par les publicitaires pour obtenir certaines réactions. Par exemple, une boîte de sucre de couleur verte (amertume et aigreur), risque de rester longtemps à l'étalage, alors qu'un emballage bleu (hygiène) ou rose (douceur) attire le client.

Les effets psychologiques des couleurs intéressent les paysagistes, les urbanistes, les architectes, les décorateurs... Par exemple, des immeubles peints avec des couleurs « terrestres » évoquent la stabilité, le poids, l'enracinement, la solidité... Nous avons développé ces notions au chapitre IX.

La psychologie des couleurs concerne également les ergonomes [1] :

> Rappelons une célèbre expérience entreprise dans le cadre des études sur le travail : des caisses peintes en jaune clair paraissaient plus légères que des caisses ayant le même poids, mais peintes d'une couleur brun foncé; à tel point que les porteurs ressentaient moins de fatigue au bout d'une journée de travail.

Un autre exemple nous est fourni par René-Lucien Rousseau :

> [...] dans une usine de Manchester, où les murs étaient peints en blanc brillant, une grande nervosité allant jusqu'à l'abandon fréquent des machines régnait parmi les ouvriers. Les murs ayant été repeints en gris bleuâtre mat, ces incidents cessèrent comme par enchantement.

Des applications très simples découlent d'une connaissance même sommaire des effets des couleurs : les ateliers surchauffés peuvent être peints dans des couleurs froides à dominante bleue, les lieux bruyants peuvent être peints dans des tons sombres...

1. Ou ergonomiste. L'ergonomie est « la recherche d'une meilleure adaptation entre une fonction, un matériel et son utilisateur » (*Petit Larousse*).

LES DONNÉES SYMBOLIQUES

L'homme s'intéresse à la couleur depuis qu'il a des yeux pour en admirer les nuances infinies. Les différentes traditions recèlent des trésors de correspondances symboliques entre les couleurs, la nature et l'homme. Nous vous proposons un simple survol de ces éléments, vous renvoyant à des ouvrages plus complets si vous désirez des approfondissements.

La couleur la plus naturelle à l'homme est certainement le vert de la nature qui l'environne, du moins quand il n'est pas emprisonné dans le gris du béton. Cette couleur a beaucoup inspiré poètes et symbolistes. Le vert est la couleur des végétaux, il est ainsi très lié à l'élément eau (régénération, initiation...). Il est surtout présent dans la nature au printemps et représente ainsi le début, le départ, le renouvellement, l'espoir... C'est aussi la couleur de Vénus qui est la déesse du renouveau et de la vengeance. Les symboles ont toujours une dose d'ambivalence, la vert de la nature luxuriante et accueillante est aussi la couleur des dragons, des serpents, des vers et de la putréfaction.

Le rouge est irrésistiblement associé au sang, à la violence, la haine, la colère, le désir, l'ardeur, la guerre et son dieu Mars... C'est la couleur du feu, et il en comporte les deux aspects antagonistes : vie, chaleur, puissance mais aussi destruction et mort. Le premier aspect est solaire, centrifuge, diurne, le second est lunaire, centripète, nocturne. C'est la couleur de la passion et de l'action.

Le bleu a toujours été associé à la sagesse, la contemplation, la spiritualité, la perfection, la vérité... sans doute parce que le ciel est bleu et qu'il est situé au-dessus de nos têtes. C'est la couleur de l'air : froide, féminine et passive.

Le jaune brille comme le soleil et l'or. Nous retrouvons encore une ambivalence : le soleil dispense sa chaleur généreuse, mais son excès provoque aussi des brûlures, l'or enrichit ou avilit. La parole est d'or et le jaune est associé au verbe, divin... cela s'entend. Mais la parole peut être également de fiel et de perfidie, le jaune est ainsi en relation avec la tromperie (c'est la couleur des cocus) : il y eut une époque où on peignait en jaune la porte des traîtres. C'est une couleur discriminatoire : se rappeler l'étoile jaune durant l'occupation.

Le pourpre évoque le feu central, caché, mystérieux. C'est une force de vie qui se communique à la nature : germination, engendrement... C'est une couleur féminine : gestation, confort ou réconfort...

Le marron est la couleur de la terre et des selles, il en supporte ainsi tous les attributs : saleté, souillure, dégradation, décomposition (comme les feuilles en automne), déchéance et mort.

L'orange est donné comme le point d'équilibre de l'esprit et de la libido entre l'amour divin... et l'emblème de la luxure, *Dictionnaire des symboles* (Éditions Laffont, 1982). Il est lié à l'inspiration : les muses étaient vêtues de robes couleur safran. C'est la couleur des sensations, du sexe, de l'énergie créatrice, de la fécondité, du plaisir...

Le violet (ou magenta, ou fuchsia) est toujours interprété d'après ses composantes : rouge et bleu. Situé entre terre et ciel il représente l'union des deux pôles. C'est la couleur des martyrs, des évêques et de la robe du Christ pendant la passion. C'est aussi la couleur de la docilité, l'obéissance et la soumission.

Le rose bénéficie de qualités rares : constance, fidélité, amour... Il est associé pratiquement toujours à la fleur et ses attributs : régénération, renaissance, séduction, sensualité...

LES COULEURS DANS LES TESTS PROJECTIFS

Dans son essence, une technique projective est une méthode d'étude de la personnalité qui confronte le sujet avec une situation à laquelle il répondra suivant le sens que cette situation a pour lui, et suivant ce qu'il ressent au cours de cette réponse [...] Le caractère essentiel d'une technique projective est qu'elle évoque du sujet ce qui est, de différentes manières, l'expression de son monde personnel et des processus de sa personnalité.

Lawrence K. Frank, cité par Pierre Pichot,
Les Tests mentaux, PUF, « Que sais-je », 1991.

Notre objectif n'est pas de développer une théorie des techniques projectives, le lecteur pourra trouver tous les éléments correspondants dans de très nombreuses publications spécialisées. Notre seul but est de montrer, dans les différents tests utilisés par les psychologues, la place et l'importance des couleurs. Il est à relever une évidente indigence dans ce domaine dont nous avons du mal à nous expliquer la cause. D'autre part, les quelques tests fondés essentiellement sur les couleurs souffrent souvent d'un manque de confrontation avec des épreuves dont la valeur a été démontrée.

Le test de Rorschach

Le plus célèbre de tous les tests projectifs est très certainement celu élaboré par Rorschach dont la version de base date d'une publication en 1921 : *Psychodiagnostik.* Depuis, il est paru d'innombrables travaux sur ce sujet. Le matériau du test est très simple : dix planches reproduisent chacune une tache d'encre. Cinq planches sont noires, deux rouges et noires, et trois multicolores.

> L'expérience consiste à faire interpréter librement des formes fortuites, c'est-à-dire des figures formées d'une manière indéterminée [...] La construction des taches consiste seulement à faire quelques taches d'encre sur une feuille de papier, à la plier par la moitié et à écraser le papier plié avec la main.
>
> H. Rorschach, *Psychodiagnostik*, PUF, 1947.

L'examinateur se contente de demander au sujet ce qu'il voit sur chacune des planches avec des questions du genre : « Qu'est-ce que cela représente? » ou « À quoi cela ressemble-t-il? », le temps n'est pas limité. Les planches sont présentées au sujet une par une, dans l'ordre. Le psychologue note les réponses, les réactions du sujet ainsi que le temps de latence et la durée pour chaque planche.

Les formes intentionnellement ambiguës engendrent des réponses très variées permettant l'expression de la nature profonde du sujet. Parmi les très nombreux éléments pris en compte par l'examinateur lors du dépouillement du test, la couleur intervient comme un des déterminants possibles de la réponse du sujet et peut se combiner au facteur formel. Elle est considérée comme une réaction affective spontanée en relation avec les possibilités d'extériorisation du sujet. Une majorité de réponses couleur par rapport aux réponses mouvement est un indice de ce que Rorschach nommait l'extratensivité. Cette fonction est à rapprocher de l'extraversion de Jung. Le sujet, essentiellement émotif, spontané, porté à l'action entre facilement en contact avec le monde extérieur. Il semble dépendre essentiellement des circonstances avec un risque, dans cette proximité aliénante à l'immédiateté, de manquer de recul, d'originalité, de cohérence...

Le test de la pyramide

C'est le Suisse Pfister qui a créé ce test en 1946. Le sujet doit poser des petits carrés de couleur sur une pyramide déjà dessinée composée de quinze carrés, cela trois fois de suite. Il doit ensuite déterminer celle qu'il préfère. Le temps est illimité. L'examinateur note, pendant toute la durée du test, les éléments qu'il juge pertinents : attitudes, gestes, hésitations, ordre de pose des carrés, rectifications... L'interprétation se fait essentiellement sur le choix et la position des couleurs sur la pyramide.

Le test de la mosaïque

C'est la psychologue anglaise Margaret Lowenfeld qui est à l'origine de ce test très créatif : quatre cent soixante-cinq petites pièces de bois aux couleurs (blanc, noir, bleu, rouge, vert et jaune) et formes très variées sont à la disposition du sujet qui doit composer un dessin en vingt minutes sans autre contrainte que de se limiter à un cadre.

L'interprétation repose à la fois sur les formes et sur les couleurs de ce que construit le sujet.

Le test de Lüscher

Le test des couleurs de Max Lüscher est certainement le plus pertinent de tous les tests existants. Il permet, en quelques minutes, d'obtenir des informations très précises sur la personnalité, l'état physiologique et les motivations d'un sujet. Le test complet comprend sept planches qui comportent en tout soixante-treize carrés de couleur. Le seul ouvrage disponible en français – *Color test de Max Lüscher*, Éditions Aubanel 1973, – présente le « Test rapide » qui ne comprend qu'une seule des planches avec huit couleurs disponibles.

Cette version courte est très utilisée dans le monde entier aussi bien par l'armée, la police, que les médecins, les psychologues, les services hospitaliers...

Pour Lüscher, chaque couleur possède une structure constante, quelle que soit la personne concernée. Il fait remonter cette structure aux origines de l'humanité, par le conditionnement progressif aux signaux naturels. Ainsi le couple jour/nuit, avec ses contraintes réciproques, a donné naissance au couple jaune/bleu des couleurs « hétéronomes » (qui ont une action de l'extérieur), qui dominent l'homme. Il dégage également le couple rouge/vert (qui est en fait un turquoise), des couleurs « autonomes », qui donne le couple action/défense chez l'homme.

À cette structure constante de la couleur, Lüscher oppose la réaction subjective personnelle. C'est sur cette dernière qu'il base son test en faisant choisir des couleurs par ordre de préférence, et en établissant ainsi une hiérarchie. C'est la position d'une couleur dans la série ainsi déterminée qui devient significative pour la personne concernée. Ainsi, un jaune situé en tête signifie : « un besoin de détente et d'espérance ou l'attente d'un bonheur plus grand », alors que la même couleur située vers la fin de la série indique que « des espoirs ont été déçus, le sujet fait l'expérience du vide, et se sent isolé ou coupé des autres. »

Chaque position des huit cartes choisies par le sujet possède ainsi une signification très précise qui vient se combiner avec la structure de la couleur. La première place « représente un élan vers quelque chose », la deuxième « le but lui-même », la troisième et la quatrième « l'état dans lequel le sujet estime être », la cinquième et la sixième sont en quelque sorte mises en réserve, la septième et la huitième « représentent un besoin supprimé par nécessité. »

Les couleurs des huit cartes sont : bleu, turquoise, orangé, jaune, magenta, marron, noir et gris. Les quatre pemières sont dénommées couleurs primaires ou couleurs psychologiques fondamentales. Les quatre dernières sont des couleurs secondaires. Leur importance apparaît lorsqu'un sujet les place en tête de sélection.

Le test de Lüscher est d'une très grande pertinence et permet des interprétations souvent surprenantes par rapport à un support aussi simple que huit cartes colorées. Il nous démontre ainsi la profonde influence de la couleur à la fois sur la physiologie et la psychologie humaine.

JUNG EN COULEURS

Pour Jung la libido, ou énergie psychique, peut adopter deux mouvements différents qui engendrent deux types : l'extraversion et l'introversion, en fonction de l'attitude particulière vis-à-vis de l'objet.

Celle de l'introverti est abstractive : au fond, son but semble être d'enlever à l'objet sa libido, comme s'il devait sans cesse se prémunir contre sa trop grande puissance. Celle de l'extraverti, au contraire, est positive. Il en affirme l'importance au point d'orienter constamment son attitude subjective d'après l'objet auquel il la rapporte.

C.G. Jung, *Types psychologiques*, Éditions Georg et Cie, Genève, 1950.

Nous trouvons ici l'interprétation psychologique du couple Yin/Yang, bleu/rouge, structure/énergie, contraction/expansion... Cette dualité fondamentale est clairement exprimée dans le passage suivant :

Je me bornerai ici à une indication générale, d'abord sur le caractère spécial qu'a l'extraverti de se dépenser continuellement et de répandre dans tout, puis sur la tendance de l'introverti à se protéger des exigences extérieures, à s'abstenir de toute dépense d'énergie se rapportant directement à l'objet, et en revanche, à se créer une position aussi sûre et aussi puissante que possible...

Ce que l'un réalise par de multiples relations, l'autre le réalise par un monopole [1].

---

1. *Cf.* C.G. JUNG, *Types psychologiques*, Éditions Georg et Cie, Genève 1950.

Dans la suite de ce sous-chapitre, le rouge et le bleu ne doivent pas être considérés au sens strict mais comme des pôles générateurs et fédérateurs de l'ensemble des couleurs respectivement chaudes et froides.

Le rouge, par sa puissance d'expansion, génère la multiplicité. Le bleu, par sa capacité de concentration, ramène à l'unité. Le rouge peut être rapproché du conscient dans le sens où il peut révéler par son expansion. Le bleu est à rapprocher de l'inconscient par son caractère secret et intériorisant.

Mais les deux pôles se parlent et se répondent, d'où le classique phénomène de compensation. Les deux pôles sont conditionnés par les trois « constatations axiomatiques » de Lupasco : relation d'antagonisme, relation de contradiction et principe d'antagonisme. D'après ce dernier principe, l'énergie potentialisée dans le bleu s'actualise dans le rouge et réciproquement. Ainsi, le rouge est une force d'expansion potentialisée et une force de cohésion actualisée. Le bleu est une force d'expansion actualisée et une force de cohésion potentialisée.

Du point du vue psychologique, le phénomène de compensation corespondant est en principe inconscient et vient contrebalancer la sélectivité inhérente à l'activité consciente. Jung, en tant que psychologue, recherche l'attitude, l'intérêt, l'attention, dans la relation entre sujet et objet. La conscience de l'extraverti « tout entière regarde vers l'extérieur parce que c'est toujours de là que lui vient la détermination importante et décisive [1]. » L'homme « rouge » réagit ou agit en fonction des excitants de son environnement. Son arène est le monde extérieur. Son activité débordante est entièrement conditionnée : « les lois morales de l'action coïncident avec les exigences correspondantes de la société, autrement dit avec la conception morale généralement admise [2]. »

Mais le rouge en pleine expansion appelle le bleu : « le danger que court l'extraverti est d'être absorbé dans les objets et de s'y perdre totalement [3]. » Le sujet est ainsi obligé de se limiter, se réfréner, se contenir.

L'énergie appelle la structure, l'intérêt conscient unilaté-

---

1. 2. 3. Voir note page 260.

ral pour l'objet appelle inéluctablement une focalisation inconsciente sur les éléments subjectifs, structurants, donc égocentriques : « l'attitude inconsciente... concentre l'énergie sur le facteur subjectif, c'est-à-dire sur tous les besoins et exigences réprimés ou refoulés par une attitude consciente par trop extravertie [1]. » Mais ces manifestations inconscientes vont se révéler sous un jour archaïque, infantile.

Le rouge et le bleu sont disposés dans les plateaux d'une balance dont le vert serait l'axe, et sont fonctionnellement liés. On ne peut abaisser un plateau sans que l'autre ne monte en conséquence. L'alternance du rouge et du bleu rythme notre existence. L'étroit faisceau de notre conscience éclaire un plateau et ignore l'autre. Si on joue le rouge, alors le bleu doit exercer son rôle compensateur. Si on lui refuse ce rôle en n'acceptant pas de le reconnaître, il prend un aspect destructeur. Les fins objectives sont peu à peu faussées et insidieusement transformées en fins subjectives, ou alors une débâcle nerveuse marque l'aboutissement du conflit.

L'introverti, quant à lui, prend « pour ligne de conduite le facteur de perception et de connaissance qui représente la disposition du sujet recevant l'excitation sensorielle [2] ». Il se fie donc à sa « structure psychologique », son passé, sa connaissance, ce facteur subjectif qui détermine toutes les perceptions. Mais le développement exagéré de ce point de vue chez l'introverti aboutit « à une subjectivisation artificielle de la conscience à laquelle on ne peut manquer de reprocher son attitude exclusivement subjective [3] ».

Cet excès de bleu appelle le rouge en compensation : « à mesure que le conscient de l'introverti se subjectivise, accordant au moi une importance indue, il met en revanche l'objet dans une situation à la longue intenable [4] ». L'introverti se veut fort, libre, indépendant, supérieur, prônant la dissociation par rapport à l'objet. Mais l'inconscient engendre un rapport compensateur sous forme « d'attachement inconditionnel et irrésistible à l'objet [5] ». Le rouge veut imposer sa mobilité, son expansion, ses changements. L'introverti est obligé de s'entourer « d'un système formel de sécurités pour tenter de conserver au moins le mirage de

1. 2. 3. 4. 5. Voir note page 260.

la supériorité [1] ». L'objet se révèle sous des traits archaïques et infantiles, il acquiert un pouvoir magique.

L'excès de bleu conduit à la psychasthénie, l'excès de rouge à l'hystérie.

LE CHIEN QUI BAVE

Les travaux de Pavlov et ses successeurs sont très mal connus en France où on les caricature trop souvent avec la célèbre expérience du chien qui bave lorsqu'il entend un simple coup de sonnette que l'on a préalablement associé à la présentation d'aliments. Nous pouvons comprendre ce qu'il peut y avoir de gênant dans le fait de penser qu'un certain nombre de nos attitudes, choix, comportements sont conditionnés par des éléments qui n'entrent pas forcément dans le champ de nos perceptions conscientes. Il serait peut-être malsain de les révéler... Toutefois, les réactions conditionnées sont une réalité, pas seulement pour les chiens. Elles sont à la base du fonctionnement de notre système nerveux, et ne pas en tenir compte ne les fera pas disparaître pour autant. Mais il serait tout aussi néfaste d'en exagérer l'importance !

Jean-François Le Ny a écrit sur le sujet un excellent ouvrage : *Le Conditionnement et l'apprentissage* publié aux PUF, voici une précision de sa part :

> [...] le psychisme est autre chose qu'une « somme de réflexes conditionnés », c'est vrai; mais il trouve dans le conditionnement et dans les mécanismes d'apprentissage qui s'y rattachent une explication et un modèle simplifié transposable à toute une série de ses activités, même parmi les plus hautement élaborées. Et cela justement parce que toutes les activités psychiques sont, d'une façon plus ou moins complexe, à terme plus ou moins lointain, dépendantes des réalités extérieures, des situations, des stimulations, et parce que cette dépendance n'est elle-même entièrement constituée que par le développement du sujet, c'est-à-dire de façon acquise, apprise.

1. Voir note page 260.

Nous vivons dans un monde de couleurs, toutes nos perceptions visuelles en dépendent. Il en est de même de nos perceptions kinesthétiques.

Les vibrations colorées nous façonnent par des stimulations répétées qui s'associent à d'autres éléments de notre vécu. Nous avons hérité en cela de l'apprentissage et de l'expérimentation de nos ancêtres, ce qui constitue la valeur générique de chaque couleur. La réflexologie nous offre des outils et une typologie élaborés patiemment par des psychologues dont l'objectivité ne peut être mise en doute. On le leur a même reproché! Le signal-couleur engendre une réaction chez le vivant, et celle-ci peut être étudiée en utilisant les acquis de la psychologie du conditionnement.

Il nous faut signaler ici le travail novateur accompli dans un autre domaine, celui de l'astrologie, par Jean-Pierre Nicola, pour redonner sa raison et ses esprits à une approche trop imprégnée de symbolisme béat, à partir de la réflexologie. Il a élaboré des outils d'une grande richesse théorique et dont le caractère opérationnel se vérifie tous les jours dans la pratique. Nous ferons appel à certains de ces outils dans ce chapitre. Il y a en effet un lien structurel évident, déjà évoqué au chapitre VIII, entre le zodiaque et l'organisation circulaire des couleurs.

EXCITATION/INHIBITION

Dans une perspective d'analyse du comportement humain, nous pouvons constater deux réactions de base : l'excitation et l'inhibition. L'excitation est la réponse à un stimulus positif. C'est un processus d'ouverture, d'acquiescement. L'inhibition, à l'inverse, est la réponse à un stimulus négatif, c'est un processus de fermeture, de négation, de protection. Il est à noter que l'orientation d'une réponse (excitation ou inhibition) est dans une large part à caractère subjectif.

Voici une liste non limitative pour bien camper cette dualité :

Excitation	Inhibition
Oui	Non
ouverture	fermeture
extérieur	intérieur
intérêt	désintérêt
communication	isolement
demande	abstention
attaque	défense
quête	évitement
exploration	habitude
accélérateur	frein

Vous reconnaissez sans mal, à la simple lecture de cette liste, la dualité entre les effets des couleurs chaudes et celles des couleurs froides [1]. Nous avons exprimé plus spécifiquement l'antagonisme entre les deux couleurs que nous avons appelées les « porte-parole » : l'orange et l'indigo, les zones de plus grande expression et extension des couleurs respectivement chaudes et froides. Ces deux couleurs forment un axe de couleurs dynamiques (voir chap. VIII).

Mais cette dualité en cache une autre, qui n'est pas mise en évidence par la réflexologie. L'hexagramme comporte un autre axe de couleurs dynamiques perpendiculaire au précédent : le couple vert/magenta. Qui dit dualité dit espace d'expression de cette dualité, que ce soit un lieu de guerre ou d'échanges amoureux. Nous avons vu au chapitre VIII que le vert exprime la séparation des deux pôles, alors que le magenta scelle leur union.

1. L'excitation a meilleure presse que l'inhibition et le lecteur se sent certainement plus attiré par les qualificatifs de la colonne de gauche. Pourtant il faut savoir refuser, s'isoler, lorsque c'est opportun. De la même manière, une voiture sans freins peut difficilement s'imaginer, même si l'accélérateur est beaucoup plus utilisé. L'indigo est une couleur merveilleuse (comme toutes les couleurs!) qu'il faut considérer, et surtout comprendre et ressentir, dans la fonction qui lui est propre.

Voici une liste non exhaustive pour ce couple, afin de mieux cerner les conséquences d'ordre psychologique de ces constatations théoriques :

Vert	**Magenta**
séparation	fusion
réalité	magie
exclusion	identification
concret	idéal, imaginaire
lutte	charme, fascination
pragmatisme	intuition
différence	indifférenciation
adulte	jeunesse
implication affective	insécurité affective
sens pratique	mysticisme
existence	transcendance
tangible	essence
rencontre	fuite
corps, incarnation	âme, état angélique
présence	distance
relatif	absolu
mouvement	arrêt
rationnel	intuitif

LA MOBILITÉ

Pavlov avait pour souci de ramener la complexité des réactions du vivant à des composantes simples facilement discernables. Après de nombreuses années d'expérimentations diverses il en est arrivé à distinguer trois propriétés. Ce sont :

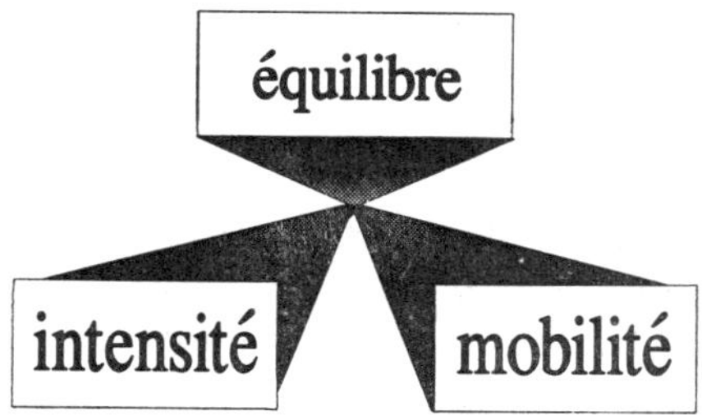

– premièrement, l'intensité des processus nerveux fondamentaux, l'excitation et l'inhibition, composants constants de l'activité nerveuse dans son ensemble;

– deuxièmement, l'équilibre de ces processus;

– et troisièmement, leur mobilité... elles assurent l'existence de l'organisme et son parfait équilibre en tant que système avec le milieu extérieur.

Ivan Pavlov, *Œuvres choisies*, Éditions de Moscou, Éditions en langues étrangères.

Ces trois propriétés se comprennent aisément :

– l'intensité correspond à la force de la réaction qui doit être adaptée à la stimulation;

– l'équilibre concerne la proportion entre l'excitation et l'inhibition et la justesse de la réponse;

– la mobilité correspond à la vitesse et la souplesse du passage d'un pôle à l'autre.

En prenant seulement en compte un découpage sommaire de chaque propriété en deux cas extrêmes (intensité forte ou faible, égalité et inégalité, caractère labile et inertie), nous obtenons huit types de systèmes nerveux. Ce nombre est facile à multiplier en tenant compte, par exemple, de l'excitation et de l'inhibition.

Dans le domaine de la mobilité, un excitant, qu'il soit positif ou négatif, peut croître ou décroître en intensité, c'est-à-dire subir des variations. Celles-ci sont perçues par le sujet récepteur et entraînent des réactions spécifiques. La croissance d'un excitant stimule plus de récepteurs et cellules du système nerveux et engendre ainsi une plus grande disponibilité. Les réactions sont donc plus rapides, variées, et l'adaptation meilleure.

La croissance correspond donc à la vitesse des processus. À l'inverse, la décroissance d'un excitant met en jeu moins de cellules nerveuses, et correspond à la lenteur. Cette dualité a été bien perçue par tous les typologues et a donné par exemple le couple primaire/secondaire de la caractérologie de Le Senne.

Ci-dessus, le découpage de base de l'excitation/inhibition a mis en évidence la croix des couleurs dynamiques. Nous pouvons, à présent, différencier les quadrants ainsi engendrés, grâce à la mobilité.

– La quarte rouge correspond à une croissance de l'excitation (de l'état de fusion du magenta jusqu'au maximum d'excitation de l'orange), donc à la vitesse de l'excitation;

– la quarte jaune correspond à une décroissance de l'excitation (du maximum de l'orange jusqu'au point d'équilibre du vert), donc à la lenteur de l'excitation;

– la quarte cyan correspond à une croissance de l'inhibition (de l'équilibre du vert au maximum d'inhibition de l'indigo), donc à la vitesse de l'inhibition;

– enfin, la quarte bleue, correspond à une décroissance de l'inhibition (du maximum d'inhibition de l'indigo à la fusion du magenta), donc à la lenteur de l'inhibition.

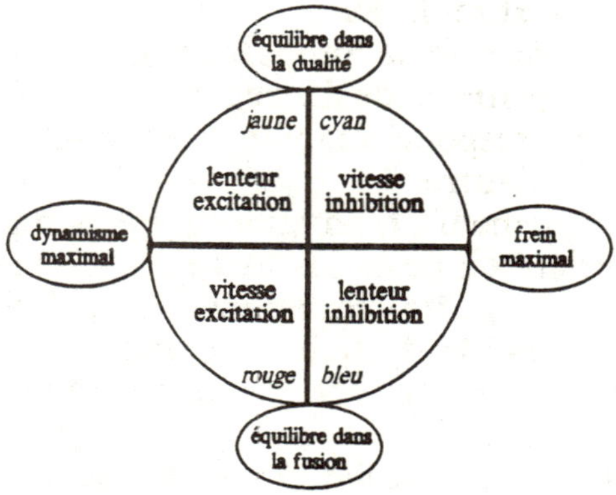

La vitesse

Il faut comprendre la vitesse comme la possibilité d'avoir des réponses variées, donc une palette de comportements très riche avec de grandes possibilités dans la différenciation des réponses. Nous avons ainsi des attitudes extrêmement mobiles et rapides, caractérisées par la spontanéité, les faibles délais dans la mise en œuvre des réponses, la relative brièveté de celles-ci, les changements d'orientation faciles, et l'évolution permanente...

Du côté de l'excitation (quarte rouge), cette capacité de mobilité est au service d'une énergie résolument orientée vers l'extérieur dans une quête fiévreuse. Cela donne ardeur, promptitude, célérité, réactivité, vivacité, brio, sautes d'humeur, coups de tête, mais aussi brutalité et agressivité. L'émotion de base est la colère. Du côté de l'inhibition (quarte cyan), la mobilité est au service de la fermeture et de la protection. Cela donne un système de défense souple et non systématique. Nous avons ici les champions de l'esquive, de la retraite stratégique, des combines. Nous trouvons également un maniement adapté du langage et des conventions.

La lenteur

La lenteur est l'exacte opposée de la vitesse. Elle a tendance à figer le comportement dans des réponses durables et régulières. Celles-ci se construisent lentement, par une réflexion progressive et méthodique. La réactivité est organisée, systématique...

Du côté de l'excitation (quarte jaune), cette capacité d'organisation est au service de la vie de relation. Cela donne une sensibilisation au passé, aux habitudes et aux routines. Les liens naissent lentement, mais sont durables.

En positif nous avons persévérance, obstination, endurance; en négatif apparaissent crispation et attitudes figées...

Du côté de l'inhibition (quarte bleue), cela donne des systèmes de défense monolithiques, systématiques, dont la justification et les raisons sont intérieures : rigueur, méthode, froideur, obstination, fixation sur l'essentiel.

Ces quelques données sont évidemment très schématiques et ont pour seul objectif d'illustrer les conséquences psychologiques de la composante mobilité des réactions humaines. Chaque description est caricaturale, elle correspond à une composante de la réactivité que nous avons volontairement exagérée. Encore plus schématiquement, nous répondons aux situations que nous propose notre vie quotidienne en disant oui ou non selon le cas. La mobilité exprime alors la manière de manifester ces réponses. Le rapide plutôt excitable va se jeter sur tout ce qui bouge alors que l'inhibé va rentrer illico dans sa coquille. De la même manière le lent excitable va patiemment argumenter en lui-même son acquiescement, alors que l'inhibé sera d'emblée derrière sa carapace quoi qu'il arrive.

Nous avons tous chacune de ces composantes selon le moment et le contexte. Les domaines qui nous intéressent nous poussent irrésistiblement dans le champ de l'excitation, la nouveauté peut nous rendre rapide ou nous figer dans des attitudes stéréotypées. Il faut bien comprendre ces données adaptatives et relativiser nos descriptions tout en prenant conscience de leur portée. Les couleurs correspondantes sont des signaux auxquels nous répondons selon nos possibilités, notre état, nos besoins, nos envies, nos peurs, nos attentes...

L'intensité

Pavlov avait distingué quatre formes d'inhibition : naturelle (le repos normal), bloquante (lorsque la limite est atteinte), différentielle (tri, choix, sélection), extinctive (élimination de l'inutile).

Jean-Pierre Nicola a très logiquement déterminé quatre formes d'excitation corrélatives : naturelle (dépenser l'énergie), débloquante (franchir les limites), associative (élargir le cadre de référence et opérer des liaisons), récréative (régénérer les anciens conditionnements).

La croissance d'un excitant, qu'il soit positif ou négatif, engendre une excitation, alors que la décroissance entraîne une inhibition.

L'axe rouge/cyan correspond donc à une force d'excitation alors que l'axe jaune/bleu correspond à une force d'inhibition.

Quarte rouge : force d'excitation naturelle.
Dépense naturelle de l'énergie, éveil, départ, spontanéité, enthousiasme, initiative, liberté, changements, transformations, curiosité, avidité, ouverture.
Quarte jaune : force d'inhibition bloquante.
Défense, préservation, limites, barrière protectrice, fermeture, peur de l'extérieur, autorégulation, autoprotection, régularité, organisation.
Quarte cyan : force d'excitation associative.
Synthèses, enchaînement des idées, entente, communication, liaisons, négociations, coopération, rapprochements.
Quarte bleue : force d'inhibition extinctive.
Coupure du contact, renoncement, oubli, détachement, dépouillement, table rase. Quête de l'essentiel, l'absolu, la vérité intérieure.

Nous n'avons, pour l'instant, trouvé que quatre des huit caractéristiques énoncées précédemment. Pour faire émerger les quatre autres, il nous faut aller plus loin dans la compréhension de la réactivité humaine :

> [...] les processus d'excitation et d'inhibition, une fois qu'ils se sont développés dans les hémisphères cérébraux, commencent par se répandre et s'irradier, pour se concentrer par la suite, se rassembler au point de départ [...] Parmi les conditions régissant le déclenchement et la marche de l'irradiation et de la concentration de ces processus, la première place revient à l'intensité des deux processus. Les données rassemblées jusqu'ici permettent de conclure que dans un processus d'excitation faible, c'est l'irradiation qui a lieu; si le processus est d'une intensité moyenne, c'est la concentration; s'il est très fort, c'est de nouveau l'irradiation qui estconstatée. Il en est exactement de même pour le processus d'inhibition.

Pavlov,
Œuvres choisies,
Éditions de Moscou.

Le processus se compose donc de trois étapes spécifiques : irradiation / concentration / irradiation. Considérons un exemple : une personne s'intéresse à l'informatique, elle commence par lire de nombreuses revues, consulter des documents, voir du matériel dans des boutiques (première étape : irradiation). Au bout d'un certain temps, elle choisit un matériel, approfondit un sujet (deuxième étape : concentration). Mais lorsque le sujet est épuisé, le matériel obsolète, la compétence étendue, elle se met en quête de nouveaux éléments (troisième étape : irradiation).

Le milieu de chaque quarte va donc être marqué par une inversion de la réactivité. Nous voyons réapparaître la croix des couleurs statiques : rouge/jaune/cyan/bleu. Nous insistons par ailleurs (chapitre VIII) sur la spécificité de cette croix.

Le rouge réagit à l'excitation naturelle de sa quarte pour engendrer l'inhibition naturelle. En fait l'excitation est concentrée sur un point délimité et fait naître une inhibition environnante. Ce processus est nommé induction négative.

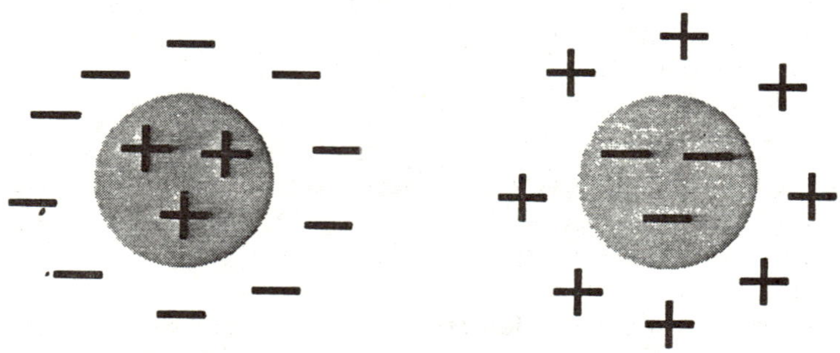

Nous savions déjà que le rouge correspond à de l'énergie concentrée ou potentialisée, nous retrouvons ici cette notion. Au niveau psychologique cela donne une passion intense et spécialisée, de l'inertie et de l'opposition pour le reste. L'énergie est maîtrisée, canalisée. Il faut récupérer, refaire le plein, dormir, satisfaire ses besoins.

Le jaune réagit lui à l'inhibition bloquante par l'excitation débloquante. Le processus est l'inverse du précédent, il est nommé induction positive.

On protège l'essentiel, et sur cette sécurité de base on se surpasse, on part à la conquête de l'espace extérieur : liberté, épanouissement, rayonnement, générosité, triomphe.

Le cyan réagit à l'excitation associative par l'inhibition différentielle. Il s'agit ici d'induction négative. Le temps s'intensifie dans la durée, les liens associatifs sont étroits, exigeants, ce qui autorise un rejet de tous les autres : opposition, contradiction, critique, marginalité.

Le bleu réagit à l'inhibition extinctive par l'excitation récréative. Il s'agit ici d'induction positive. L'extinction est concentrée. Le rejet est spécialisé mais complet et systématique, ce qui autorise un regard neuf sur tout le reste : optimisme, ouverture.

L'équilibre

Nous avons à une extrémité l'état d'excitation, intensification extrême du tonus d'excitabilité, rendant impossible ou presque le processus d'inhibition. Ensuite, vient l'état actif normal d'équilibre entre les processus d'excitation et d'inhibition. Puis une longue série successive d'états de transition vers l'état d'inhibition : phase d'égalisation, quand tous les excitants, contrairement à l'état actif normal, produisent un effet parfaitement égal indépendamment de leur intensité; phase paradoxale, quand seuls les excitants faibles produisent un effet, alors que les forts restent presque sans effet, et pour finir, phase ultraparadoxale, quand seuls les agents inhibiteurs préalablement élaborés ont un effet positif, état suivi par l'inhibition totale.

Pavlov
Œuvres choisies,
Éditions de Moscou

Il faut comprendre cette description comme celle d'états pathologiques extrêmes. Notre souci typologique nous oblige à pondérer ces descriptions pour les adapter à la normalité, sans nous risquer à définir celle-ci!

La phase d'égalisation correspond à un point d'équilibre entre les deux pôles. Cet équilibre passe par l'axe vert/magenta, avec l'antagonisme séparation/union. La phase ultraparadoxale se loge tout naturellement sur l'axe orange/indigo, axe des extrêmes. La phase paradoxale réside dans les couleurs d'état qui ponctuent chaque quadrant.

Il faut comprendre ces phases comme l'effet de la mise en rapport des deux pôles. La phase égalitaire se comprend aisément par un équilibre des forces qui peut faire pencher la balance d'un côté ou de l'autre. Dans la phase ultraparadoxale, un pôle écrase l'autre, l'hégémonie entrave toute possibilité d'alternance. Nous avons vu l'état d'intensité maximale pour les couleurs orange et indigo. Dans la phase paradoxale un pôle est dominant, mais l'autre pôle est suffisamment fort pour faire apparaître un contraste révélateur. Ce dernier a déjà été explicité dans le phénomène d'induction, et nous n'y reviendrons pas.

La phase égalitaire permet de différencier les couleurs qui entourent l'axe vert/magenta que nous avons nommées attributs du vert (citron et turquoise) et du magenta (pourpre et écarlate).

LES ATTRIBUTS DU MAGENTA

Le magenta représente l'unité dans la fusion. L'écarlate marque la sortie de cette unité et l'expression première du pôle de l'excitation. Le pourpre représente la phase d'entrée dans l'unité à partir du pôle de l'inhibition. Nous pouvons considérer la roue des couleurs comme la représentation d'un cycle temporel dont chaque étape est marquée d'une couleur spécifique. Le magenta est alors le début et la fin du processus. Nous avons vu au chapitre VIII une analogie avec le cycle annuel, qui permet de concrétiser un peu cette approche. Le magenta se situe alors à l'équinoxe de printemps.

Avec l'écarlate, l'unité s'exprime, l'excitation se démarque nettement de l'inhibition : caractère entier, brutal, franc, extrémiste, refus du monde magique du magenta ou de son incarnation. Avec la force d'excitation naturelle et la vitesse d'inhibition qui marquent le quadrant nous avons : nouveauté, ardeur, initiative, éveil, engagement, implication, vivacité, improvisation...

Avec le pourpre, l'unité s'imprime. Nous allons vers la fusion magique du magenta, loin du monde et de ses dualités artificielles. On se démarque du pôle de l'excitation : se cacher, louvoyer, se faufiler. Avec la force d'inhibition extinctive et la lenteur d'inhibition qui marquent le quadrant nous avons : oubli, effacement, détachement, dépouillement, vie intérieure, placidité, lenteur...

LES ATTRIBUTS DU VERT

Le vert représente la dualité concrète. Le citron, qui fait partie du pôle de l'excitation représente l'animation de cette dualité. Le turquoise, quant à lui, va calmer le jeu par son pouvoir d'inhibition.

Avec le citron la dualité s'exprime, les deux pôles sont bien distincts et différenciés. Les limites sont bien nettes, les frontières bien tracées : filtre, membrane, séparation. Avec la force d'inhibition bloquante et la lenteur d'excitation nous avons : défense, épargne, précautions, rigueur, raisons, soins, méthode, obstination, persévérance, manies, rituels, garde-fous...

Avec le turquoise la dualité est inhibée, les deux pôles se rapprochent : coopération, complémentarité, complicité, arbitrage, partenariat. Avec la force d'excitation associative et la vitesse d'inhibition nous avons : ouverture, sociabilité, conciliation, habileté, nuances, maîtrise, esquive, évitement...

Ce chapitre n'a aucune prétention à l'exhaustivité et nous n'avons fait qu'une présentation sommaire des différentes composantes en présence. L'exposé complet de ce domaine réclamerait à lui seul un ouvrage complet. Mais vous pouvez trouver de larges développements des données réflexologiques dans les ouvrages d'astrologie conditionnaliste. Il vous faudra toutefois adapter les différentes descriptions au domaine des couleurs car le parallélisme n'est pas parfait, en particulier au niveau de la croix dynamique.

MOTS-CLEFS POUR LES COULEURS

Nous vous proposons ci-après, pour terminer, un résumé des développements précédents. Pour chaque couleur nous avons établi une petite liste de mots-clefs. Vous pourrez remarquer, pour les couleurs statiques (rouge, jaune, cyan, bleu) la marque de la phase paradoxale et son contraste.

Écarlate	Début, nouveauté, initiative, éveil, vivacité, ardeur, franchise, engagement, impulsivité, impatience, mobilité, dépense.
Rouge	Concentration, bouillonnement, détermination, tension, passion, colère, excitation, résistance, et aussi prudence, stabilité, routine, lenteur.
Orange	Vitalité, action, lutte, compétition, ouverture large, conquête, virilité.
Jaune	Concentration, volontarisme, protection, maîtrise, et aussi joie, éclat, surpassement, idéalisme, positivisme.
Citron	Doute, repli, précaution, précision, perfectionnisme, raison, persévérance, obstination.
Vert	Existence, réalité, dualité, pragmatisme, rencontre, tangible, émotion, présence, relatif.
Turquoise	Adaptation, souplesse, communication, conciliation, prudence, habileté.
Cyan	Négociation, habileté, esquive, douceur, et aussi défense, refus, rejet, exclusion.
Indigo	Arrêt, frein, retrait, rigueur, habitudes, inaction, fermeture, désintérêt.
Bleu	Détachement, calme, paix, extinction, harmonie, sommeil, et aussi espoir, anticipation, renouveau, autonomie.
Pourpre	Oubli, détachement, déconditionnement, intuition, mysticisme.
Magenta	Fusion, magie, indentification, indifférenciation, transcendance, essence, absolu.

Chapitre XI

POUR ALLER PLUS LOIN

Un générateur de lumières colorées, associées aux sons, aux possibilités infinies, utilisé quotidiennement par des thérapeutes : acupuncteurs, ostéopathes, psychologues etc.

Nous avons développé, tout au long de l'ouvrage, le principe de l'utilisation des filtres en colorthérapie, ce qui implique l'émission de rayonnement colorés de façon continue : la manipulation physique des filtres ne permet pas leur permutation rapide lorsqu'un traitement nécessite un « cocktail » de plusieurs nuances administrées de façon séquentielle. Cette approche, qui était celle du Dr Ghadiali, déjà cité dans l'ouvrage, est appliquée par la plupart des colorthérapeutes. Elle nécessite des traitements relativement longs mais constitue une excellente initiation tout en permettant d'obtenir des résultats significatifs.

Nous avons entrepris une démarche différente qui consiste à émettre des rayonnements lumineux discontinus en impulsions brèves. Par cette méthode les durées d'intervention peuvent être considérablement écourtées : la durée d'exposition, lors des expériences pratiquées avec le professeur Pinel, ne dépassait pas la minute mais elle comprenait une douzaine de couleurs. Cette approche nous a permis d'observer, sous microscope, les modifications importantes de la formule sanguine évoquées à la page 27 de l'introduction.

Cela a nécessité la conception et la réalisation d'un dispositif statique évitant toute manipulation de filtre. Une approche plus récente offre la possibilité de permutations de lumières colorées à très grande vitesse – jusqu'à dix mille fois par seconde dans l'état actuel de la technologie.

Les couleurs expriment, par l'infinité de leurs variantes, quelque chose qui ressemble à la Vie, en ce sens que chacune de ses manifestations est unique. Si la Création découle d'un *Fiat lux* émanant d'un point virtuel dont l'origine se confondrait avec la naissance de l'Univers et de la dimension espace/temps, les rayons issus de ce point sont autant de manifestations de la Source de Vie.

Il existe donc, bien en deçà de ces divergences, des correspondances dont la connaissance et l'utilisation permettent une action de synergie. Malheureusement l'esprit humain a tendance à systématiser, structurer, simplifier, généraliser, ce qui par voie de conséquence l'amène à ignorer, sinon effacer, ce qui le dérange ou ne s'intègre pas aux systèmes qu'il élabore.

Il y a diverses démarches dans la voie lumineuse et colorée de thérapies qui se singularisent à travers des appellations telles que colorthérapie, chromatothérapie, énergochromokinèse, etc. Par exemple, en partant des symptômes manifestés par le patient, il est possible d'établir un traitement fondé sur un système logique découlant de la tradition multimillénaire chinoise. Cela implique la connaissance et la maîtrise de *tous* les paramètres. C'est rarement le cas : ne serait-ce que celui du « temps », objet de la chronobiologie, difficile à appliquer dans la pratique occidentale.

Par ailleurs, l'organisme humain dispose de mécanismes qui lui permettent de réagir aux couleurs en se protégeant. Cela entraîne en colorthérapie conventionnelle des durées d'exposition excessives.

Rappelons, quant à nous, notre point de vue exposé au chapitre V. Plutôt que de recourir à un raisonnement, nous estimons plus simple d'interroger l'organisme. Il détient les solutions de nos problèmes qu'il exprime, par exemple, par le biais de la prise de pouls. Il répond même de façon sélective en indiquant les niveaux des trois composantes Rouge, Vert, Bleu, qui définissent un ton.

UN GÉNÉRATEUR DE LUMIÈRE ET DE SONS

Prenant en compte cette possibilité de perception, nous avons conçu et réalisé un appareil générateur de flux lumineux colorés, ainsi qu'une procédure basée sur ce principe. Nous l'avons appelé « Floriôn 1000 », ce nombre s'explique puisque cet appareil peut générer jusqu'à 999 nuances plus une, le noir – absence d'émission. De plus, cet appareil génère des sons : douze demi-tons de la gamme chromatique sur quatre octaves. Les vibrations sonores peuvent être appliquées ponctuellement [1] ou de façon globale. L'appareil tient dans un attaché-case et comporte un pupitre de commande relié à un projecteur polychrome. Il se compose d'un ordinateur pilotant une alimentation de puissance à découpage qui commande des lampes halogènes ou des diodes. Le projecteur réalise la fusion des trois sources lumineuses modulées séparément selon le système numérique décimal dit RVB (Rouge/Vert/Bleu).

Voici les principales caractéristiques de l'appareil :

- sélection de N couleurs définies par un code à trois chiffres compris entre 000 et 999,
- élaboration de programmes pouvant atteindre 255 couleurs tout en définissant la durée d'émission de chaque couleur,
- émission de chaque programme de manière cyclique [2],
- définition du nombre de cycles associant jusqu'à dix sept fréquences,
- émissions au choix : diffuses ou ponctuelles,
- association de l'émission colorée à une fréquence sonore, ce qui renforce les effets du traitement.

1. Dr Lamy, *Acupuncture : phonophorèse*, Éditions Maloine. La phonophorèse est une technique qui a pour but de remplacer l'action de l'aiguille par celle de fréquences sonores. L'action conjuguée des fréquences lumineuses et sonores nous paraît avoir une valeur de synergie et des effets plus profonds et plus durables.

2. Nous expliquons plus loin cette notion.

Cet appareil permet ainsi de projeter des salves lumineuses colorées pulsées, dont les effets sont beaucoup plus efficaces que lorsque ces rayonnements sont émis de façon continue. Celles-ci sont transmises à l'aide d'un projecteur, d'un conducteur de lumière ou d'une diode lumineuse polychrome.

Flôrion 1000 comporte aussi des programmes préétablis, en particulier les « arcs-en-ciel » qui sont composés de couleurs fusionnant l'une dans l'autre de façon progressive et continue. Il suffit de les sélectionner dans un menu proposé par la machine. La projection Arc-en-Ciel a pour effet un rééquilibrage de tout l'organisme en apaisant les tensions. Les couleurs émises peuvent être appliquées séquentiellement dans l'ordre naturel ou l'inverse :

rouge, orange, jaune, vert, cyan, indigo, bleu ou écarlate, rouge, orange, jaune, vert, cyan, indigo, bleu, magenta

La définition du traitement s'établit à partir d'une charte/programme comme nous le verrons en détail un peu plus loin, mais il nous faut d'abord développer la notion de numérotation décimale des couleurs. Comme nous l'avons déjà expliqué au chapitre II, chaque couleur est définie dans ce système par une série de trois chiffres. Prenons un exemple : la couleur $\mathbf{3^r\ 6^v\ 7^b}$ indique un niveau 3 au Rouge, 6 au Vert, 7 au Bleu. De plus, nous disposons aussi automatiquement de la couleur complémentaire de cette teinte par soustraction du Blanc 999, c'est-à-dire pour notre exemple :

999 – 367 = 632

L'intérêt de disposer de la couleur complémentaire d'une autre est que sa présence renforce l'effet de la couleur fondamentale. Nous savons que l'organisme, comme vu au chapitre I, limite l'effet d'un rayonnement coloré perturbateur en l'annulant par la génération de la couleur complémentaire au bout d'un certain laps de temps. Si, au moment où l'organisme neutralise ce rayonnement dérangeant, nous lui envoyons précisément et dans un rapport adéquat, la couleur qu'il émet, celui-ci va se trouver débordé dans ses possibilités de réaction. Ainsi, l'effet d'un Rouge 600, suivi d'un Cyan 099, se trouve renforcé par ce « faire-valoir », bien connu de peintres comme Rouault et Cézanne qui l'ont largement utilisé.

Une couleur définie numériquement permet de disposer, en plus de la complémentaire, de la connaissance et l'utilisation de ses harmoniques.

Les harmoniques sont des couleurs différentes de la fondamentale, mais avec le même niveau de luminosité. Exemple : **367** donne par permutations successives :

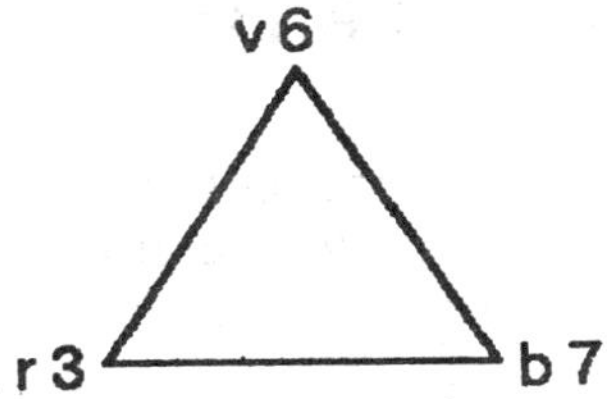

367
673
637
763
736
376

La digitalisation donne aussi les couleurs complémentaires de ces six couleurs soit :

367 + **632** = 999
673 + **326** = 999
637 + **362** = 999
763 + **236** = 999
736 + **263** = 999
376 + **623** = 999

Nous disposons ainsi d'une telle gamme de possibilités que le recours à la prise de pouls, manifestant les réactions de l'organisme, s'impose pour la détermination du programme de traitement.

Dans la relation entre les couleurs et les sons, nous pensions être en mesure de définir une correspondance numérique entre les couleurs et les notes de la gamme, afin de les associer lors du traitement. S'il était relativement simple d'établir la correspondance des notes pour les couleurs pures, cela devenait moins évident pour les couleurs fusionnant les trois composantes RVB. Exemple : si le *do* de la troisième octave de fréquence 130,8 Hz, correspond à l'écarlate RVB 301, quelle sera la note de la couleur 371 ? Une seule note ou une association ?

Les tests et mesures, effectués en compagnie de plusieurs médecins et chercheurs, ont démontré qu'il fallait utiliser les sons en contrepoint des couleurs, en renonçant à les faire correspondre. En développant les douze demi-tons de la gamme sur quatre octaves, nous disposons de quarante-huit sons dont nous pouvons faire varier les durées.

MODE OPÉRATOIRE

Le programme de traitement couleurs s'établit par la prise du pouls ou une des autres techniques de détection évoquées au chapitre V : l'organisme réagit de façon sélective et précise aux questions formulées par le thérapeute. Prenons un exemple de traitement par Floriôn 1000, nous n'évoquerons pas une pathologie particulière car le traitement est strictement individuel, il s'adresse au malade et non à la maladie. Le thérapeute, prenant le pouls du patient, pose mentalement la question : quels sont les niveaux et l'équilibre énergétiques de cette personne ? Tandis que l'index de la main libre se déplace – à un centimètre environ – au-dessus de l'échelle graduée [1], en haut de la charte, le pouls réagit de façon significative au-dessus des chiffres 7 à gauche et 4 à droite, ce qui démontre un déséquilibre énergétique gauche/droite.

La question suivante est : le traitement de X nécessite combien de couleurs ? Le thérapeute balaie l'échelle et trouve par exemple trois couleurs [2]. Pour déterminer ces couleurs le thérapeute parcourt du doigt et dans l'ordre le tableau des couleurs primaires RVB.

---

1. La détection peut être encore plus simple : l'index ou le majeur se déplace au-dessus de la charte, tandis que la main libre se porte en direction du patient. La réponse se manifeste au bout du doigt ou dans le creux de la main (voir chap. III).

2. Il est possible de créer un programme comportant au maximum 255 couleurs, ce qui est largement suffisant dans la pratique.

échelle d'évaluation de l'équilibre énergétique

0.9.8.7.6.5.4.3.2.1.0.1.2.3.4.5.6.7.8.9.0

Floriôn 1000

octave: 1 2 3 4
note: 1 2 3 4 5 6 7 8 9 10 11 12
durée: utiliser "impuls & cycles

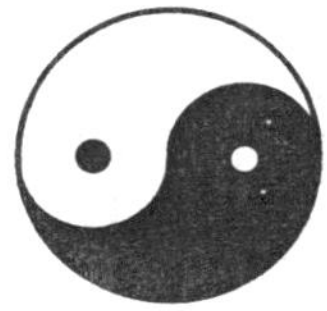

OUI
NON

COULEURS

0 1 2 3 4 5 6 7 8 9

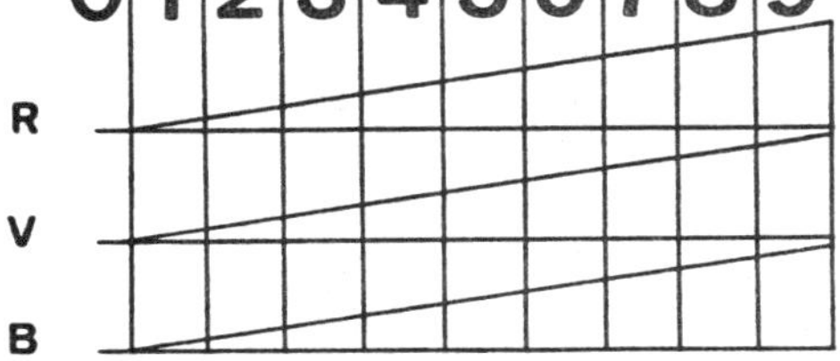

ARC 1 2 3 4 5
AR A R

IMPULS & CYCLES

U 0 1 2 3 4 5 6 7 8 9
D 0 1 2 3 4 5 6 7 8 9
C 0 1 2 3 4 5 6 7 8 9

FREQUENCE

1000·500·200·100·90·80·70·60·50·40·30·20·10·5·1

HORAIRE

1 · 2 · 3 · 4 · 5 · 6 · 7 · 8 · 9 · 10 · 11 · 12
13·14·15·16·17·18·19·20·21·22·23·24

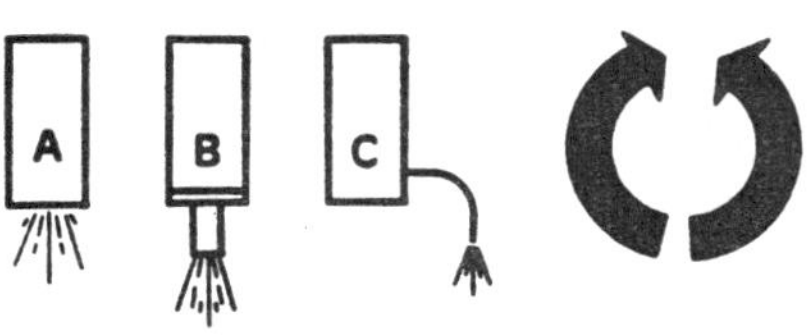

WEISS MODELE DEPOSE

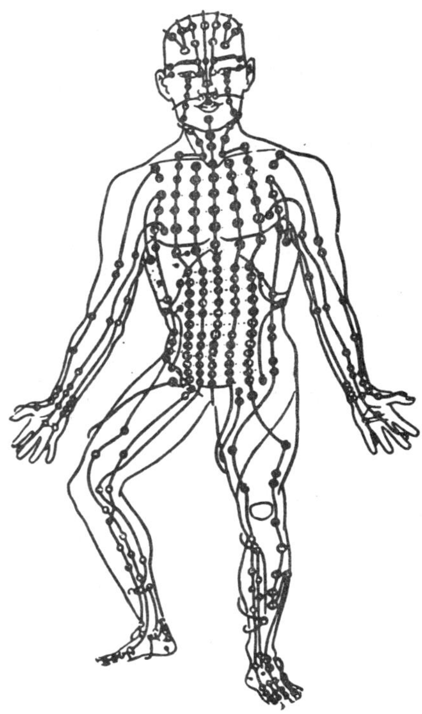

F D

Imaginons les réactions suivantes :

R → 6, V → 1, B → 7 soit **617**

Même processus pour les deux couleurs qui suivent, par exemple **315** et **627**. Il faut aussi déterminer la durée relative de chacune de ces couleurs. Par exemple, la première couleur peut durer 1/10e de seconde, la deuxième une seconde et la troisième 1/100e de seconde. Pour cela le thérapeute utilise l'échelle *impuls & cycles* de la charte.

Pour chacune des couleurs il détermine un chiffre qui représente le nombre de temps de base, ce dernier étant fixé par la suite. Dans le cas de notre exemple il trouve 10 pour la première couleur, 100 pour la seconde et 1 pour la troisième [1].

Le thérapeute a alors achevé la saisie du programme. Il peut le revoir sur l'afficheur, le modifier à sa guise s'il le juge nécessaire et même le sauvegarder pour une utilisation ultérieure. Voici l'aspect de l'afficheur pour notre exemple :

1. 617 10 **2. 315 100** **3. 627 1**

L'opération suivante consiste à déterminer la ou les fréquences, en d'autres termes, le temps de base. Admettons, pour simplifier, qu'il n'en faut qu'une dans notre exemple. Le thérapeute balade son doigt au-dessus de l'échelle des fréquences et trouve 100 Hertz. La période correspondante est donc 1/100e de seconde [2].

Le traitement s'effectue par un certain nombre de défilements (cycles) des couleurs trouvées. Il faut déterminer ce nombre à l'aide de l'échelle *impuls & cycles*. Le patient a besoin par exemple de trente-sept cycles.

---

1. Ce chiffre peut prendre une valeur continue entre 1 et 255, nous avons choisi des valeurs simples pour une meilleure compréhension, la pratique montre des valeurs extrêmement variées.

2. Pour les personnes peu familiarisées avec ces notions voici quelques précisions : la période est l'inverse de la fréquence, ainsi une fréquence de 100 Hertz correspond à une période (durée) d'un centième de seconde. Une fréquence de 1000 Hertz correspond à une période d'un millième de seconde, ce qui est la limite actuelle de Floriôn 1000.

Il faut ensuite déterminer le mode d'exposition : diffus, concentré ou ponctuel, ainsi que le sens du mouvement. Par exemple, admettons qu'il soit diffus avec un sens horaire. Il est aussi possible de prévoir une émission sonore en choisissant les notes dans les quatre octaves disponibles. De façon similaire à celle utilisée pour les couleurs, la prise de pouls détermine l'octave, la note et sa durée d'émission. Sons et couleurs sont émis en même temps, par haut-parleur, par casque ou ponctuellement.

Il ne reste plus, enfin, qu'à déterminer la localisation du traitement à l'aide du personnage de la charte ; par exemple : au niveau du plexus solaire. Après exposition le thérapeute recommence depuis le début.

Résumé de la pratique

Définir, après avoir déterminé le niveau des énergies au moyen de l'échelle du haut de page, dans l'ordre :

(A) le nombre de couleurs intervenant dans le programme, la ou les couleurs composites RVB,

(B) le nombre d'*impuls* qui fixe la durée relative d'émission d'une couleur,
le nombre de cycles,
le nombre de fréquences,

(C) les fréquences,

(D) éventuellement, l'horaire d'application (chronobiologie),

(E) le mode d'exposition, diffus **A**, local **B**, ou ponctuel **C**,

(F) éventuellement, l'octave, la note et sa durée d'émission,

(G) éventuellement, la réponse **OUI/NON**,

(H) le type d'Arc-en-Ciel et sa durée,

(I) la zone, le point où intervenir, **(F)**ace ou **(D)**os.

FLORIÔN 10000

Nous avons appliqué l'enseignement tiré de Floriôn 1000 à la réalisation d'une nouvelle génération d'appareils présentant des caractéristiques encore plus performantes.

Le premier élément concerne les lampes utilisées. Le projecteur était équipé, au départ, seulement de lampes à incandescence. Celles-ci présentent une certaine inertie à l'allumage et encore plus à l'extinction. Cette propriété est mise à profit dans l'éclairage domestique où le courant du secteur « pulse » à 50 Hertz. Nous ne remarquons pas ce battement. En revanche, dans notre cas, le découpage net du signal émis présente un certain intérêt pour la transmission de l'information à l'organisme. Sa sensibilité dépasse largement celle de l'accommodation de l'œil, qui oscille autour de vingt-cinq images par seconde.

Floriôn 10000 est équipé d'une diode lumineuse polychrome. L'intérêt, par rapport aux lampes à incandescence, est que l'allumage et l'extinction de l'émission lumineuse sont pratiquement instantanés. Les diodes lumineuses peuvent ainsi s'éclairer et s'éteindre plus de cent mille fois par seconde ! Nous avons ainsi prévu une nouvelle fréquence : 10 000 Hertz. Nous réservons la possibilité d'ajouter des fréquences plus élevées en cas de besoin.

Un autre défaut des lampes à incandescence est la dérive de leurs caractéristiques dans le temps qui oblige à des réglages réguliers pour obtenir les couleurs appropriées. D'autre part, leur réponse n'est pas linéaire : si pour une tension de 3 V on a une lumière N, avec 6 V on n'aura pas 2 x N mais par exemple 1,7 x N. En revanche, les diodes sont plus linéaires et stables, ce qui simplifie les réglages.

Un autre aspect concerne les puissances mises en jeu : avec trois lampes de 35 W, le projecteur du Floriôn 1000, au bout d'un certain laps de temps s'échauffe. Cela implique un matériel relativement volumineux et lourd. À l'inverse, une diode consomme très peu, ce qui permet d'avoir un appareil beaucoup plus petit et du même coup très léger et plus économique.

Floriôn 1000 permet en revanche des projections diffuses qui touchent des zones plus étendues de l'organisme : par exemple le projecteur couvre en une seule exposition la surface de la plante des deux pieds réunis. C'est particulièrement intéressant pour « traiter », par réflexologie podale, l'ensemble de l'organisme.

C'est un système relativement « fermé » puisqu'il se suffit à lui-même. Mais nous vivons l'ère du multimédia et Floriôn 10000 peut communiquer avec d'autres systèmes. Il est ainsi équipé d'une prise série et le thérapeute peut ainsi piloter Floriôn 10000 à partir de son ordinateur, en liaison avec son fichier client. Il a aussi la possibilité de procéder à des études statistiques ou autres. Deux thérapeutes utilisant le même appareil peuvent se transmettre des programmes couleurs directement de machine à machine par une ligne téléphonique...

Cet appareil présente une caractéristique nouvelle : l'option « continu ». De quoi s'agit-il? Si on rentre par exemple la couleur 324 puis la couleur 638, en demandant 60 pas intermédiaire, la machine calcule ces 60 intermédiaires et les génère. Il est ainsi possible de créer des programmes « fondus » simplement. Par exemple, un programme arc-en-ciel peut ne comporter que trois lignes avec les couleurs RVB!

Floriôn 10000 présente les mêmes possibilités pour le son que pour les couleurs avec sept octaves disponibles. L'utilisateur a le choix entre, utiliser la couleur seule, le son seul, ou une combinaison couleurs-sons. Afin de mieux faire comprendre l'utilisation des possibilités sonores imaginons un instrument qui ne disposerait que d'une note. Le signal émis serait simplement du bruit. En « découpant » ce bruit on peut transmettre une information. C'est notamment le cas du tamtam africain. Si au lieu d'une seule note on dispose de la gamme de sept notes ou mieux encore de douze demi-tons qu'on exprime sur sept octaves, on crée une symphonie. Cette idée, en plus de la miniaturisation de l'appareil, nous a motivés pour la réalisation de cette version nouvelle.

Le thérapeute, en particulier l'acupuncteur, dispose ainsi d'un outil puissant qui lui permet de traiter, de façon totalement indolore, les points qu'il avait l'habitude de piquer. Cet appareil permet d'obtenir, dans un temps très court, une détente favorisant l'effet du traitement.

Il existe des lunettes « anti-stress » combinées à un casque audio, associant la projection d'impulsions lumineuses à des impulsions sonores alternées ou simultanées. Ces dispositifs émettent des fréquences lumineuses et sonores variables qui imposent leur rythme au cerveau. Les ondes cérébrales passent ainsi des ondes gamma (trente cycles par seconde), aux ondes béta (quatorze à trente cycles par seconde), puis aux ondes alpha (huit à treize cycles par seconde), jusqu'à descendre aux ondes théta (quatre à sept cycles par seconde). Il en résulte un état de détente profond qui favorise l'apparition d'états particuliers de conscience. Notre appareil reprend ces dispositions en les complétant par l'utilisation de fréquences lumineuses colorées variables en synchronisme avec des émissions sonores susceptibles d'être modulées sur douze demi-tons étalés sur sept octaves. De plus, parvenu en état théta, il est prévu la possibilité de diffuser un message positif préenregistré pour le patient, destiné à laisser une trace dans l'inconscient...

La détente profonde qu'entraîne l'utilisation de ce type d'appareils facilite l'application des traitements avec des effets plus nets et plus durables.

FLORIÔN 2000

Compte tenu des possibilités que présente le module de commande de l'appareil Floriôn 10000, l'attaché-case du futur en sera équipé, tout en conservant ce qui a fait les qualités du premier.

Il disposera, en plus du projecteur polychrome à large diffusion lumineuse, du même stylo-diode et du même casque à fréquences colorées lumineuses et sonores variables que son cadet.

Il s'appellera désormais Floriôn 2000.

Chapitre XII

ET MAINTENANT....

Quoi que venant de la nuit des temps, à travers le culte perse d'Ahura Mazda, la colorthérapie ou chromothérapie reste une technique encore balbutiante en Occident, tout particulièrement en France.

Sa reconnaissance et sa diffusion suivront-elles le cours sinueux et lent de l'homéopathie et de l'acupuncture à l'égard desquelles les instances officielles gardent encore une certaine réserve?

Ne serait-il pas avisé, pour un pays se voulant cartésien, logique et rationaliste de faire un pari audacieux consistant en la création d'un centre de recherche axé sur l'étude des phénomènes vibratoires qui sont l'essence même de la vie.

La France a su le faire en matière nucléaire, puisqu'elle tient l'une des premières places au monde pour ces techniques.

Gardienne des « droits de l'homme », ne peut-elle aller plus loin en investissant dans la maîtrise des énergies de vie qui structurent l'homme et le maintiennent en harmonie avec lui-même et son environnement?... Prospective pour des lendemains qui chantent...

On observe les effets des couleurs sur des grains de blé dont on peut accélérer ou ralentir la germination. Mais que sait-on de leur impact sur les virus et les bactéries, les moisissures qui polluent de plus en plus la production agricole, tout particulièrement dans le tiers-monde où sévit le redoutable *aspergillus flavius* générateur d'aflatoxines cancérigènes? Les laboratoires de recherche orientés vers la solution des problèmes de notre temps : cancer, sida, etc., bénéficient d'aides considérables, tant des pouvoirs publics que du privé. Mais ceux-ci n'ont apparemment jamais envisagé des voies d'un ordre plus « subtil » pour résoudre ces problèmes cruciaux. Peut-être serait-il indiqué que les chercheurs indépendants puissent eux aussi bénéficier des fonds alloués aux organismes reconnus et de l'assistance technique de spécialistes habitués à dresser des protocoles de recherche... Nous avons déposé les caractéristiques de matériel que la technologie actuelle permet de construire, ainsi que les investigations à entreprendre susceptibles de faire avancer la recherche.

S'il a été possible, avec le professeur Pinel, de modifier la formule sanguine par une intervention « colorée », au point de provoquer une leucémie (voir introduction), ne peut-on imaginer le processus inverse? Comment, au-delà de la fantastique technologie de notre époque acharnée à « casser » la matière afin de lui faire livrer ses secrets, l'homme n'a-t-il pas songé à remonter à la cause d'où tout est parti : le son, la lumière et les énergies vibratoires agençant les particules les plus ténues de la matière qui n'en est que la manifestation? Face à l'urgence des problèmes qui se posent, le moment n'est-il pas venu d'explorer cette voie « lumineuse » par la création d'un centre de recherche associant les vibrations de lumière, couleurs et sons?

Cet organisme aurait pour objet la recherche et le traitement à partir des effets des vibrations lumineuses, sonores, pulsées, sur tout ce qui vit : homme, animal, flore, microbes et virus, moisissures, etc.

Si les physiciens « quantiques » démontrent que tout est vibrations, ce qu'exprime l'équation : $E = MC^2$; y compris les corps les plus durs, comme le diamant; la médecine classique ne considère pas encore l'homme sous cet angle. Si tout est vibration, tout est résonance et interférence. Ainsi lorsque l'on jette une pierre dans un bassin d'eau tranquille, on voit se former des vagues qui, s'étalant progressivement jusqu'au bord, reviennent à leur point d'impact. En projetant un second caillou, on crée des turbulences qui engendrent des interférences avec les remous du premier jet.

Cela revient à dire que l'on a modifié l'état vibratoire du plan d'eau, ce qui paraît évident. Mais, lorsqu'il s'agit du corps humain, on commence à peine à réaliser que ce que l'on en voit n'est que la partie émergée de l'iceberg. Les énergies qui l'animent ne sont pas du domaine visible. Ainsi peut-on expliquer l'ignorance sinon le mépris de la médecine envers des phénomènes se situant au-delà de ce que l'homme peut appréhender par ses sens « ordinaires » et ses instruments. Et pourtant, des thérapies ancestrales comme l'acupuncture, et plus récemment l'homéopathie et les médecines parallèles, témoignent de l'existence d'une réalité basée sur la régulation des vibrations invisibles qui régissent la matière. Ces observations n'ont, jusqu'à maintenant et à notre connaissance, pas entraîné la création de laboratoires d'études axés sur l'aspect vibratoire de ces phénomènes. À l'instar des laboratoires pharmaceutiques qui, disposant pourtant de moyens considérables, n'apportent toujours pas de solutions aux problèmes de l'époque : cancer, sida, etc.

Les médicaments sont pourtant souvent à l'origine de maladies iatrogènes [1], juste choc en retour des bouleversements qu'ils entraînent dans l'organisme. L'opinion s'ouvre cependant de plus en plus à l'aspect non visible de la maladie. Les expériences, révélées par le professeur Benveniste, qui ont déclenché de vives polémiques ont démontré que l'eau conserve l'empreinte des propriétés de substances, diluées au-delà du nombre d'Avogadro [2], dont on ne retrouve plus une molécule...

Rappelons qu'il a été observé, au microscope, la destruction sélective de cellules cancéreuses dues à l'émission de sons à la fréquence du *la* dièse. La plupart des médecins ignorent des faits qui, pourtant, les concernent directement. L'une des premières vocations du centre serait précisément la diffusion

---

1. Qui sont provoquées par le traitement médical.

2. Nombre d'atomes, ions, ou molécules contenus dans une molécule-gramme de matière. La valeur actuellement admise est de $6{,}022 \times 10^{23}$ (d'après le *Petit Larousse*). Ainsi, si on divise une matière en fractions dont le nombre dépasse cette limite, il est possible qu'une fraction ne comporte plus aucun élément de la matière de départ.

de l'information de tout ce qui touche à l'aspect subtil de la vie. Sait-on qu'un microbiologiste de notoriété internationale, Raymond Rife [1], a procédé à des expériences utilisant le pouvoir sélectif de lumières colorées pour observer des bactéries vivantes, normalement invisibles à l'œil nu? Elles apparaissaient ainsi dans leur propre longueur d'onde. A-t-il entrevu toutes les implications de cette observation? La couleur qui révèle la bactérie ne serait-elle pas la clef qui permet, tout en la maintenant en vie dans son environnement, de la manipuler? Ce chercheur, aujourd'hui disparu, a démontré qu'il suffisait de modifier, de façon infinitésimale, le milieu dans lequel vit une bactérie coli pour la transformer en typhosus, et inversement. Qu'est-il advenu de ces observations, quelles en sont aujourd'hui les conséquences pratiques?

Ainsi, et préalablement aux campagnes d'information auprès du public, pourrait-on reprendre ces expériences en observant les effets vibratoires sur des cellules végétales, animales, humaines, sur des bactéries et des moisissures à différentes fréquences, par exemple enregistrer à l'aide d'une caméra vidéo branchée sur microscope les effets de chacune des 999 couleurs transmises par un conducteur de lumière :

– en émission continue;

– pulsées à différentes fréquences, entrecoupées de blanc, de noir – absence d'émission –, de la couleur complémentaire, modulée selon différents rapports;

– pulsées et associées à des sons.

L'examen et le dépouillement des résultats au moyen des méthodes informatiques de traitement d'image, signalant automatiquement toute modification significative dans le déroulement du processus, permettrait d'innover en simplifiant une investigation par trop fastidieuse. Cette recherche pourrait, dans une première phase d'investigations, se faire avec des moyens limités. Il suffirait d'un microbiologiste assisté d'un technicien et d'un informaticien. Elle permettrait, lors de leur publication, le contrôle et la confirmation des résultats par des chercheurs du monde entier, ce qui assurerait en même temps la notoriété du centre et la prise en compte de son existence par les pouvoirs publics et les organismes de soutien financier.

---

1. Barry LYNES *The Cancer cure that worked*, Éditions Marcus Books, Toronto, 1987.

Et, pour témoigner d'un retour de l'homme à l'harmonie avec un aspect plus naturel des choses, plus « écologiste » selon le courant à la mode, on pourrait envisager de l'inscrire dans un décor pastoral, pas trop éloigné d'une agglomération humaine et des grandes métropoles de l'Europe en gestation. Un centre ouvert sur l'espace, la terre et l'eau, éléments de base à partir desquels s'est créée et développée la médecine énergétique chinoise ancestrale.

La région de Talloires, au bord du lac d'Annecy, paraît répondre à un tel vœu, cela d'autant plus que sa municipalité est favorable au projet. Comme tout ce qui existe n'est que le reflet visible et la matérialisation des milliards de pensées de nos contemporains et de ceux qui nous ont précédés, chacun peut y contribuer en imaginant ce centre dans ce cadre magnifique avec des bâtiments intégrés au site, agrémentés de fleurs de montagne, d'animaux en liberté... d'eau qui chante en s'écoulant du glacier vers le lac... À l'intérieur, des chercheurs et thérapeutes s'affairent autour de patients venus du monde entier, soignés à l'aide de sons, couleurs et rayonnements divers. Là, ce sont des patients qui baignent, immergés dans une eau « chargée » d'effluves sonores et colorés, combinées à des émissions dites « de forme ». Plus loin, ce sont des animaux et des plantes qu'on étudie et que l'on traite...

Le développement d'un tel projet gagnerait à être parrainé par une personnalité scientifique bienveillante, afin de rendre celui-ci crédible auprès des financiers et des instances qui ont pouvoir de décision... Afin d'adapter les structures et l'organisation du centre aux nécessités qui se révéleront en cours de développement, il paraît souhaitable de le concevoir de façon modulaire et évolutive.

VOCATION DE L'INSTITUT

L'institut a pour objet la recherche fondamentale et expérimentale sur les effets des vibrations de toute nature : lumineuses, colorées, sonores, magnétiques, sur l'homme, l'animal, le végétal.

Elle a également pour but la promotion et la diffusion des informations résultant de ses travaux sur l'étude des effets vibratoires sur le « vivant » :

– formation de thérapeutes, soins et traitements;
– étude, réalisation et vente de matériel approprié;
– diffusion d'informations, publications, etc.;
– création de centres extérieurs.

RESSOURCES

- Création d'une association collectant les fonds.
- Séminaires de formation de thérapeutes.
- Vente de matériel de traitement.
- Subventions de l'État, des régions, des départements.
- Dons de fondations humanitaires, d'entreprises, etc.
- Traitements et soins.
- Contrats de recherches.
- Édition, publications.
- Diffusion d'informations.

La gestation, l'étude et l'élaboration d'un tel projet demanderont du temps. On peut imaginer, en attendant, que Talloires soit un lieu de rencontres et de formation de thérapeutes où des spécialistes viendraient enseigner les médecines alternatives. Cela aurait l'avantage de créer un courant qui ne peut qu'accélérer et favoriser la réalisation du projet, tout en en facilitant l'étude et la mise au point.

TÉMOIGNAGES

LES FAITS et expériences décrits dans cet ouvrage sont aussi le résultat d'observations et d'expériences communiquées par des chercheurs et médecins qui soignent par des rayonnements colorés ou grâce aux outils et appareils que nous avons conçus.

En les associant à notre commune démarche, nous leur avons demandé un bref exposé de leur travail. Nous citons aussi les travaux du docteur Lefébure sur les phosphènes, ceux-ci démontrant la relation de l'homme avec la lumière et les couleurs...

L'ÊTRE HUMAIN : UNE SYMPHONIE INACHEVÉE

par le docteur Dominique Bourdin

Lors de ma formation d'acupuncteur, dans une école traditionnelle chinoise (IFA) et dans une école scientifique (ASMAF), j'ai appris à détecter les douze pouls chinois au poignet : six à gauche, six à droite, trois superficiels, trois en profondeur. Cela permet le repérage des perturbations au niveau des méridiens en déterminant les points où piquer, sans passer par une analyse rationnelle de tous les signes cliniques. Cette approche, hors des voies complexes du rationalisme, s'appuie sur la sensation.

L'étape suivante, que je dois à un élève du docteur Nogier, le docteur Audry, a été la « mise en évidence » des zones perturbées par stimulation lumineuse sur le corps : le pouls réagit lorsque la lumière effleure les zones malades. Imaginez la démonstration suivante : un médecin faisant office de patient est allongé sur une table. Un examinateur lui tient la main pour prendre son pouls; le médecin allongé qui ignore ce qui se passe, entend dix personnes dire en même temps : « c'est là » lorsque le faisceau lumineux passe sur les organes qu'il sait malades... Que s'est-il passé?

L'examinateur, en parcourant le corps du patient avec un rayon de lumière recueille une information sur son propre pouls, une information perçue par tous ses collègues. Il opère donc sur quelque chose de très subtil, inhabituel pour nous, dont il tire des informations objectives par les modifications qu'il perçoit, informations transmissibles au-delà du toucher ou de la parole... La lampe, en fait, n'est qu'un moyen parmi d'autres de stimulation, ou plutôt, d'interrogation. Une cuillère, un stylo font le même usage. La main, tout simplement, passée le long du corps donne les mêmes informations.

DESCRIPTION DU POULS

Sans m'étendre sur les descriptions multiples qui en ont été données, je rappellerai ici quelques notions. Le pouls occidental correspond au battement des artères en relation avec les pulsations cardiaques. On le prend au poignet, au cou, à l'aine, voire sur le dessus du pied. Il se modifie en fonction de l'effort, de l'émotion, de la digestion. Ces modifications portent sur la fréquence et l'amplitude.

L'étude de ce type de modification a été reprise par Nogier, le père en France de l'auriculothérapie et de l'auriculomédecine. Par la stimulation de l'oreille, il a observé une série de rebonds au sommet de l'onde vibratoire qu'est le pouls. Il l'a appelée le réflexe auriculo-cardiaque, le RAC. Le terme est impropre car ce réflexe existe pour n'importe quelle stimulation sur le corps : physique (pincement, piqûre), énergétique (faisceau lumineux), psychologique (stress). Il est instantané et se reproduit sur un ou plusieurs sommets de l'onde en fonction de l'importance de la stimulation. Tout se passe comme si le pouls réagissait à un signal : s'il est reconnu comme anodin, le pouls marque de un à quatre rebonds. S'il est important, il y aura plus de quatre rebonds. Cela permet de tirer de nombreuses informations sur les problèmes pathologiques d'un patient et de les corriger avec les outils tels qu'aiguilles, lumière, couleurs, laser, électricité.

Pour le docteur Nogier, le rebond a lieu au sommet de l'onde pulsatile. Il faut donc attendre plusieurs rebonds pour connaître l'amplitude de l'information : celle-ci est en effet d'autant plus importante que le nombre de rebonds est grand. La précision est liée à la quantité de rebonds.

Pour le docteur Audry, le signal apparaît sur toutes les parties de l'onde. Il est perceptible à tout instant. Le signal permet, par exemple, de repérer avec précision un point d'acupuncture : le passage de l'aiguille au-dessus de points sensibles va l'engendrer et permettre une piqûre de grande précision. Il permet aussi de repérer les enveloppes énergétiques de l'organisme que certains appellent aura. Cet outil nous permet de mettre en évidence non seulement l'existence des enveloppes énergétiques, mais encore leurs propriétés que nous pourrons ensuite exploiter.

Il y a trois enveloppes facilement accessibles : en gros la première correspond au physique, la deuxième au psychoaffectif, la troisième au mental. La « tradition » décrit sept enveloppes. Les quatre dernières seraient une « substance » différente et nous relieraient à tout le cosmos.

Ces Enveloppes ont des propriétés étonnantes : elles sont Conscientes, Intelligentes, Sensibles. Nous les nommons désormais ECIS. Elles ont la propriété d'appréhender la réalité immédiatement sans passer par le rationnel ou le verbal. Exemple : prenons un paquet de tabac et approchons-nous de l'enveloppe sur laquelle nous nous branchons spontanément : l'enveloppe va se rétracter. Répétons l'expérience avec des produits dont nous connaissons la toxicité avec certitude. Nous constatons le même résultat.

Approchons deux personnes l'une de l'autre. Mesurons leurs enveloppes, avant et après le rapprochement : elles vont se modifier en fonction de l'influence de l'une sur l'autre. Des personnes qui ne s'entendent pas font rétracter leurs enveloppes.

APPLICATIONS MÉDICALES

La faculté de mesurer ces enveloppes permet de tester la compatibilité du patient et des médicaments prescrits. Il arrive qu'un patient en consomme plus de dix différents par jour... alors qu'on se sait pas maîtriser les interactions médicamenteuses au-delà de trois produits. Un test rapide permet d'éliminer ceux qui sont inutiles, et entraînent des réactions d'allergie ou sont dangereux...

En plus des médicaments, allopathiques ou homéopathiques, plantes ou aliments, ils permettent la détection des environnements pathogènes et géologiquement dangereux. Ces réactions se vérifient par rapport à tout ce qui vit : Homme, animal, plante, etc. Elles varient aussi et sont sensibles à l'influence de la pensée. Elles expliquent et justifient l'expression populaire « avoir la main verte », propriété que l'on reconnaît à certains êtres qui parlent aux plantes : celles-ci ont-elles une forme d'affectivité?

Les éléments des quatre règnes : minéral, végétal, animal et humain possèdent chacun un système d'ECIS. Nous pouvons communiquer avec cette forme de conscience des autres règnes, ce qui rejoint certaines intuitions de Teilhard de Chardin. Il ne s'agit plus seulement d'énergie, mais de conscience/énergie, selon l'expression que Thérèse de Brosse évoque dans son livre. C'est une invitation à respecter tout ce qui vit et l'ensemble de la nature avec laquelle nous pouvons entrer en communion. L'homme n'aurait pas le privilège de la conscience sur cette terre...

LIMITES DU PHÉNOMÈNE

Ces expériences déconcertent. Peut-on les expliquer et dans quelle mesure? Il faut d'abord prendre conscience que l'on a affaire à un sens complémentaire des cinq autres, donc tout autant sujet à caution. Comme tout organe, il peut s'affiner ou s'endormir. L'aveugle développe le sens du toucher et celui de l'ouïe.

Lorsque l'on demande à dix personnes témoins d'un accident de le relater, on obtient dix versions différentes... Si le thérapeute doit s'appliquer à développer ses capacités sensorielles, il doit s'efforcer de maintenir une neutralité objective mais bienveillante par rapport à ce qu'il expérimente.

Enfin à un autre niveau, les parasites existent, innombrables, et si l'on peut agir sur des êtres vivants, d'autres peuvent le faire sur nous... En travaillant en équipe, des contrôles des uns par les autres permettent d'éviter les dérapages...

LES COULEURS

En même temps que je développais le travail de recherche sur les Enveloppes, ECIS, je m'intéressais à la couleur comme outil thérapeutique. Lors de mes études d'acupuncture à l'Institut Français d'Acupuncture, un confrère nous fit connaître le test des couleurs de Luscher où le sujet classe huit cartes colorées par ordre de préférence. La découverte de ce test et les études d'acupuncture, jointes à une intuition personnelle très forte, m'ont fait chercher depuis longtemps dans cette direction jusqu'au jour où j'ai rencontré J.-M. Weiss qui, après vingt ans de recherche, avait mis au point un appareil remarquable que j'utilise désormais.

Mon intérêt pour les couleurs m'a conduit à rechercher ce qui se faisait ailleurs. Les auriculothérapeutes de l'école Nogier utilisent depuis longtemps des filtres de couleurs pour diagnostiquer et traiter les patients. Le docteur Agrapart, de son côté, mettait au point une méthode de thérapie par les couleurs, à l'aide d'un projecteur devant lequel passent différents filtres. Il appuie son diagnostic sur un raisonnement fondé en grande partie sur la tradition chinoise. Il décrit des résultats intéressants sur les plantes comme sur les humains.

La méthode a les caractéristiques suivantes :

– diagnostic de la ou des couleurs par le raisonnement;

– projection d'une couleur sur une partie du corps durant cinq minutes à une demi-heure.

Le raisonnement reste utilisable pour choisir entre dix ou douze couleurs. Il devient insuffisant pour travailler avec mille couleurs. Par ailleurs, il montre vite ses limites et on se demande souvent s'il ne vient pas étayer un choix dans lequel l'intuition domine.

La méthode des auriculothérapeutes pour quelqu'un qui maîtrise bien la prise de pouls est attrayante. C'est le malade qui répond lui-même à un autre niveau de conscience que la conscience intellectuelle.

L'utilisation conjointe du pouls selon la méthode Audry et des ECIS va permettre de maîtriser une colorthérapie plus fine. L'utilisation d'un projecteur comme celui de

J.-M. Weiss la rend beaucoup plus percutante par la possibilité de se servir de mille couleurs en projection séquentielle, en cycles de durées et de fréquences variables. L'avantage de la méthode est que les expositions sont brèves : une à trois minutes maximum.

DIAGNOSTIC

Plusieurs moyens diagnostiques sont disponibles pour établir les carences en énergies colorées. L'étude des correspondances avec les fonctions de l'organisme élargit le diagnostic, au niveau physique puis au niveau symbolique, comme pour les sons [1].

G. Lamory et J.-M. Weiss ont mis au point un deuxième moyen objectif de connaître les carences en couleurs de quelqu'un. Il consiste à fixer successivement durant trente secondes, chacune des douze couleurs principales du sceau de Salomon. Au-delà de trente secondes le regard se pose sur une page blanche. Si la personne est équilibrée dans une couleur, son système visuel élabore la complémentaire qui apparaît sur le papier blanc. En effet, le cerveau tend à retrouver l'équilibre perturbé par la couleur qui vient d'être fixée. Par exemple, si après avoir fixé du bleu apparaît du jaune sur le blanc du papier, l'organisme n'a pas besoin de bleu et le cerveau crée la couleur complémentaire au bleu pour annuler son effet. Si la complémentaire n'apparaît pas, la couleur fixée manque et l'organisme va s'en « charger » jusqu'au point d'équilibre.

La validité du test se vérifie par l'utilisation des douze filtres correspondants aux couleurs du test. Un filtre approché de la personne modifie ses ECIS. Une couleur ne convenant pas les rétracte. L'utilisation des filtres permet en même temps le traitement. Le choix des couleurs par un thérapeute peut se vérifier par un autre qui utilise son propre pouls ou celui du malade. Mais chaque thérapeute ne trouve pas nécessairement le même cycle, s'il agit séparément. En effet, chacun se branche spontanément sur un niveau d'énergie, première, deuxième ou troisième enveloppe, et sur un niveau

1. Le docteur Bourdin est le créateur de l'holopsonothérapie, traitement à base de sons.

de pathologie, en fonction de son niveau de conscience ou de son choix.

De même, le choix des couleurs dépend de chacun. L'un se branche sur le physique : les cycles trouvés sont plus brefs, les couleurs plus contrastées, les fréquences élevées, les résultats plus rapides. L'autre travaille sur la troisième enveloppe, plus subtile : les cyles sont plus lents, les couleurs pastel, les résultats moins rapides mais plus profonds.

Comme tout traitement efficace il s'accompagne très souvent d'effets d'aggravation provisoire, prélude à une amélioration. Les patients doivent en être avertis. La durée d'action d'un traitement s'étale sur trois semaines environ, temps durant lequel s'observent des modifications avant stabilisation.

CONCLUSION

Les résultats observés tous les jours avec l'utilisation des énergies colorées sont extrêmement prometteurs, alors même que nous avons conscience d'en être aux balbutiements. Cela amène à une remise en cause fondamentale de la conception de l'action des médicaments et des thérapies actuellement existantes.

Le XXIe siècle verra une mutation profonde de la médecine qui devra passer de l'utilisation de la matière à celle de l'énergie.

Elle devra aussi faire grandir sa conscience...

Méthode visuelle d'harmonisation énergétique par les couleurs

par les docteurs Patrick Camus et René Sampieri

La lumière et les couleurs, aliments énergétiques de l'être humain

Pour vivre, nous apprend-on, il suffit de manger, de boire et de respirer. De lumière point question ! Vivant sur terre, l'homme « microcosme », construit à l'image du « macrocosme », a hiérarchisé les éléments en fonction du point de vue « géocentrique ». La terre (matière dense), l'eau (matière liquide) et l'air (matière gazeuse), sont directement liés à notre survie terrestre. Mais, dans sa médecine, il a oublié le soleil si lointain dans l'azur d'un ciel serein et son émanation, la lumière (matière ignée) si subtile...

Et pourtant, depuis Galilée et Copernic nous savons que le point de vue géocentrique est illusoire : ce n'est pas la terre, mais le soleil qui occupe le centre du système solaire, notre orgueil dût-il en souffrir. Le point de vue « héliocentrique », compris dans toutes ses implications, nous dit Aïvanhof, philosophe contemporain, peut induire une compréhension nouvelle de notre monde riche d'implications dans tous les domaines. Le soleil, point central, est la pile d'énergie cosmique qui génère la vie sous toutes ses formes dans le système solaire. Première conséquence : comprendre et accepter l'héliocentrisme contribue à rétablir la paix entre la science et la religion autour de cette vérité astronomique où la science contemporaine tient le même langage que les traditions spirituelles d'orient et d'occident : pour les scientifiques, le soleil est source de vie énergétique et biologique. Dans les diverses traditions il est source de vie spirituelle.

Pour les premiers la lumière, par la photosynthèse, féconde la vie sur terre, pour les seconds, la lumière féconde la vie spirituelle. Mais observons mieux : la lumière comme l'esprit est invisible, discrète.

Elle ne se révèle que par la matière, les couleurs : ce que l'on voit de la lumière ce sont les couleurs, manifestations de l'interaction entre l'énergie et la matière, l'esprit et la matière. La lumière jaillit des ténèbres et le soleil levant transforme la nuit en jour où tout est couleur, manifestation de la vie.

> Le soleil génère la vie dans le système solaire,
> sa lumière véhicule la vie sur terre,
> la couleur manifeste la vie.

L'univers est une condensation de lumière nous confirment les physiciens fondamentalistes. Mais pour comprendre la lumière il nous faudra considérer, non pas ses deux, mais ses trois dimensions :

– matérielle (photons);
– énergétique (ondes électromagnétiques);
– spirituelle (manifestation de l'esprit-état de conscience).

L'homme est microcosme dans le macrocosme. Pour vivre, il communie avec les différents états de la matière appréhendables par ses sens :

– par l'alimentation, à l'élément solide, « toucher », élément « terre »;
– par la boisson, à l'élément liquide, « goût », élément « eau »;
– par la respiration, à l'élément air, « odorat », élément « air »;

– par la vision, à l'élément lumière, « vue », élément « feu ».

Nous avons vu l'importance de la lumière et des couleurs, alors expérimentons.

EXPÉRIMENTATION

Réaliser un appareil permettant de visualiser différentes couleurs derrière un fond translucide. Quelles couleurs choisir?

La première manifestation de la décomposition de la lumière, ce sont les couleurs de l'arc-en-ciel, « harmoniques de la vie ». Nous avons choisi des couleurs d'origine végétale fabriquée par Rudolf Steiner, dans un but thérapeuthique. Nous nous sommes plongés tour à tour dans une ambiance bleue, rouge, orange, verte, violette; très vite nous avons constaté une fonction de l'œil que nous ignorions. La couleur observée se projette sur l'écran de notre conscience (phénomène visuel ordinaire), mais simultanément nous ressentons dans notre corps des sensations de nature différente : chaleur, fourmillements, picotements, dilatations, douleurs parfois dans leur localisation selon la couleur.

Très vite deux règles se sont imposées :

– la complémentarité de l'action des couleurs; si une couleur provoque un phénomène, la couleur complémentaire peut l'annihiler;

– l'importance du recentrage des yeux est indispensable à une absorption harmonieuse de l'énergie lumière par les yeux.

La science médicale contemporaine ignore le mécanisme de la lumière chez les êtres humains. Nos recherches nous ont mené vers le symbolisme, la radionique, l'astronomie, la kabbale, l'effet Kirlian et les corps énergétiques, guidés par les travaux de Rudolf Steiner et Aïvanhov.

ÉLÉMENTS DE SYNTHÈSE

La découverte de planches d'acupuncture où les points figurent, associés à des couleurs (H traité de radionique) nous ont permis de vérifier d'une part l'exactitude de ces couleurs et d'autre part leur correspondance énergétique avec les pigments de Rudolf Steiner.

Quand un point énergétique est sensible, la visualisation de la couleur correspondante ou parfois sa couleur complémentaire (vraisemblablement par excès ou manque d'énergie) suffit à faire disparaître la douleur. Cette observation nous confirme la fonction énergétique du système visuel. Il code un message et l'envoie, par un système qu'il reste à définir, là où l'organisme en a besoin.

L'étude de l'arbre séphirotique, pilier de la tradition judéochrétienne, nous a permis de situer deux nouvelles énergies : le blanc et le noir par rapport aux six couleurs de base : violet, bleu, vert, jaune, orange, rouge (l'indigo ayant valeur symbolique de nuit) et de situer les quatre niveaux d'énergie, feu, air, eau, terre, correspondant dans le microcosme : l'être humain au spirituel (idéal), au mental (pensée), à l'astral (sentiment) et à l'énergétique (physique).

Le symbolisme planétaire, lié à l'astronomie héliocentrique, nous a permis, par le biais des couleurs, de mettre expérimentalement en évidence une relation entre la course des planètes dans le ciel et les troubles énergétiques de l'être humain. La réalité de la correspondance des couleurs et des centres énergétiques de l'être humain : les chakras, centre de régulation du corps énergétique sont en étroite relation avec les glandes endocrines, régulateurs métaboliques du corps physique dans ses fonctions (A. Coquet).

MÉTHODES D'UTILISATION

Elles sont très simples : apprendre la fusion des yeux (plaques à une pastille centrale) puis, en recentrant le champ visuel de chaque œil (plaques à huit pastilles périphériques), visualiser, de cinq à sept minutes les couleurs suivantes : blanc, noir, bleu, rouge, jaune, vert, orange, violet pour finir par une plaque multicolore de synthèse.

Notre expérience, sur quatre ans de cette méthode physiologique de visualisation des couleurs, pratiquée sous forme de training bihebdomadaire, n'a entraîné aucun accident et, sans qu'il soit fait d'acte thérapeutique, nous avons obtenu des résultats dans les domaines suivants : dépression, asthénie chronique, insomnie, angoisse, spasmophilie, migraines ophtalmiques, timidité, agressivité, troubles de la vision, dyspepsie, colites, douleurs de la colonne vertébrale et attitudes cyphotiques, maladie de Parkinson.

Voici un exemple de résultats : une patiente parkinsonienne, stabilisée par les traitements habituels, ne pouvait plus écrire et pressentait un ralentissement idéomoteur majeur. Je devais l'attendre de longs moments pour qu'elle passe de la salle d'attente à mon cabinet médical. Elle écrit à nouveau maintenant et n'a plus de problèmes de déplacement. Sa désadaptation sociale et familiale a totalement disparu.

Toutes les observations nous indiquent de façon formelle l'existence d'une alimentation énergétique de l'organisme par la lumière et les couleurs qui la composent. Tout comme il existe un métabolisme des glucides, des protides et des lipides, un métabolisme de l'eau et de l'air, il existe un métabolisme de la lumière par l'organisme. Toutes carences ou déséquilibres peuvent provoquer des troubles vite rétablis par l'apport de l'énergie-couleur correspondante.

Nous avons constaté que l'emploi de nos lunettes, baptisées « colorpédagoscope » agit à plusieurs niveaux :

– des symptômes;

– de l'équilibrage de l'individu dans sa dynamique énergétique;

– et enfin renforce et développe le corps énergétique qui semble progresser de la même façon que les muscles se développent par la pratique de la gymnastique.

Il est légitime de penser que les couleurs, « énergies subtiles », situées à la source de la vie, puissent non seulement aider l'être à se soigner et à s'harmoniser mais aussi à s'épanouir dans toutes ses potentialités. C'est la promesse que l'on retrouve dans la tradition : l'arc-en-ciel est l'arche d'alliance entre le ciel et la terre, l'escalier aux sept couleurs qui ramena le Bouddha de sa conscience illuminée (conscience lumière) à sa conscience d'homme incarné. N'est-il pas un chemin royal ouvert à l'homme en quête de la réalisation de son « paradis perdu »?

Le phosphénisme

Nous pensons devoir développer une information concernant le phosphénisme, c'est-à-dire une propriété de l'organisme à générer des couleurs. Celle-ci représente à nos yeux une initiation montrant la relation de l'homme aux couleurs. Elle constitue un émerveillement pour ceux qui ne connaissent pas ce phénomène, en même temps qu'une préparation à la vision des enveloppes énergétiques de l'aura.

De plus, cette technique débouche sur la découverte et l'activation de propriétés potentielles du cerveau, que nous avons pu vérifier, tout particulièrement pour l'enfant et l'étudiant.

DE QUOI S'AGIT-IL ?

Le phosphène est le cordon ombilical qui nous rattache à l'autre monde.

En une phrase, le docteur Lefébure résumait l'importance des phosphènes dans le développement des capacités psychiques.

Le phosphène se produit en regardant une lampe opaline de 75 à 100 watts durant une trentaine de secondes, à une distance qui peut varier de un à deux mètres. La fixation de la source lumineuse entraîne l'apparition d'une teinte bleue et recouvre peu à peu la surface de l'ampoule, ce qui donne l'impression que la lampe s'obscurcit. Puis, une teinte rosée apparaît qui, au bout de trois minutes, se colore en vert. Au-delà de ce temps, la lumière reprend sa coloration blanche originelle. Au bout de trente premières secondes de fixation, c'est-à-dire dans la période où la phase rose du cophosphène apparaît, on éteint la lampe et on observe ce qui se passe, les yeux fermés.

Le phosphène apparaît la plupart du temps en une tache jaune, jaune-vert, bordée d'un liseré rouge qui occupe petit à petit le disque puis vire au rose puis au violet qui passe ensuite au bleu et peut aller jusqu'au noir. La dernière phase est une lueur blafarde appelée « lueur diffuse ».

L'expérience montre que le phosphène a un comportement qui lui est propre : il s'éclipse puis réapparaît, pulse en donnant l'impression de grandir et rétrécir. Le fait de cligner des yeux le fait réapparaître, même lorsque les yeux restent ouverts. Les personnes qui en font l'expérience la première fois, le voient spontanément glisser hors de leur champ visuel, sans qu'il y ait eu mouvement oculaire. Il paraît partir sur le côté, ou encore s'élever ou tomber. Si l'on fait ce genre d'expérience en fixant le soleil, ne pas le fixer plus d'une seconde. Il est important de prendre quelques précautions élémentaires : retirer lunettes et verres de contact qui risquent de faire loupe et brûler la rétine; boire beaucoup d'eau pour fluidifier le sang et mieux irriguer les yeux. La lampe est préférable; elle permet d'éviter les accidents aux personnes tentées de fixer inconsidérément le soleil.

Ces courtes fixations ne fatiguent nullement la vue et constituent, au contraire, une excellente gymnastique oculaire, d'ailleurs conseillée dans le cadre de certaines méthodes de rééducation visuelle.

En 1966, le docteur Lefébure [1] eut l'idée d'étudier ce qui se produit si l'on pense à un sujet précis pendant la présence du phosphène. Il découvrit que lorsque l'on mêle une pensée au phosphène, il s'effectue un échange d'énergie qui augmente la

1. *Le Mixage phosphénique en pédagogie*, Éditions du centre du phosphénisme, Paris, 1967.

netteté de la pensée, donc l'attention, ce qui favorise les associations d'idées. Ce fut l'origine du principe du mixage phosphénique, méthode permettant d'obtenir le développement de la mémoire, de l'intelligence, de l'intuition et de la créativité par le mixage des pensées et des phosphènes.

La première action du phosphène se fait sentir sur le système nerveux, d'où le sentiment de profonde détente et de repos qui s'en suit. Les pêcheurs à la ligne sont un exemple qui illustre cette action sur le système nerveux. Capables de rester des heures à fixer l'eau, dans l'attente d'une prise, ils disent ressentir une grande détente. Ce bien-être est dû à la réflexion du soleil ou du ciel sur l'eau, accentuée encore par les vaguelettes qui fractionnent en millions d'éclats de lumière l'émission lumineuse.

L'un des aspects les plus intéressants est l'action structurante du phosphène sur la personnalité par le sentiment de repos et de détente qui développe l'optimisme.

APPRENDRE GRÂCE AUX PHOSPHÈNES

L'action structurante du phosphène sur le système nerveux est favorable tant au développement de la personnalité que sur le plan pédagogique.

Les étudiants en tirent de grands bienfaits. Il suffit d'intégrer les phosphènes dans les révisions, les devoirs ou l'apprentissage. Ainsi l'étudiant peut lire sous phosphènes. Pour cela il crée un phosphène en pensant au thème de sa lecture, par exemple en répétant le titre du cours durant le temps de fixation. Ensuite, lorsqu'il perçoit la phase rose du phosphène, il éteint la lampe et commence sa lecture. Dans les premières secondes, le phosphène gêne car il se superpose au texte. En éclairant correctement le texte, le phosphène s'estompe et ne gêne plus la lecture qui se fait comme d'habitude, mais l'assimilation, la compréhension, la mémoire en sont augmentées.

L'enfant en est l'un des premiers bénéficiaires. Au début, il faut le soutenir dans l'habitude de créer des phosphènes en apprenant ses leçons, car il ne saisit pas bien leur importance. Mais il s'aperçoit rapidement que les phosphènes l'aident à mieux comprendre ce qu'il apprend. Il faut une période d'un mois pour bien ancrer le processus, mais on se rend compte des effets en quelques jours déjà. Cette méthode n'est pas seulement réservée aux enfants, lycéens et étudiants, car les adultes qui la mettent en pratique y trouvent également de nombreux attraits :

- la mémoire est stimulée;
- la confiance en soi augmentée;
- la créativité développée.

Le phosphénisme est une technique qui contribue au développement de la personnalité.

La fixation d'une source lumineuse procède du même phénomène que celle du disque noir indiquée au chapitre III, à cela près que les supports de focalisation du regard sont inversés. Il s'agit dans les deux approches d'un phénomène qui prépare à l'observation des champs énergétiques des êtres...

Enfin, le phosphène constitue une excellente base pour la création de « formes-pensées ». Si on admet que la pensée n'a pas de forme matérielle, elle représente cependant la cause d'où découle la manifestation. Ainsi pour réaliser le verre le plus simple, il ne suffit pas de chauffer, jusqu'au point de fusion, de la soude et du sable. Il faut, au préalable, que le verrier imagine la forme qu'il façonnera en la soufflant. De la même façon, la voiture la plus sophistiquée aura d'abord été pensée par une équipe d'ingénieurs avant que celle-ci ne soit matérialisée par des calques, puis par les machines qui la mettront en œuvre.

La sphère de lumière du phosphène constitue un support idéal pour y projeter l'image de la chose désirée. Cette faculté, inhérente au cerveau humain, n'était autrefois transmise qu'en fin d'initiation, lorsque l'adepte avait acquis le niveau de conscience en rapport avec l'efficacité de ce pouvoir...

Couleurs de vie
sur table d'harmonies

par Antoine Dousse

ENTRE SONS ET LUMIÈRE

L'éveil, ou plutôt le réveil de notre sensibilité aux manifestations subtiles de l'énergie est un retour à notre état de nature.

Ici et maintenant, de nouveaux paysages sont à découvrir. En couleurs, en sons, en haute et basse intensité et fréquences. Harmonies en résonances. Depuis les civilisations millénaires jusqu'aux démonstrations des scientifiques de pointe, il n'est question que de cela. Tout n'est que vibrations... Au croisement des expériences et des connaissances, chacun peut trouver largement matière à s'interroger. Tous à nos sens!

Mon expérience en ces domaines est très récente. Mon champ d'exploration se situe au croisement des sons et des couleurs. Je travaille sur le plan professionnel dans le domaine de la communication. De ce fait, je ne dispose pas encore de tout le temps nécessaire pour approfondir pleinement mes connaissances en ces domaines et intervenir en thérapie, par exemple. Cependant, en compagnie de quelques amis, je progresse chaque jour dans mes observations et dans la pratique, afin d'atteindre dès que possible un bon niveau d'efficacité en matière d'harmonisation.

Voilà près de deux ans que je découvre un nouvel espace de perception. J'ai pris conscience de façon très inattendue que toute matière sur laquelle était portée mon attention se mettait à résonner en perceptions soniques. Un objet, un paysage, un être vivant me révélaient des harmoniques inattendues, écho de leur nature vibratoire. Chaque sujet observé ou entendu... présentait une microrésonance spécifique, inchangée d'une journée à l'autre. D'où possibilités d'engager des observations vérifiables.

Certains paramètres cependant semblaient modifier la discrète musique : l'ensoleillement, la forme, la densité de matière, etc. Une fois convaincu que mon psychisme restait bien dans la norme, à l'écart de toutes hallucinations auditives pathologiques... je n'eus de cesse de chercher à comprendre la nature du phénomène.

La lecture de plusieurs ouvrages m'a enfin apaisé. Je m'interrogeais sur l'importante variabilité de mon niveau de réceptivité. Pourquoi subitement mon « écoute » s'affaiblisait-elle de façon notable? De retour d'un week-end ensoleillé, quittant l'humidité de Paris, je revenais curieusement « rechargé ». À nouveau, mon « écoute » se faisait claire. « Et si notre centrale d'énergie fonctionnait à la lumière? » me suis-je demandé.

Quelques jours plus tard, de sympathiques contacts, avec J.-M. Weiss et le docteur D. Bourdin en particulier, ont achevé de m'éclairer... Par une ouverture aux fabuleuses ressources que nous transmet l'inconscient, il est possible de mieux percevoir notre propre fonctionnement et nos relations avec nos multiples environnements. La conscience d'effleurer les mouvements subtils de la matière, de les sentir résonner et de nous sentir nous-mêmes pénétrés et transformés... De nouvelles grilles de lecture apparaissent. Cette ouverture à la sensibilité vibratoire facilite, dans de multiples domaines, la recherche d'harmonisation et la prise de décision vers des choix nouveaux.

Aidés par la prise de pouls, ou par des sensations en direct

– comme la résonance sonique dans mon cas – nous pouvons recevoir de notre « centrale d'énergie » des traductions vibratoires qualitatives, comme quantitatives.

Par leur grande connaissance de l'action des couleurs sur le corps humain et par les outils qu'ils ont développés, J.-M. Weiss et M. Chavelli mettent à notre disposition des moyens remarquables d'analyse et d'harmonisation. Ils savent l'un et l'autre nous conduire à développer notre sensibilité. Pour ma part, j'ai ainsi orienté mon exploration sur les deux registres du son et de la lumière, qui apparaissent en totale correspondance et synergie.

ÉCHELLES HARMONIQUES

Les besoins de notre organisme s'expriment « musicalement » de façon spécifique selon les couleurs, la partie du corps et l'enveloppe énergétique concernées. Une montée, un « chant » de fréquences indiquent qu'il se passe quelque chose... Mon jeune fils traduit ce flux par le terme bien imagé de « courant d'air ». Notre organisme passe ainsi à sa table d'harmonies... et s'alimente jusqu'à ce que le flux s'estompe. La couleur est ingérée. La zone du corps concernée trouve sa résonance et une nouvelle mise en circulation.

Une personne harmonieuse apparaît accordée comme un instrument de musique. Les harmoniques de montée de gamme sont évidemment spécifiques d'une personne à l'autre :

– depuis les graves du bas du corps jusqu'aux aigus au sommet de la tête;

– même progression de la première enveloppe du corps physique jusqu'aux enveloppes excentrées infiniment plus subtiles. On peut distinguer les sept premières enveloppes, dont les résonances sont riches en interprétations. Lorsque la montée de gamme n'est pas harmonieuse, on peut percevoir une chute de tonalité vibratoire, indice laissant supposer un éventuel vide ou un trop-plein énergétique. Ces indications peuvent permettre de localiser ainsi les zones de circulation perturbée.

L'objectif naturel apparaît alors : il faut chercher à retrouver la montée de la gamme fondamentale, fil conducteur de l'harmonie spécifique de la personne.

Les outils conçus par les auteurs de l'ouvrage se révèlent alors des moyens d'intervention extrêmement précieux. Je pratique, après leur utilisation, mon « test d'écoute » sur l'évolution de résonance des chakras et des enveloppes.

Si besoin, je peux être amené à compléter l'harmonisation aidé par mon propre ressenti. Dans ce cas, après m'être interrogé pour déterminer si l'intervention était possible et souhaitable sur la personne concernée, je cherche à assister la montée de gamme en suscitant l'émission de fréquences musicales correspondant à l'objectif recherché. Il ne s'agit en aucun cas de transmettre ma propre énergie, mais bien d'un dialogue avec les attentes de la personne. Mon action dans ce sens rejoindrait celle d'un catalyseur.

Je cherche ainsi à ne pas transmettre mes propres résonances, afin de ne pas les imposer à la personne, d'une part, et de ne pas risquer de déperdition personnelle, d'autre part.

L'attitude mentale adoptée doit orienter dans ce sens et rester la plus neutre possible. Rien n'empêche cependant d'entreprendre de telles harmonisations dans un état d'esprit globalement positif... Dans ce « dialogue » librement consenti, il m'apparaît clair que les enveloppes énergétiques auxquelles sont proposés des flux de couleurs et de sons, sélectionnent instantanément et traduisent dans leur code tout ce qui est bon pour elles.

On peut évoquer par analogie la dynamique de l'homéostasie. Il s'agit de la faculté de retour à l'équilibre dont témoignent les organismes vivants, comme les grands écosystèmes, après avoir été temporairement perturbés. Pourvu que les ruptures d'harmonie ne se révèlent pas irréversibles, on assiste par cette autorégulation à l'expression d'une sorte de mémoire visant la conservation de l'équilibre du vivant.

QUELQUES DOMAINES D'APPLICATION

Une bonne connaissance et une pratique des rapports des sons et des couleurs avec la vie des corps subtils conduisent à des applications dans des domaines multiples. L'harmonisation et la thérapeutique, bien entendu, mais aussi, à titre d'illustrations complémentaires telle l'alimentation.

On peut s'entraîner chaque jour à ressentir les besoins

essentiels de chacune de nos enveloppes, à identifier leurs préférences en quelque sorte. Un aliment sera perçu énergétiquement selon plusieurs paramètres, dont notamment : sa couleur, sa texture, son niveau de fraîcheur, ses composants... Les aliments qui ne déclencheront pas de résonances particulières avec notre organisme ne nous feront pas défaut, puisqu'ils suscitent notre indifférence. Il sera sans doute inutile de les absorber. Notre activité digestive dépenserait son énergie en pure perte.

Un repas bien harmonisé et plein de vitalité peut nous apparaître comme un feu d'artifice de sons et de couleurs. Mais, gourmandise oblige, il peut également nous arriver de succomber à des aliments non essentiels, mais particulièrement appétissants. Mais, après tout, la sagesse et l'accomplissement du désir peuvent faire très bon ménage. Tout est question de mesure...

Dans tous les cas, il s'avérera au demeurant important de chercher à réduire, voire supprimer les aliments spécifiques qui pourraient ne pas nous convenir.

LES « APPÉTITS » DE PROXIMITÉ

Il est connu que la pratique des crayons de couleur et de la peinture équilibrent les jeunes enfants.

Sans qu'il en soit clairement question, la colorthérapie est déjà largement pratiquée dès l'école. Les couleurs sont partout présentes dans notre environnement et leurs effets en sont malheureusement encore trop méconnus.

Chacun d'entre nous peut se recharger en énergies en portant sur elles son attention. Regarder de belles images en couleurs (catalogue d'agences de voyages à conseiller), flâner dans les magasins, contempler fleurs et espaces verts, faire du lèche- vitrines et bien sûr choisir la couleur de nos vêtements, celle de la décoration intérieure de notre logement, par exemple... Rien ne vaut, bien entendu, une solide immersion en pleine nature... Mais à défaut de pouvoir la retrouver aussi souvent que souhaité, il faut donc souligner particulièrement les mille et une occasions de revitalisation qui s'offrent au citadin moderne. Bien évidemment, nous pouvons avant tout prendre conscience de la qualité ou des travers de nos environnements lumineux et colorés dans l'espace familial, professionnel et architectural...

Au-delà de la couleur, on pourra également s'intéresser à la nature des objets et des matériaux qui nous entourent, comme à leur forme et leur emplacement.

La qualité de résonance des espaces que nous fréquentons nous transforme. Il serait essentiel de chercher à optimiser notre reconnaissance consciente des innombrables fréquences qui nous influencent. Nous savons, pour la plupart, percevoir globalement les atmosphères. Notre inconscient nous transmet pour cela toutes les informations nécessaires. Mais trop rares sont encore ceux qui savent les reconnaître, voire les « décrypter » consciemment. Et dans ce cas, les exercices d'entraînement pourraient largement occuper une bonne partie de notre temps... Il y aurait encore beaucoup à dire sur la perception des « couleurs sonores »... À commencer par les sensations d'interpénétration réciproques de nos enveloppes énergétiques, lorsque nous dialoguons ou que nous nous approchons les uns des autres, car en matière de communication, les jaillissements énergétiques perçus nous inviteront, en effet, tantôt à consolider nos relations, tantôt à les réduire.

L'existence ou l'absence de mise en phase, phénomène reconnu par le bon sens populaire, générateur d'affinités ou d'aversions naturelles, peut apporter quelques explications sur les passionnantes relations qui s'établissent entre les hommes.

Tout est question de « feeling » ! Vibrations sonores et lumineuses, univers si simples et si complexes à la fois....

CONCLUSION

Ce mot évoque la fin de quelque chose, en l'occurrence le point final de l'ouvrage.
Nous lui avons préféré trois petits points... car à nos yeux, ils représentent plutôt une ouverture, comme celle d'une fenêtre sur un paysage merveilleux auréolé des couleurs de l'arc-en-ciel.

Que ce texte soit le " Sésame ouvre toi " d'un jeu d'aventure ouvrant sur ce monde intérieur où nous émergeons tous. En souhaitant que la Lumière éclaire votre Chemin, un Chemin qui mène vers un horizon au-delà duquel se cache un pays que l'on n'atteint jamais, puisque la Vie est une École sans murs et sans limites où le jeu consiste à retrouver les cailloux blancs d'un chapelet qu'un génie malicieux égrène devant nos pas vers un Infini qui fuit comme un mirage...

Si l'Arc-en-Ciel de la Genèse symbolise le pacte d'alliance entre le Créateur et la créature, il peut être aussi la porte qui ouvre sur un Espace où monde intérieur et monde extérieur se confondent, un peu comme le rouge et le bleu fusionnent en magenta.

INDEX

BIBLIOGRAPHIE

C. AGRAPART : *Guide thérapeutique des couleurs*, Éditions Dangles, 1989.

M. ANDERSON : *Color Healing*, Éditions The Aquarian Press Wellinborough/Northamptonshire.

D. ANDRADE et B. GAUTIER : *Vivre avec ses couleurs*, Éditions Dessain et Tolra, 1984.

E. BABITT : *The Principes of Light and Color*, The Citadel Press, 1878.

D. BERESNIAK : *ABC des couleurs*, Éditions Jacques Grancher.

F. BIRREN : *Color Psychology and Colortherapy*, Éditions Citadel Press N. Y., 1961.

BOURDIN : *L'Être humain : une symphonie inachevée*, 1991.

B. A. BRENNAN : *Le Pouvoir bénéfique des mains*, Éditions Tchou, 1993.

B. A. BRENNAN : *Hands of Light*, Éditions Bantam Books, 1987.

M. BRUSANTIN : *Histoire des couleurs*, Éditions Flammarion, 1986.

E. CAYCE : *Auras*, Éditions A.R.E. Press, 1945.

L. CLARK : *The Ancient Art of Colortherapy*, Éditions Pa Kangaroo Book Pocket N. Y., 1978.

M. COQUET : *Les Chakras*, Éditions Dervy Livres, 1982.

M. D'AVRIL : *Le Bonheur par la magie des couleurs*, Nouvelles Éditions Debresse, 1975.

B. et L. DEBARDO : *L'Œil, messager des trois corps*, Éditions Jouvence, 1991.

P. DEUNOV : *Le Testament des couleurs*, Éditions Télesma, 1990.

D. DINSHAH : *Let There Be Light*, Éditions Dinshah Society.

Y. DUPLESSIS : *Les Couleurs visibles et non visibles*, Éditions du Rocher, 1984.

Y. DUPLESSIS : *La Vision parapsychologique des couleurs*, Éditions Épi, 1974.

G. DURKHEIM : *Hara, centre vital de l'Homme*, Éditions Courrier du livre, 1974.
L. EBERHARD : *Heilkräfte der Farben*, Drei Eichen Verlag, 1954.
G. EDDE : *Les Couleurs pour votre santé*, Éditions Dangles, 1982.
P. FRAGNAY : *La Chromothérapie irienne*, Éditions Camugli, 1988.
S. GAWAIN : *Techniques de visualisation créatrice*, Éditions Soleil, 1986.
T. GIMBELS : *Les Pouvoirs de la couleur*, Éditions Sand, 1980.
J. W. GOETHE : *Le Traité des couleurs*, Éditions Triades, 1973.
C. HÉLINE : *Healing and Regeneration Through Color*, Éditions De Vorss and Company 1980.
HUNT : *The Seven Keys to Colour Healing*, Éditions C. W. Daniel Company Ltd, 1971.
N. JULIEN : *Le Test des couleurs*, Éditions Marabout, 1984.
W. KILNER : *The Human Aura*, Éditions University Books.
M. L. LACY : *Know Ourself Through Colour*, Éditions The Aquarian Press, 1989.
A.-M. LAMBERT-FARAGE : *Les Thérapies par les couleurs*, Éditions Trédaniel, 1985.
C. W. LEADBEATER : *Les Chakras*, Éditions Adyar, 1980.
DOCTEUR LEFÉBURE : *Le Mixage phosphénique en pédagogie.*
A. LEPRINCE : *Les Couleurs et métaux qui guérissent*, Éditions Dangles, 1974.
M. LÜSCHER : *Le Test des couleurs*, Éditions Aubanel, 1969.
M. LÜSCHER : *Les Signaux de la personnalité : les couleurs dans votre vie*, Éditions Aubanel, 1987.
L. MELLA : *La Puissance des couleurs*, Éditions J'ai lu.
H. MELLIN : *Secrets des couleurs à compte d'auteur*, 1940.
T. MORATI : *L'Équilibre par les couleurs*, Éditions du Bien-Être, 1987.
J. OTT : *Health of Light*, Éditions Pocket Books N.Y., 1976.
J. C. PIERRAKOS : *Le Noyau énergétique de l'être humain*, Éditions Sand.
A. REUBEN : *Les Couleurs qui guérissent*, Éditions l'Espace Bleu.
R. L. ROUSSEAU : *Le Langage des couleurs*, Éditions Dangles, 1980.
H. SCHIEGL : *Color-Therapie*, Verlag Bauer, 1988.
A. SCHLEMMER : *Vivre mieux et guérir par les couleurs*, Éditions Albin Michel, 1989.
A. SCHOPENHAUER : *Textes sur la vue et les couleurs*, Éditions Vrin, 1986.
SIMONTON : *Guérir envers et contre tout*, Éditions Épi, 1982.
R. STEINER : *Nature des couleurs*, Éditions anthroposophiques romandes, 1980.
D. TANSLEY : *L'Aura*, Éditions Albin Michel, 1987.
M. TAVERA : *La Mission sacrée*, Éditions Nature et Progrès, 1969.
A. WILSON et LILLA BECK : *Les Couleurs, le corps et l'esprit*, Éditions l'Originel, 1981.
T. ZEBEIRO : *Le Monde commença*, Éditions Lettres vives.

TABLE

TÉMOIGNAGES

Cet ouvrage a été réalisé par la
SOCIÉTÉ NOUVELLE FIRMIN-DIDOT
Mesnil-sur-l'Estrée
pour le compte des Éditions du Rocher
en décembre 1995

Éditions du Rocher
28, rue Comte-Félix-Gastaldi
Monaco

Imprimé en France
Dépôt légal : octobre 1993
CNE section commerce et industrie
Monaco : 19023 – N° d'impression : 30581